职业院校"十四五"规划餐饮类专业特色教材

全国餐饮职业教育教学指导委员会重点课题"基于烹饪专业人才
培养目标的中高职课程体系与教材开发研究"成果系列教材
餐饮职业教育创新技能型人才培养新形态一体化系列教材

总主编 ◎ 杨铭铎

餐饮食品安全

主　编　郭利芳　乔支红　杨国斌
副主编　杨　潇　张　婷　李海英　沈振国
编　者　（按姓氏笔画排序）
　　　　尹贻忠　朱旺东　乔支红　刘艳蕾
　　　　李海英　杨　潇　杨永升　杨国斌
　　　　沈振国　张　婷　郭利芳　董　轩

U0303243

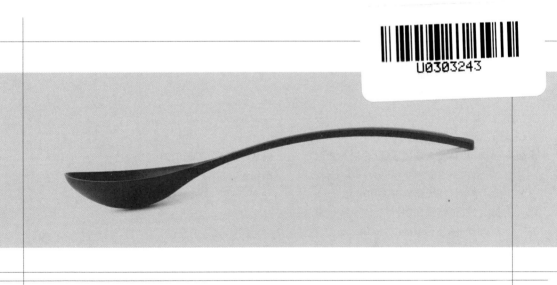

华中科技大学出版社
http://www.HUSTP.com
中国·武汉

内 容 简 介

本教材是职业院校"十四五"规划餐饮类专业特色教材、全国餐饮职业教育教学指导委员会重点课题"基于烹饪专业人才培养目标的中高职课程体系与教材开发研究"成果系列教材、餐饮职业教育创新技能型人才培养新形态一体化系列教材。

本教材共包括七个项目,分别为餐饮食品安全概论、餐饮食品安全的危害及预防、食源性疾病及预防、餐饮食品安全管理基础知识、餐饮食品加工过程安全管理、餐饮食品安全控制规范和餐饮业常用的部分快速检测实验。

本教材是烹饪类、食品类相关专业的教学用书,还可作为餐饮服务食品安全操作规范和教育用书。

图书在版编目(CIP)数据

餐饮食品安全/郭利芳,乔支红,杨国斌主编. —武汉:华中科技大学出版社,2021.7(2024.7重印)
ISBN 978-7-5680-6950-2

Ⅰ.①餐… Ⅱ.①郭… ②乔… ③杨… Ⅲ.①饮食业-食品安全-职业教育-教材 Ⅳ.①R155.6

中国版本图书馆 CIP 数据核字(2021)第 117823 号

餐饮食品安全

Canyin Shipin Anquan

郭利芳 乔支红 杨国斌 主编

策划编辑:汪飒婷
责任编辑:汪飒婷 张 曼
封面设计:廖亚萍
责任校对:张会军
责任监印:周治超
出版发行:华中科技大学出版社(中国·武汉) 电话:(027)81321913
　　　　　武汉市东湖新技术开发区华工科技园 邮编:430223
录　排:华中科技大学惠友文印中心
印　刷:武汉市籍缘印刷厂
开　本:889mm×1194mm 1/16
印　张:12.75
字　数:374 千字
版　次:2024 年 7 月第 1 版第 4 次印刷
定　价:49.80 元

全国餐饮职业教育教学指导委员会重点课题

"基于烹饪专业人才培养目标的中高职课程体系与教材开发研究"成果系列教材

餐饮职业教育创新技能型人才培养新形态一体化系列教材

丛 书 编 审 委 员 会

主　任

姜俊贤　全国餐饮职业教育教学指导委员会主任委员、中国烹饪协会会长

执行主任

杨铭铎　教育部职业教育专家组成员、全国餐饮职业教育教学指导委员会副主任委员、中国烹饪协会特邀副会长

副 主 任

乔　杰　全国餐饮职业教育教学指导委员会副主任委员、中国烹饪协会副会长

黄维兵　全国餐饮职业教育教学指导委员会副主任委员、中国烹饪协会副会长、四川旅游学院原党委书记

贺士榕　全国餐饮职业教育教学指导委员会副主任委员、中国烹饪协会餐饮教育委员会执行副主席、北京市劲松职业高中原校长

王新驰　全国餐饮职业教育教学指导委员会副主任委员、扬州大学旅游烹饪学院原院长

卢　一　中国烹饪协会餐饮教育委员会主席、四川旅游学院校长

张大海　全国餐饮职业教育教学指导委员会秘书长、中国烹饪协会副秘书长

郝维钢　中国烹饪协会餐饮教育委员会副主席、原天津青年职业学院党委书记

石长波　中国烹饪协会餐饮教育委员会副主席、哈尔滨商业大学旅游烹饪学院院长

于干千　中国烹饪协会餐饮教育委员会副主席、普洱学院副院长

陈　健　中国烹饪协会餐饮教育委员会副主席、顺德职业技术学院酒店与旅游管理学院院长

赵学礼　中国烹饪协会餐饮教育委员会副主席、西安商贸旅游技师学院院长

吕雪梅　中国烹饪协会餐饮教育委员会副主席、青岛烹饪职业学校校长

符向军　中国烹饪协会餐饮教育委员会副主席、海南省商业学校校长

薛计勇　中国烹饪协会餐饮教育委员会副主席、中华职业学校副校长

网络增值服务

使用说明

欢迎使用华中科技大学出版社医学资源服务网 yixue.hustp.com

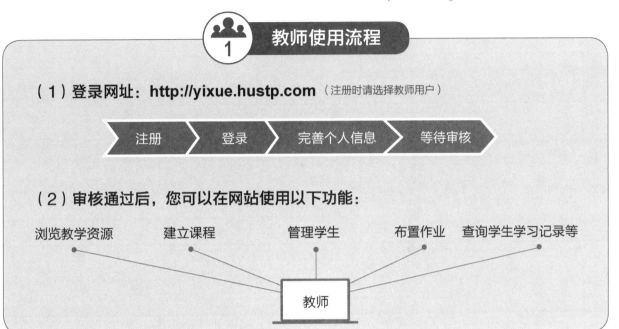

1 教师使用流程

（1）登录网址：**http://yixue.hustp.com**（注册时请选择教师用户）

注册 ＞ 登录 ＞ 完善个人信息 ＞ 等待审核

（2）审核通过后，您可以在网站使用以下功能：

浏览教学资源　　建立课程　　　管理学生　　　布置作业　查询学生学习记录等

教师

2 学员使用流程

（建议学员在PC端完成注册、登录、完善个人信息的操作。）

（1）PC 端操作步骤

① 登录网址：http://yixue.hustp.com（注册时请选择普通用户）

注册 ＞ 登录 ＞ 完善个人信息

② 查看课程资源：（如有学习码，请在个人中心 - 学习码验证中先验证，再进行操作。）

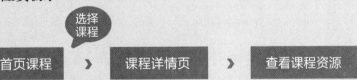

选择课程

首页课程 ＞ 课程详情页 ＞ 查看课程资源

（2）手机端扫码操作步骤

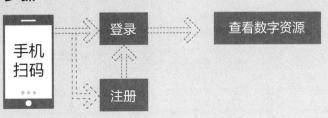

手机扫码 → 登录 → 查看数字资源

注册

开展餐饮教学研究　加快餐饮人才培养

　　餐饮业是第三产业重要组成部分,改革开放40多年来,随着人们生活水平的提高,作为传统服务性行业,餐饮业对刺激消费需求、推动经济增长发挥了重要作用,在扩大内需、繁荣市场、吸纳就业和提高人民生活质量等方面都做出了积极贡献。就经济贡献而言,2018年,全国餐饮收入42716亿元,首次超过4万亿元,同比增长9.5%,餐饮市场增幅高于社会消费品零售总额增幅0.5个百分点;全国餐饮收入占社会消费品零售总额的比重持续上升,由上年的10.8%增至11.2%;对社会消费品零售总额增长贡献率为20.9%,比上年大幅上涨9.6个百分点;强劲拉动社会消费品零售总额增长了1.9个百分点。中国共产党第十九次全国代表大会(简称党的十九大)吹响了全面建成小康社会的号角,餐饮业的发展好坏,不仅关系到能否在扩内需、促消费、稳增长、惠民生方面发挥市场主体的重要作用,而且关系到能否满足人民对美好生活的向往、实现全面建成小康社会的目标。

　　一个产业的发展,离不开人才支撑。科教兴国、人才强国是我国发展的关键战略。餐饮业的发展同样需要科教兴业、人才强业。经过60多年特别是改革开放40多年来的大发展,目前烹饪教育在办学层次上形成了中职、高职、本科、硕士、博士五个办学层次;在办学类型上形成了烹饪职业技术教育、烹饪职业技术师范教育、烹饪学科教育三个办学类型;在学校设置上形成了中等职业学校、高等职业学校、高等师范院校、普通高等学校的办学格局。

　　我从全聚德董事长的岗位到担任中国烹饪协会会长、全国餐饮职业教育教学指导委员会主任委员后,更加关注烹饪教育。在到烹饪院校考察时发现,中职、高职、本科师范专业都开设了烹饪技术课,然而在烹饪教育内容上没有明显区别,层次界限模糊,中职、高职、本科烹饪课程设置重复,拉不开层次。各层次烹饪院校人才培养目标到底有哪些区别?在一次全国餐饮职业教育教学指导委员会和中国烹饪协会餐饮教育委员会的会议上,我向在我国从事餐饮烹饪教育时间很久的资深烹饪教育专家杨铭铎教授提出了这一问题。为此,杨铭铎教授研究之后写出了《不同层次烹饪专业培养目标分析》《我国现代烹饪教育体系的构建》,这两篇论文回答了我的问题。这两篇论文分别刊登在《美食研究》和《中国职业技术教育》上,并收录在中国烹饪协会主编的《中国餐饮产业发展报告》之中。我欣喜地看到,杨铭铎教授从烹饪专业属性、学科建设、课程结构、中高职衔接、课程体系、课程开发、校企合作、教师队伍建设等方面进行研究并提出了建设性意见,对烹饪教育发展具有重要指导意义。

　　杨铭铎教授不仅在理论上探讨烹饪教育问题,而且在实践上积极探索。2018年在全国餐饮职业教育教学指导委员会重点课题"基于烹饪专业人才培养目标的中高职课程体系与教材开发研究"（CYHZWZD201810）。该课题以培养目标为切入点，明晰烹饪专业人才培养规格；以职业技能为结合点，确保烹饪人才与社会职业有效对接；以课程体系为关键点，通过课程结构与课程标准精准实现培养目标；以教材开发为落脚点，开发教学过程与生产过程对接的、中高职衔接的两套烹饪专业课程系列教材。这一课题的创新点在于：研究与编写相结合，中职与高职相同步，学生用教材与教师用参考书相联系，资深餐饮专家领衔任总主编与全国排名前列的大学出版社相协作，编写出的中职、高职系列烹饪专业教材，解决了烹饪专业文化基础课程与职业技能课程脱节、专业理论课程设置重复、烹饪技能课交叉、职业技能倒挂、教材内容拉不开层次等问题，是国务院《国家职业教育改革实施方案》提出的完善教育教学相关标准中的持续更新并推进专业教学标准、课程标准建设和在职业院校落地实施这一要求在烹饪职业教育专业的具体举措。基于此，我代表中国烹饪协会、全国餐饮职业教育教学指导委员会向全国烹饪院校和餐饮行业推荐这两套烹饪专业教材。

习近平总书记在党的十九大报告中将"两个一百年"奋斗目标调整表述为：到建党一百年时，全面建成小康社会；到新中国成立一百年时，全面建成社会主义现代化强国。经济社会的发展，必然带来餐饮业的繁荣，迫切需要培养更多更优的餐饮烹饪人才，要求餐饮烹饪教育工作者提出更接地气的教学和科研成果。杨铭铎教授的研究成果，为中国烹饪技术教育研究开了个好头。让我们餐饮烹饪教育工作者与餐饮企业家携起手来，为培养千千万万优秀的烹饪人才、推动餐饮业又好又快发展，为把我国建成富强、民主、文明、和谐、美丽的社会主义现代化强国增添力量。

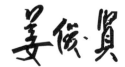

全国餐饮职业教育教学指导委员会主任委员

中国烹饪协会会长

　　《国家中长期教育改革和发展规划纲要(2010—2020 年)》及《国务院办公厅关于深化产教融合的若干意见(国办发〔2017〕95 号)》等文件指出：职业教育到 2020 年要形成适应经济发展方式的转变和产业结构调整的要求，体现终身教育理念，中等和高等职业教育协调发展的现代教育体系，满足经济社会对高素质劳动者和技能型人才的需要。2019 年 1 月，国务院印发的《国家职业教育改革实施方案》中更是明确提出了提高中等职业教育发展水平、推进高等职业教育高质量发展的要求及完善高层次应用型人才培养体系的要求；为了适应"互联网＋职业教育"发展需求，运用现代信息技术改进教学方式方法，对教学教材的信息化建设，应配套开发信息化资源。

　　随着社会经济的迅速发展和国际化交流的逐渐深入，烹饪行业面临新的挑战和机遇，这就对新时代烹饪职业教育提出了新的要求。为了促进教育链、人才链与产业链、创新链有机衔接，加强技术技能积累，以增强学生核心素养、技术技能水平和可持续发展能力为重点，对接最新行业、职业标准和岗位规范，优化专业课程结构，适应信息技术发展和产业升级情况，更新教学内容，在基于全国餐饮职业教育教学指导委员会 2018 年度重点课题"基于烹饪专业人才培养目标的中高职课程体系与教材开发研究"(CYHZWZD201810)的基础上，华中科技大学出版社在全国餐饮职业教育教学指导委员会副主任委员杨铭铎教授的指导下，在认真、广泛调研和专家推荐的基础上，组织了全国 90 余所烹饪专业院校及单位，遴选了近 300 位经验丰富的教师和优秀行业、企业人才，共同编写了本套餐饮职业教育创新技能型人才培养新形态一体化系列教材、全国餐饮职业教育教学指导委员会重点课题"基于烹饪专业人才培养目标的中高职课程体系与教材开发研究"成果系列教材。

　　本套教材力争契合烹饪专业人才培养的灵活性、适应性和针对性，符合岗位对烹饪专业人才知识、技能、能力和素质的需求。本套教材有以下编写特点：

　　1.权威指导，基于科研　　本套教材以全国餐饮职业教育教学指导委员会的重点课题为基础，由国内餐饮职业教育教学和实践经验丰富的专家指导，将研究成果适度、合理落脚于教材中。

　　2.理实一体，强化技能　　遵循以工作过程为导向的原则，明确工作任务，并在此基础上将与技能和工作任务集成的理论知识加以融合，使得学生在实际工作环境中，将知识和技能协调配合。

　　3.贴近岗位，注重实践　　按照现代烹饪岗位的能力要求，对接现代烹饪行业和企业的职业技能标准,将学历证书和若干职业技能等级证书("1+X"证书)内容相结合,融入新技术、新工艺、新规范、新要求,培养职业素养、专业知识和职业技能,提高学生应对实际工作的能力。

4.编排新颖,版式灵活　注重教材表现形式的新颖性,文字叙述符合行业习惯,表达力求通俗、易懂,版面编排力求图文并茂、版式灵活,以激发学生的学习兴趣。

5.纸质数字,融合发展　在新形势媒体融合发展的背景下,将传统纸质教材和我社数字资源平台融合,开发信息化资源,打造成一套纸数融合的新形态一体化教材。

本系列教材得到了全国餐饮职业教育教学指导委员会和各院校、企业的大力支持和高度关注,它将为新时期餐饮职业教育做出应有的贡献,具有推动烹饪职业教育教学改革的实践价值。我们衷心希望本套教材能在相关课程的教学中发挥积极作用,并得到广大读者的青睐。我们也相信本套教材在使用过程中,通过教学实践的检验和实际问题的解决,能不断得到改进、完善和提高。

前言

民以食为天，食以安为先。随着人们生活水平的不断提高，人们对食品安全的关注度日益增强，人们不仅希望吃好，更要求饮食安全。然而，近年来我国居民饮食安全与身心健康的矛盾却日益凸显，食源性疾病发生率及潜在隐患有增加趋势，食品安全已经成为严重影响公众身体健康和生命安全的重要问题。因此，在餐饮业引导施行科学的食品安全管理、有效的安全控制，预防饮食危害的发生，解决餐饮工作中面临的饮食安全问题，是编写本书的主要目的。本书紧密围绕餐饮业特点，从餐饮生产环节入手，遵照《中华人民共和国食品安全法》的要求，结合餐饮食品安全监管制度，着重介绍餐饮企业进行食品安全管理的方法和措施。

本书主要包括餐饮食品安全概论、餐饮食品安全的危害及预防、食源性疾病及预防、餐饮食品安全管理基础知识、餐饮食品加工过程安全管理、餐饮食品安全控制规范及餐饮业常用的部分快速检测实验。本书编写时在内容选取上力求达到"科学性、实用性、创新性"的统一，采用"任务导入"教学模式。部分项目内容以餐饮食品安全领域发生的典型案例为引导，力求达到知识性和实用性的统一。通过"任务导入"创设学习情境，能激发学生思考、培养学习兴趣，有利于师生互动和解决学习中的疑难点。加强理论与实践相结合，更有助于培养学生的创新性思维，是培养高素质、技能型人才的有效途径。

本书在注重知识系统性的同时，根据餐饮职业的岗位要求进行内容安排，将介绍重点放在食品卫生安全控制的措施及餐饮生产、服务环节中食品安全控制与管理的理论与技能上，促使管理效率和服务水平的提高。同时针对餐饮业的特点，与实践密切结合，侧重应用能力和创新能力的培养，满足专业培养目标的要求。本书汲取国内外最新知识和技术，尽可能突出其科学性、实用性、先进性、规范性等特点。每个项目配有"任务检验"，使读者加强对理论知识的理解，并将理论应用于实践，提高知识的综合应用能力。

本书由海南职业技术学院郭利芳、北京联合大学乔支红、酒泉职业技术学院杨国斌担任主编，郭利芳、乔支红、海南职业技术学院沈振国、杨国斌编写项目一、项目七及配套数字资源，乔支红、郭利芳、杨国斌编写项目二及配套数字资源，长沙商贸旅游职业技术学院杨潇编写项目三及配套数字资源，杨国斌、酒泉职业技术学院董轩、江苏省徐州技师学院刘艳蕾、江苏省徐州技师学院李海英、郭利芳编写项目四及配套数字资源，江苏模特艺术学校朱旺东、江苏省徐州技师学院杨永升、李海英、哈尔滨技师学院尹贻忠编写项目五及配套数字资源，吉林工商学院张婷编写项目六及配套数字资源。

　　本书参考并引用了部分最新研究成果，在此向相关作者致谢，对为本书的出版提出了很多建议并付出了艰辛劳动的华中科技大学出版社编辑表示感谢。尽管作者主观上力求全面介绍最前沿、最实用的知识，但由于水平所限，难免有遗漏和错误之处，希望广大同行、读者给予批评指正。

编者

目录

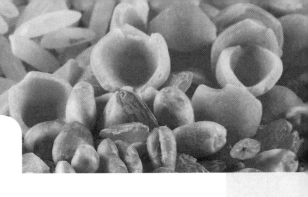

餐饮食品安全概论

扫码看课件

项目描述

　　本项目包含四项学习任务,认知食品安全、食品卫生、食品污染,了解食品安全的发展历史、现状,学习餐饮食品安全的研究内容,具有保障食品安全的使命感和责任感。

项目目标

　　1.了解食品安全的内涵,理解食品安全、食品卫生、食品污染相关知识。
　　2.了解食品安全的发展历史。
　　3.了解餐饮食品安全的现状。
　　4.掌握餐饮食品安全的研究内容。

任务一　认知食品安全、食品卫生、食品污染

任务目标

　　1.掌握食品安全的内涵。
　　2.理解食品卫生、食品污染的内涵。
　　3.理解食品安全、食品卫生、食品污染的区别。

任务导入

　　民以食为天,食以安为先。食品安全是各国共同关注的重要公共问题。经过多年的发展,我国的食品流通快捷、品种丰富、数量充足、供给有余,但在满足食品数量需求的同时,质量方面却出现了不少的问题。特别是前些年,危及人们健康和生命安全的重大食品安全事件屡屡发生:"苏丹红"事件,豆腐中的"吊白块",水饺中的"霉青菜",增加动物的瘦肉量使肉品提早上市从而降低成本的"瘦肉精",牛奶中的三聚氰胺,可以将鸡肉、猪肉轻易加工成为口感以假乱真的"牛肉膏"等,数不胜数。这些形形色色的食品安全事件大幅降低了老百姓对食品安全的信任程度,导致有人产生了"吃荤的怕含激素,吃素的怕含毒素,喝饮料怕含色素"的恐惧心理,食品安全问题已经成为人们最为关注的问题之一。

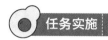 **任务实施**

❶ **食品安全(food safety)的内涵**　包括三个方面:"食品量的安全""食品质的安全"及"食品可持续安全"。

"食品量的安全"指一个国家或地区能够生产民众基本生存所需的膳食产品,要求人们能买得到、买得起生存生活所需要的基本食品。我国现阶段除西部少数地区外,食品供给已不再是主要矛盾,而"食品质的安全"这一结构性矛盾则日益凸显。

"食品质的安全"以确保食品卫生、营养结构合理为基本特征,强调的是确保食品消费对人类健康没有直接或潜在的不良影响。具体来讲,食品质量安全指提供的食品在营养、卫生方面满足和保障人群的健康需要,涉及食品的污染、是否有毒、添加剂是否违规超标、标签是否规范等问题,需要在食品受到污染之前采取措施,预防食品的污染和遭遇主要危害因素的侵袭。

"食品可持续安全"则要求食品的获取需要兼顾生态环境的良好保护和资源利用的可持续性,确保在任何时期都能持续、稳定地获得食品,使食品供应既能满足现代人的需要,又能满足人类后代的需要。

❷ **食品安全概念辨析**　《中华人民共和国食品安全法》(简称《食品安全法》)第十章附则第九十九条规定:食品安全,指食品无毒、无害,符合应当有的营养要求,对人体健康不造成任何急性、亚急性或者慢性危害。

❸ **食品卫生(food hygiene)**　我国《食品工业基本术语》(GB/T 15091－1994)将"食品卫生"定义为"为防止食品在生产、收获、加工、运输、贮藏、销售等各个环节被有害物质污染,使食品有益于人体健康所采取的各项措施"。食品卫生具有食品安全的基本特征,包括结果安全(无毒无害,符合应有的营养等)和过程安全(保障结果安全的条件、环境等安全)。

食品安全和食品卫生的区别如下:一是范围不同,食品安全包括食品(食物)的种植、养殖、加工、包装、贮藏、运输、销售、消费等环节的安全,而食品卫生通常并不包含种植、养殖环节的安全;二是侧重点不同,食品安全是结果安全和过程安全的完整统一,食品卫生虽然也包含上述两项内容,但更侧重于过程安全。

❹ **食品污染**　食品污染是指食品受到有害物质的污染后使食品的营养性、感官性和安全性发生了不利于健康的改变过程。食品污染会引起食品的腐败变质,对人的健康有很大的危害。常见的食品污染有生物性污染、化学性污染、物理性污染三大类。

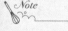

 任务检验

❶ **填空题**

(1)食品安全要求食品无毒、无害,符合应当有的营养要求,对人体健康不造成任何_____、_____或者_____。

(2)食品卫生是指为防止食品在_____、_____、_____、_____、_____、_____等环节被有害物质污染,使得食品质地良好、有益于人体健康所采取的各项措施。

(3)食品污染是指食品受到_____的污染后使食品的_____、_____和_____发生了不利于健康的改变过程。

❷ **简答题**

食品安全与食品卫生两者之间有何区别与联系?

Note

任务二　食品安全的发展历史

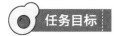

任务目标

1. 了解我国食品安全的发展过程。
2. 理解食品安全法治体系的发展。
3. 了解我国食品安全监管体制的改革历程。

任务导入

中国共产党第十九次全国代表大会以来，党和国家高度重视食品安全问题，实施食品安全战略，形成严密高效、社会共治的食品安全治理体系，让人民群众吃得放心。这种顶层设计上的治理思路，意味食品安全已被提升到国家战略的高度。中国共产党第十九届中央委员会第五次全体会议通过了《中共中央关于制定国民经济和社会发展第十四个五年规划和二〇三五年远景目标的建议》，强调坚持人民至上、生命至上，把保护人民生命安全摆在首位，要求提高食品药品等关系人民健康产品和服务的安全保障水平。食品安全治理新政不断推出，食品安全形势总体稳定向好。近年来，在社会各方努力下，我国食品安全环境整治取得一定成效，被称作"史上最严"的新《食品安全法》，就体现出依法整治食品安全的决心。

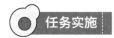

任务实施

一、我国食品安全形势发展回顾

纵观 1949 年以来，我国食品安全问题是逐渐冒出来且不断加剧又不断获得党和国家重视从而得到治理的过程。从 1949 年到 1978 年，在这一阶段内所出现的食品质量、食物中毒事件，主要是因为食品的生产加工受到当时的生产技术、经营条件等客观环境的限制，以及人民群众普遍对饮食卫生、食品安全知识的匮乏所导致。这一时期，随着公私合营等的实施，在食品生产、加工链中，国有企业逐渐占据主导地位，而营利并不是企业的唯一目的。所以，即使在没有食品安全监管立法的情况下，危害人民健康的劣质、有毒产品是罕见的，对现代意义上的食品安全问题并没有强烈的需求。

但随着改革开放，我国社会结构、经济结构逐步深刻转型，食品安全问题日益受到人民群众的关注。尤其是近些年来发生了一系列重大食品安全事件，使得食品的质量与安全问题成为消费者投诉的重点之一，同时也成为一个上升到国家公共安全高度的问题。2004 年，在中华人民共和国卫生部（简称卫生部）通报的 381 起重大食物中毒事件中，因有毒动植物引起的食物中毒有 140 起，占总数的 37%。这些重大食品安全事件大幅降低了人民群众对食品安全的信任程度。目前，我们依然面对着复杂严峻的食品安全形势。

二、食品安全法治体系从空白到建立健全

划分我国的食品安全发展阶段主要是依据相关法律法规的制定和调整为标志，体现为管理主体、管理范围、管理体制的调整，体现了以"食品卫生"管理向"食品安全"管理的转变。在我国，"食品卫生"概念初现于 1953 年，2004 年前，还没有"食品安全监管"概念，"食品卫生"概念延续使用了几十年。食品安全法制体系从空白到建立健全分为三个阶段。

一是从空白迈向法制化阶段(1949—1978 年)。1953 年,卫生部颁布了一条"通知"和一个"暂行办法",标志着我国为维护人民群众的食品安全迈开了第一步。1964 年,国务院转发了卫生部、商业部等五部委发布的《食品卫生管理试行条例》,标志着我国食品卫生管理从空白走向为规范化,向着法制化管理的目标迈出了第一步。

二是法制体系不断提升阶段(1979—2004 年)。1979 年,国务院正式颁布了《中华人民共和国食品卫生管理条例》,昭示着我国不断加强食品卫生法制化管理的决心与力度。在此之后,又有一大批食品卫生及相关法律陆续出台。1982 年,第五届全国人民代表大会常务委员会第二十五次会议通过《中华人民共和国食品卫生法(试行)》,标志着我国食品卫生管理全面进入了法制化、规范化轨道。1995 年 10 月 30 日,第八届全国人民代表大会常务委员会第十六次会议通过我国第一部食品卫生法律《中华人民共和国食品卫生法》(简称《食品卫生法》)。

三是食品安全法制体系完善和确立阶段(2004 年至今)。2004 年 9 月 1 日,《国务院关于进一步加强食品安全工作的决定》(国发〔2004〕23 号)颁布。为了从源头上保障农产品质量安全,进一步健全和完善保障食品安全的法律,2006 年 4 月 29 日,第十届全国人民代表大会常务委员会第二十一次会议通过了《中华人民共和国农产品质量安全法》,既填补了《食品卫生法》《产品质量法》的相关法律空白,即《食品卫生法》并不涉及种植业、养殖业等农业生产活动,而《产品质量法》则只适用于那些经过加工、制作的产品,却不适用于未经加工、制作但却和人民群众生活、健康息息相关的农业初级产品的问题,也实现了法律的相互衔接。2012 年 6 月 28 日,国务院办公厅印发国家食品安全监管体系"十二五"规划通知;2017 年 2 月 14 日,国务院发布《"十三五"国家食品安全规划》(国发〔2017〕12 号)。

2009 年 2 月 28 日,第十一届全国人民代表大会常务委员会第七次会议通过《中华人民共和国食品安全法》,2015 年 4 月 24 日,第十二届全国人民代表大会常务委员会第十四次会议修订《食品安全法》,从 2013 年 10 月至 2015 年 4 月历时一年半的时间,历经全国人民代表大会常务委员会两次审议,三易其稿后终获通过,从法理理念上来看,主要是实现了从以"食品卫生"管理向"食品安全"管理的转变。这部新修订的《食品安全法》被称为"史上最严"重典治乱,比如,加大对各类违法行为的处罚力度,"最严厉的处罚"有八大亮点,包括以刑事责任为先、最高处罚 30 倍、增加行政拘留、五年市场禁入、多次违法吊销许可证、网购食品出问题网站赔偿损失、惩罚性赔偿最低 1000 元、确立首负责任制等。根据 2018 年 12 月 29 日第十三届全国人民代表大会常务委员会第七次会议《关于修改〈中华人民共和国产品质量法〉等五部法律的决定》对《食品安全法》作了修正。新法作为一部保证食品质量、保障人民群众饮食安全的法典,必将对食品监管、食品行业发展以及消费者的饮食安全带来直接影响。

近年来,适应"互联网+"飞速发展,为加强网络餐饮服务食品安全监督管理,2016 年 10 月 1 日起正式实施《网络食品安全违法行为查处办法》,2018 年 1 月 1 日起正式实施《网络餐饮服务安全监督管理办法》等。经过多年努力,形成了自上而下,由国家食品安全法律、行政规章、地方性法规、食品安全标准及其他各种规范性文件相互联系、相互呼应的食品安全法律制度体系。加强食品安全依法治理,一方面要切实加强食品安全法制建设,完善食品安全法律法规,另一方面更在于严格执法监督,把食品安全法律法规落到实处,才能确保食品安全。

三、我国食品安全监管体制的改革历程

1949 年以来,我国食品安全监管体制从单一事后消费环节的食品卫生监管到从"田间到餐桌"的全过程食品安全综合监管,经历了从卫生行政部门监管食品卫生时期到多部门分段式监管食品安全时期,又到大部门统一监管食品安全时期三个阶段。

❶ 国家卫生行政部门为主监管食品卫生时期(1949—2004 年) 这一时期有关食品安全的规定,多是针对某一种或某一类食品所做出的规章、所制定的标准,围绕着某种、某类食品所出现的突

出问题进行监督管理,随着各种规定、办法越来越多,更多的食品得到了有效的安全保障。例如,卫生部 1953 年颁布的《关于统一调味粉含麸酸钠标准的通知》《清凉饮食物管理暂行办法》,1954 年下发的《关于食品中使用糖精含量的规定》,1957 年下发的《关于酱油中使用防腐剂问题》。自 1964 年国务院转发了卫生部、商业部等五部委制定的《食品卫生管理试行条例》起,直至《食品卫生管理条例》(1979 年)、《中华人民共和国食品卫生法(试行)》(1982 年)、《中华人民共和国食品卫生法》(1995 年)等法律法规,都把监督执行卫生法令、负责对本行政区内食品卫生进行监督管理、抽查检验等食品卫生监管职能明确赋予了卫生行政部门。《食品卫生法》规定,国务院卫生行政部门主管全国食品卫生监督管理工作;国务院有关部门在各自的职责范围内负责食品卫生管理工作。

❷ **多部门分段式监管食品安全时期(2004—2013 年)**　2003 年第十届全国人民代表大会第一次会议后,食品安全监管体制发生了重大改革,设立了国家食品药品监督管理局,赋予其承担食品、保健品、化妆品安全管理的综合监督、组织和协调及开展重大食品安全事故查处的职责,但并未履行过具体食品安全职责。2004 年,《国务院关于进一步加强食品安全工作的决定》提出新要求,"按照一个监管环节由一个部门监管的原则,采取分段监管为主,品种监管为辅的方式,进一步理顺食品安全监管职能",对农业、质检、卫生、工商、食品药品、发展改革和商务等部门的职责进行了划分。同时,商务、出入境、公安、城管等部门也分别承担了一些相关职责,形成了"多部门分段式"食品安全监管体制。其好处在于,职责简单而明确,有利于各司其职,然而弊端也显而易见,造成了多头执法或是监管链条断裂,"几个部门都管不了一头猪,十几个部门也管不了一桌菜"的现实让这种监管体制颇受诟病;"三鹿奶粉三聚氰胺事件"爆发,虽然找到了非法添加三聚氰胺的源头,但原奶收购这一奶制品生产中的重要环节,却不知道归哪个部门监管,奶粉生产的源头在监管上竟然是个空白点。按照《食品安全法》(2009 年)规定,2010 年 2 月 6 日设立了国务院食品安全委员会,主要职责是分析食品安全形势,研究部署、统筹指导工作,提出重大监管政策措施,督促落实食品安全监管责任,并没有改变多部门分段式食品安全监管体制。

❸ **大部门全过程统一监管食品安全时期(2013 年至今)**　2013 年 3 月 22 日,国家食品药品监督管理局(2003 年设立)更名为国家食品药品监督管理总局,意味着食品安全多头分段管理的"九龙治水"局面结束。2018 年 3 月 13 日,十三届全国人民代表大会第一次会议审议国务院机构改革方案,组建国家市场监督管理总局,不再保留国家食品药品监督管理总局。这既标志着市场监管进入了一个新阶段,又预示着食品安全监管进入了一个新阶段,不再由各部门各管一段,而是建立了从农产品种养殖、生产、贮存、流通直至餐饮环节的全过程严格监管机制,全面推进食品安全监管法治化、标准化、专业化、信息化建设。实行"预防为主、风险管理、全程控制、社会共治"的食品安全基本原则,明确规定了食品药品监督管理总局及卫生、工商等部门的职责,强化了食品安全的基层监管。强调食品生产经营者的主体责任、食品安全的源头治理,以及社会媒体和广大人民群众作为监督食品安全的重要补充,共同参与到食品安全监管,弥补行政监督的不足和滞后。

我国食品安全监管的范围和体制变迁,由最初仅限事后消费环节的食品卫生管理,逐步转向贯穿于事前、事中、事后从"田间到餐桌"的全过程食品安全风险管控,从"粮食安全,解决温饱",到"粮食安全,解决温饱,逐步保障食品安全",再到"粮食安全与食品安全",从更多侧重消费环节,到侧重生产、加工环节,再到侧重生产、加工、流通、销售与消费一体化的监管模式,我国的食品安全监管范围和内容也不断得到完善。

四、食品安全标准从无到有不断推进

我国食品安全标准体系是从无到有逐渐建立与完善的。人类发展史上,进入现代社会之前是没有食品标准的,那时生产力低下,田间、牧场、作坊产出什么人们就吃什么。进入现代社会之后,适应现代社会生活节奏的加快、法律法规的健全,人们对食品有了更高更新的要求,食品标准化从无到有,从重点食品到一般食品,从卫生标准到食品安全质量标准、检验方法标准等全面展开,成为食品企业的指南及民众吃得美味、吃得安心的保障。依据《中华人民共和国食品安全法》,食品是指供人食用或饮用的各种成品和原料,以及那些按照传统既属于食品又属于中药材,但不包括以治疗为目的物品。标准是通过标准化活动,按照规定的程序经协商一致制定,为各种活动或其结果提供规则、指南或特性,供共同使用和重复使用的文件。我国食品标准随着国家标准化发展而不断发展,可以分为食品卫生标准引入和食品安全标准推进两个阶段。

❶ 食品卫生标准引入阶段(1949—1979年)　自新中国诞生,我国就开展了标准化工作,1949年10月成立中央技术管理局下设标准化规划处。1957年,国家技术委员会设立了标准局。1962年,国务院发布《工农业产品和工程建设技术标准管理办法》,成为我国第一个标准化管理法规。1965年,"食品卫生标准"概念在我国第一个食品卫生领域的行政法规《食品卫生管理试行条例》中被首次提出。

❷ 食品安全标准推进阶段(1979年至今)　1979年,国务院颁布《中华人民共和国标准化管理条例》。1988年,国家技术监督局成立,统一管理全国标准化工作。1989年,《中华人民共和国标准化法》正式实施,从此,我国标准化工作开始走向依法管理的快车道。随着《食品卫生管理条例》《食品卫生法》《产品质量法》和《食品安全法》等法律法规的颁布实施,我国食品标准也在不断地出台和完善,从食品卫生标准阶段走向食品安全标准推进阶段。我国食品安全标准按层级分为国家标准、行业标准、地方标准、团体标准、企业标准;按性质分为强制性标准、推荐性标准、指导性技术文件;按内容分为通用标志、产品标准、生产经营规范标准和检验方法标准等。国家鼓励食品生产企业制定严于食品安全国家标准、地方标准的企业标准,鼓励行业协会制定严于食品安全国家标准的团体标准。按照我国现行食品标准体系,已完成了对5000多项食品标准的清理整合,审查修订了1000多项标准,并发布了1000多项食品安全国家标准。

我国食品安全标准与发达国家和国际食品法典标准尚有差距,还存在着食品安全标准基础研究滞后、科学性和实用性有待提高、部分农药兽药残留等相关标准缺失、检验方法不配套等问题。目前,我国正在建立更加严谨的食品安全标准体系,加快食品安全标准与国际接轨。

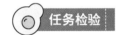　**任务检验**

扫码看答案

选择题

(1)《食品安全法》已由第十一届全国人民代表大会常务委员会第七次会议通过。其通过时间是(　　)。

A.2008年2月28日　　　　　　　　　B.2008年6月1日

C.2009年2月28日　　　　　　　　　D.2009年6月1日

(2)《食品安全法》规定,餐饮服务环节食品安全监管由(　　)负责。

A.工商行政部门　　B.卫生行政部门

C.质量监督部门　　D.食品药品监督管理部门

(3)《食品安全法》规定,食品原料、食品添加剂、食品相关产品进货查验记录应当真实,保存期限不得少于(　　)。

A.6个月　　　　　　B.1年　　　　　　C.2年　　　　　　D.3年

(4)餐饮服务从业人员应当依照《食品安全法》的规定每年进行健康检查,取得(　　)后方可参加工作。

A.厨师证　　　　B.餐饮服务资格证　　　　C.健康合格证明　　　　D.餐饮服务许可证

任务三　餐饮食品安全的现状

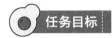

任务目标

1.了解国内食品安全的现状。
2.了解国外食品安全的现状。

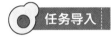

任务导入

1999年,比利时某公司的饲料中含被二噁英污染的动物脂肪,5000个养鸡场中900个使用了该公司的饲料,波及法国、德国、荷兰的鸡、猪、牛,几十个国家抵制上述国家的有关产品。比利时发生的二噁英污染事件不仅造成了比利时的动物性食品被禁止上市并大量销毁,而且导致世界各国禁止其动物性产品的进口,据估计其经济损失达几百亿欧元。

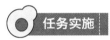

任务实施

一、食品安全水平不断提升

总体来说,目前我国食品安全水平不断提升:一是食品安全保障体系基本建成;二是食品安全检测数据向好,质量提升;三是食品工业成为我国第一大制造业。2014年我国食品工业总产值达到1.8万亿美元,相当于欧洲的总产值,占全球的25%,表明我国已成为世界第一大食品加工制造国。食品工业的快速发展使民众生活水平和生活方式发生了很大的变化:由"吃饱"到"吃好",到"吃出健康"。2012年全球食品安全综合指数排名中,我国居105个国家中的第39位。

二、食品安全隐患依然严峻

虽然我国食品安全水平在不断提升,但目前安全问题仍然多发、频发,食品安全隐患依然严峻,主要表现在五个方面。

(1)从国内来看,重大食品安全事件仍然处于增多状态。

(2)从国际角度看,我国出口食品受阻。

(3)2001年至2013年,全国共侦破各类食品安全事件共49500多起,虽然这一数据仅反映了食品加工和流通领域的事件,但同时也表明,我国食品整治力度很大,以及我国食品安全问题多发、频发的形势仍然处于严峻状态。

(4)消费者对我国食品安全现状总体满意度不高。据2014年基于消费者关注的食品安全问题调查显示,消费者对当前我国食品安全状况总体满意度不高,不满意率近50%。

(5)我国面临食品营养缺乏和过剩的双重挑战。一方面,西部欠发达地区人们营养缺乏的问题仍存在;另一方面,我国因营养失衡所造成的慢性代谢性疾病仍处于高发态势。

三、食品供应链各个环节的安全特征

我国的食品安全问题出现在食品供应链的各个环节,不同阶段食品危害因素的累加大大增加了食品安全的总体风险。

❶ 食用农产品种植和养殖业的源头污染

（1）农药兽药滥用仍然是当前我国食品安全源头污染的主要来源：2012年至2015年，全国31个省会城市及直辖市对蔬果农药残留运用液相色谱质谱分析的监测结果显示，检出率38.2％～88％，检出频次达到25447次。

（2）重金属、真菌毒素污染物成为粮食安全的长期隐患：粮食重金属的污染主要来自镉、砷、铅、汞。从粮食部门检测的情况看，总超标率已经达到了9％以上。从地区来看，重金属超标率比较高的是南方和西南方的粮食产区，这与土壤中金属的污染程度相一致。由此说明，这些地缘污染与环境重金属的污染密切相关。在真菌毒素方面，联合国粮农组织统计，全球每年有25％的粮食受到真菌毒素的污染，每年粮食及食品损失达到10亿吨。据统计，我国每年有3100多万吨的粮食在生产、贮存、运输、销售过程中受到真菌毒素污染，约占粮食年总产量的6.2％。若有采取科学的农产品真菌毒素防控措施，中国每年能减少约850多亿元损失。

❷ 食品制造、加工及流通环节的食品质量安全 非法添加和掺杂使假仍然是我国现阶段突出的食品安全问题。从2001年至2003年的统计看，央视报道的食品安全事件中非法添加和掺杂使假基本占到了37％。非法添加和掺杂使假今后仍将是食品安全的重要问题。2001年至2013年仅计算食品加工和流通领域，全国范围内侦破的食品安全事件高达49500多起。这一数据表明，一方面我国食品安全整治力度很大，另一方面也显示我国食品安全问题仍多发、频发，形势仍然处于严峻状态。其中，餐饮行业处于食品供应链的下游，其食品安全问题存在着积累性和复杂性的特点，尤其是随着网络订购方式的兴起，更增加了对相关餐饮行业监督的难度。

❸ 进出口食品的质量安全 全球食品业不断向多领域、全链条、深层次、可持续方向发展，我国食品出口贸易总额由1991年的79.05亿美元增长到2012年的552.00亿美元，可见，出口规模不断扩大。但我国出口食品的质量安全饱受争议，食品出口受阻。出口受阻的主要原因分别是食品品质不合格、农兽药残留不合格及添加非食品添加物、不符合动物检疫规定、证书不合格、标签不合格、微生物污染、生物毒素污染、食品添加剂超标、转基因成分等。为此，我国进一步明确食品监督管理、检验及质量标准，以确保进口食品符合我国相关法律法规。在质检总局公布的《2015年度全国进口食品接触产品质量状况》白皮书，通报了2015年全国检验检疫机构统计检验进口食品接触产品的情况，与往年相比，批次检验不合格率达近5年最高。

 任务检验

简答题

我国食品安全问题的产生原因是什么？

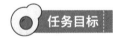 **任务四　餐饮食品安全的研究内容**

扫码看答案

任务目标

掌握餐饮食品安全的研究内容。

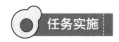

一、餐饮食品安全的危害及预防

食品的生物性危害及预防包括细菌性、真菌性、病毒性、寄生虫及昆虫类的危害及预防。

食品的化学性危害及预防包括重金属、农药、兽药残留、食品加工过程中的有毒有害物质、食品添加剂及食品包装材料和容器的危害及预防。

食品的物理性危害及预防包括放射性物质、外来杂质对食品的危害及预防。

二、食源性疾病及预防

食源性疾病的种类及特点、食物中毒及预防。

三、餐饮食品安全管理基础知识

餐饮从业人员的安全管理包括餐饮从业人员健康、个人卫生、操作卫生、培训考核管理。

餐饮加工场所的安全管理包括餐饮加工场所环境卫生，餐饮加工场所设施、设备，餐饮加工场所清洗和消毒，餐饮加工场所虫害、鼠害及其他有害物的管理。

烹饪原料的安全管理包括烹饪原料采购、烹饪原料验收、烹饪原料贮存、烹饪原料出库的安全管理。

备餐、分餐的安全管理。

四、餐饮食品加工过程安全管理

餐饮食品加工过程安全管理包括菜点初加工、热制菜点、冷制菜肴的安全操作管理。

五、餐饮食品安全控制规范

食品质量安全市场准入制度（QS）、良好操作规范（GMP）、卫生标准操作规范（SSOP）、危害分析与关键控制点（HACCP）。

六、餐饮业常用的部分快速检测实验

餐饮业常用的部分快速检测实验包括温度、清洁度、紫外线照度、瘦肉精、重金属的快速检测方法。

餐饮食品安全的危害及预防

扫码看课件

项目描述

　　国际食品法典委员会《食品卫生通则》将"危害"定义如下：可能对健康产生有害影响的食品中的生物、化学或物理因子的状态。安全的食品应该不含有任何危害因素，人们食用后不会引起疾病、伤害或危险等不良的健康影响。然而，食品从原料的种植、饲养、捕捞，以及在采收、宰杀、加工、贮存、运输、销售到食用前整个过程的各个环节，都有可能被某些有毒、有害物质污染，使得食品营养价值降低或对人体产生不同程度的危害。为了保障食品安全，应在食品生产、经营过程中避免食品遭受污染。

　　有毒、有害物质进入食品，对人体造成危害或影响身体健康，这一过程称为食品污染。污染食品的有毒、有害物质根据性质不同，可分为生物性污染物、化学性污染物和物理性污染物三类。本项目要学习的是影响食品安全的三大污染物的危害及其预防。

项目目标

1. 了解食品安全危害的种类。
2. 掌握各种污染物污染食品的途径及其预防措施。
3. 了解各种污染物对人体健康的影响。
4. 理解各种污染物的性质。

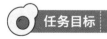

子任务一　细菌性危害及预防

 任务目标

1. 了解常见污染食品的细菌菌属及其危害。
2. 掌握细菌污染食品的主要途径及其预防措施。
3. 掌握评价食品细菌污染的指标及其卫生学意义。
4. 掌握食品腐败变质的概念、引起食品腐败变质的因素及其预防措施。
5. 理解食品腐败变质的原理。

任务导入

2013 年,央视财经频道某栏目报道了抽检卤制品的全过程。湖南某食品有限公司的某品牌卤制品在抽检行列。抽检结果显示,这家连锁企业的食品大肠菌群数量严重超标:该品牌的鸭脖大肠菌群数量为 2400 mpn/100 g,该品牌的鸭肠大肠菌群数量为 4600 mpn/100 g。该报道中还提到,此次抽检结果如果参照熟肉制品卫生标准 GB 2726—2005 大肠菌群≤150 mpn/100 g 的标准,该品牌的鸭脖超标 16 倍,该品牌的鸭肠超标 30 倍。

细菌对食品的污染是最常见的生物性污染,是食品最主要的卫生安全问题。引起食品污染的细菌有多种,主要分为两类:一类为非致病菌,污染食品后主要引起食品腐败变质及降低食品卫生质量;另一类为致病菌和条件致病菌,它们污染食品后,在一定条件下以食品为媒介引起人类发生食源性感染疾病或细菌性食物中毒,是食品安全的主要问题之一。

任务实施

一、常见污染食品的细菌菌属及其危害

❶ 假单胞菌属　该菌属为一类无芽孢杆菌。多数需氧、嗜冷,可在 pH 5.0~5.2 的条件下生长,能使食品的 pH 上升,产生各种色素。具有很强的分解蛋白质和脂肪的能力,能水解淀粉的菌株较少,一些能在 5 ℃的低温下生长,具有很强的产生腐败产物的能力。广泛存在于土壤、水域、动植物体表及各种含蛋白的食品中。最易污染的食品种类是肉及肉制品、新鲜鱼、贝类、禽蛋类、牛乳、蔬菜及冷藏食品。该菌属是食品腐败变质的代表菌,可使食品变色、变味,引起变质,如黑色腐败假单胞菌能使动物性食品腐败,并在其上产生黑色素;荧光假单胞菌在低温下可使肉、乳及乳制品发生腐败。

❷ 醋杆菌属　该菌属为需氧菌。可将乙醇氧化成醋酸,也可将醋酸和乳酸氧化成二氧化碳和水。广泛分布在花、果实、葡萄酒、啤酒、果汁、醋和果园土壤等环境中。最易污染的食品种类是水果、蔬菜、酒类、果汁。易引起水果、蔬菜及含酒精饮料的腐败变质,如可引起菠萝的粉红病和苹果、梨的腐烂,可使果汁、酒等变酸。

❸ 肠杆菌属　该菌属为兼性厌氧菌,可发酵葡萄糖产酸、产气,最适生长温度为 30 ℃。广泛分布于土壤、水和食品中。易污染各类食品,是食品中常见的腐败菌,少数菌株显示出强的腐败力,有些菌种可在 0~4 ℃繁殖,造成包装食品冷藏过程中的腐败。

❹ 梭菌属　该菌属为厌氧菌,对不良环境条件具有极强的抵抗力,可耐受浓度为 2.5%~6.5%氯化钠的渗透压,对亚硝酸钠和氯敏感。广泛分布在土壤、下水道污泥、海水沉淀物、腐败植物、食品、人和其他哺乳动物的肠道内。最易污染的食品种类是牛乳、肉制品、罐头食品。易引起食品腐败变质,使食品变色、变味。例如,腐化梭菌可分解蛋白质和氨基酸,产生硫化氢、硫醇、吲哚等具有恶臭味的物质,在熟肉中生长可使肉变黑,可引起罐头食品发生膨胀。有些细菌(如肉毒梭菌)在食品中可产生肉毒毒素,当人食入后,可发生食物中毒。

❺ 微球菌属　该菌属为好氧菌,对干燥和高渗透压有较强的抵抗力,可在 5%的氯化钠中生长繁殖,最适生长温度为 25~37 ℃。广泛分布于土壤、水中,也存在于人和动物的皮肤上。最易污染的食品种类是肉类、鱼类、水产制品、大豆制品。易导致食品腐败变质,在新鲜食品、加工食品和腐败的食品中检出率都很高,是导致动物性食品、大豆制品等食品腐败的重要细菌。

❻ 嗜盐杆菌属与嗜盐球菌属　该菌属对高渗透压具有很强的耐受力,可在高盐环境中(3.5%

至饱和盐溶液)生长。广泛存在于高盐环境(如盐湖、盐场、盐矿)及高盐食物(腌鱼、海鱼和咸肉)中。最易污染的食品种类是咸肉、盐渍食品、腌鱼、腌菜。可引起食品腐败变质,也可引起食物中毒(有关咸鱼中毒事件时有发生)。

❼ 乳杆菌属 该菌属为无芽孢、厌氧性或兼性厌氧菌,能发酵糖类产生乳酸。对酸耐受性很强,适宜于在酸性条件(pH 5.5~6.2)下生长。常见于乳制品、肉制品、鱼制品、腌制品、水果、果汁、饲料及土壤中。该菌属是人和动物口腔、胃肠的正常菌群,很少致病。污染食品后主要引起食品腐败变质,使食品变酸,但不致病。

❽ 变形杆菌属 该菌属为无芽孢、兼性厌氧菌。在4~7 ℃可生长繁殖,属低温菌,对热抵抗力不强。广泛分布于动物肠道、土壤、污水、垃圾中。最易污染的食品种类是动物性食品、凉拌菜、豆制品。易引起食品腐败变质,是重要的食品腐败菌之一;易引起食物中毒。

二、细菌污染食品的主要途径

(1)食品原料的污染:食品原料在采集、加工前,其表面往往已被水中、土壤中的细菌污染,尤其在原料的破损之处细菌会大量聚集。若使用未达卫生标准的水对原料进行预处理,也会引起原料的细菌污染。

(2)食品从业人员的污染:直接接触食品(半成品、成品)的从业人员不严格执行卫生操作程序引起的细菌污染。

(3)生产车间内外环境未达卫生标准造成的细菌污染。

(4)设备、器具及容器的细菌污染:不洁净的原料包装器具、运输工具、加工设备和成品包装容器等接触食品,可引起不同程度的细菌污染。

(5)各类食品在加工过程中未能做到生熟分开,使食品中已存在或因污染产生的细菌大量繁殖生长而造成污染。

三、评价食品细菌污染的指标

食品的细菌学检测是评价食品卫生质量的重要手段,其主要指标:细菌总数、大肠菌群数和致病菌,细菌总数是食品的一般卫生指标。

❶ 菌落总数及其卫生学意义

(1)基本概念:菌落是指细菌在固体培养基上生长繁殖而形成的能被肉眼识别的生长物,它是由数以万计相同的细菌集合而成。菌落总数是指食品检样经过处理,在一定条件(如培养基成分、培养温度与时间、pH、需氧性质等)下培养后,在被检样品的单位质量(g)、容积(mL)或表面积(cm^2)食品中培养生成的细菌菌落总数(CFU/g(mL、cm^2))。

(2)食品卫生学意义:

①菌落总数的多少在一定程度上标志着食品卫生质量的优劣,反映了食品在生产过程中是否符合卫生标准,以便对被检样品做出适当的卫生学评价。

食品中的细菌数量越多,说明食品被污染的程度越重,腐败变质越快,对人体健康威胁更大;相反,食品中细菌数量越少,说明食品被污染的程度越轻,食品卫生质量越好。在我国的食品卫生标准中,针对各类不同的食品分别制定出了不允许超过的数量标准,借以控制食品污染的程度。

②可用于预测食品可存放的期限。食品中的细菌菌落总数越低,食品可存放的时间就越长;相反,食品的可存放时间就越短。如一项牛肉的贮藏实验中,牛肉1初始菌落总数为1×10^3 CFU/cm^2,牛肉2初始菌落总数为1×10^5 CFU/cm^2,将两块牛肉放于同一贮藏条件下,结果发现,牛肉1在贮藏12天后才出现腐败变质现象,而牛肉2在贮藏6天后就出现了腐败变质现象。

② 大肠菌群

(1)基本概念：大肠菌群是指一群在 35～37 ℃、24 h 的培养条件下,能分解乳糖产酸、产气、需氧和兼性厌氧的革兰氏阴性无芽孢杆菌。大肠菌群分布较广,在温血动物粪便和自然界广泛存在,它包括肠杆菌科的埃希菌属、柠檬酸杆菌属、肠杆菌属和克雷伯氏菌属等四个属。大肠菌群以埃希菌属为主,其中以大肠埃希菌即俗称的大肠杆菌最常见。

(2)食品卫生学意义：

①作为粪便污染食品的指标菌。大肠菌群直接或间接来自人与温血动物的粪便,故食品中若检出大肠菌群,表示该食品曾受到人与温血动物粪便的污染。大肠菌群数的高低,表明了粪便污染的程度,同时也反映了对人体健康危害性的大小。

②可作为肠道致病菌污染食品的指示菌。食品安全性的主要威胁来自肠道致病菌,通常对食品做常规或逐批次检测致病菌是有一定困难的,尤其在食品中肠道致病菌含量很少的情况下往往不能检出。由于大肠菌群在肠道内存在数量较大,具有与肠道致病菌相同的对外界不良因素的抵抗力,生存时间与肠道致病菌大致相同,故常作为指示菌。若食品中有粪便污染,则可以推测该食品中存在着肠道致病菌污染的可能性,潜伏着食物中毒和流行病的威胁,被看作具有对人体健康潜在的危险性。因此,大肠菌群是评价食品卫生质量的重要指标之一,目前已被广泛用于食品卫生质量检测中。

③ 致病菌 致病菌是指肠道致病菌、致病性球菌。此类细菌随食品进入人体后可引起食源性疾病,是严重危害人体健康的致病性细菌,一旦进入人体,可造成食物中毒及慢性危害等。

致病菌的种类很多,而真正在食品中的致病菌却又不是太多,常见的食源性细菌病原体主要有沙门菌、志贺菌、大肠杆菌、副溶血性弧菌、蜡样芽孢杆菌、李斯特氏菌、产气荚膜梭菌、肉毒梭菌、金黄色葡萄球菌。在实际检测中,一般是根据不同食品的特点,选定较有代表性的致病菌作为检测的重点,并以此来判断某种食品中有无致病菌的存在。

四、防止细菌污染的措施

(1)彻底清洗与认真挑选原料,剔除腐烂、变质及污秽不洁的原料,提高原料的卫生质量,以利于保证良好的杀菌效果。装盛食品的容器必须在使用前洗净消毒。

(2)食品从业人员应严格按照食品从业人员的个人卫生管理制度执行,持证上岗,养成工作时穿戴整齐干净、勤洗手、不随地吐痰等良好的个人卫生习惯;具备良好的职业素养和食品安全卫生意识。

(3)食品生产、烹调加工过程的预防措施。

①制订科学的加工流程,尽量缩短工艺操作时间;严格遵守杀菌规程,控制灭菌温度和时间,达到良好的杀菌效果;在烹饪过程中保证食品煮熟、煮透,熟食存放较长时间再度食用前,应彻底加热后再食用,以彻底杀灭食品中的微生物。

②按照食品加工操作的卫生规范要求,严格防止交叉污染,如:加工荤、素两种以上类别的产品及生、熟食品应分开;半成品、成品与原料应分开;预煮后的半成品不要露天运输,防止外来污染。

③加强生产过程的在线检测。

(4)食品生产及烹调加工环境保持清洁,食品生产车间的门窗应设有严密的防蝇、防鼠装置,应使车间内无蝇、无鼠。

(5)食品生产加工设备、用具及包装容器应严格进行清洗消毒。

五、食品腐败变质及其控制

微生物污染食品后,在适宜的条件下,就会在食品上大量的生长繁殖,导致食品的腐败与变质,不仅降低了食品的感官性状,还会危害人体健康。因此掌握食品腐败变质的原因及机理,才能采取有效的预防控制措施。

（一）食品腐败变质的相关概念

食品腐败变质是指食品在一定的环境因素影响下,以微生物为主的多种因素作用下所发生的食品失去或降低食用价值的一切变化,包括食品成分和感官性质的各种变化,如鱼肉的腐臭、油脂的酸败、果蔬的腐烂及粮食的霉变。腐败是指动植物组织由于微生物的侵入和繁殖而被分解,从而转变为低级化合物的过程,如蛋白质分解成氨、硫化氢等低级化合物。变质是指在物理、化学或生物因子的作用下,食品的化学组成和感观指标等品质改变的过程。感官指标的变化如变质后会产生刺激性气味、发生颜色变化等。

（二）食品腐败变质的原因

引起食品腐败变质的原因很多,主要是食品中的酶及微生物的作用。其中以微生物的影响作用最大。

❶ **食品中的酶**　酶是生物催化剂,在生物体内,酶控制着所有的生物大分子(蛋白质、核酸、脂质和糖类)和小分子(氨基酸、水、核苷酸和维生素)的合成和分解。食品原料中含有种类繁多的内源酶,这些酶对生物体的生长发育具有特殊的作用。另外,他们在食品加工和贮藏过程中也具有不可替代的积极和消极作用。例如,牛乳中的蛋白酶在奶酪成熟过程中能催化酪蛋白水解而赋予奶酪特殊风味;而番茄中的果胶酶在番茄酱加工中能催化果胶物质的降解而使番茄酱的黏度下降。

❷ **微生物的作用**　依据微生物引起食品腐败变质的基本条件,大致可将引起食品腐败变质的原因分为微生物的种类、食品的基质特性及环境因素。

（1）微生物的种类:引起食品腐败变质的微生物种类很多,归纳起来主要有细菌、酵母菌、霉菌三大类,其中细菌及霉菌是引起食品腐败变质的主要菌群,这些菌群里有病原菌和非病原菌,有芽孢菌和非芽孢菌,有分解蛋白质、脂肪、糖类能力强的菌。不同种类的微生物引起食品腐败变质的特征不同,如:假单胞菌属、微球菌属及乳杆菌属的菌主要引起新鲜肉变酸;荧光假单胞菌和腐败假单胞菌可引起新鲜肉变黑。

（2）食品的基质特性:微生物污染食品后,能否导致食品的腐败变质以及变质的程度,受多方面因素的影响,一般来说,食品发生腐败变质,与食品的营养成分、水分、酸碱度、渗透压、食品的组织结构等基质特性及食品所处的环境有着密切的关系。

①食品的营养成分。食品中含有蛋白质、糖类、脂肪、无机盐、维生素和水分等丰富的营养成分,不同食品中上述各种成分的比例差异很大,如蔬菜水果含有较高的糖类,而蛋白质和脂肪含量很少;肉类制品含有较高蛋白质和脂肪,而糖类却很少。另外,不同微生物分解各类营养物质的能力也不同。因此,食品营养成分的组成决定了引起食品腐败变质的微生物种类及繁殖速度,进而决定了食品是否耐贮存及腐败变质的进程和特征。如肉、鱼等富含蛋白质的食品,容易受到对蛋白质分解能力很强的变形杆菌、青霉等微生物的污染而发生以蛋白质腐败为基本特征的腐败。

②食品中的水分。水分是微生物赖以生存的基础,在缺水的环境中,微生物的新陈代谢发生障碍甚至死亡。因此,食品中的水分是影响食品腐败变质的重要因素。食品中的水分有游离水(自由水)和结合水两种。我们将食品中真正能被微生物利用的那部分水称为有效水分,常用水分活度(Aw)来表示。不同的食品其水分活度有所不同,易腐性也不一样,水分活度越低,在食品上易生长的微生物种类也越少,不容易引起食品的腐败变质。新鲜的水果、蔬菜、鱼、肉等食品其水分活度为0.95~1.00,满足大部分细菌生长所需的水分,因此极易被细菌污染而导致腐败变质;而曲奇饼干、脱水蔬菜等含水量低,水分活度低于0.5,任何微生物都不能生长,易保藏。

③食品的酸碱度。食品中的氢离子浓度可影响菌体细胞膜上电荷的性质,当微生物细胞膜上的电荷性质受到食品氢离子浓度的影响而改变后,微生物对某些营养物质的吸收机制会发生改变,从而影响细胞正常的物质代谢活动和酶的作用。因此,食品 pH 高低是制约微生物生长,影响食品腐败变质的重要因素之一。

食品的 pH 几乎都在 7.0 以上,有的在 2.0～3.0,很少有碱性食品。因此,大多数食品如肉、鱼、乳及蔬菜适宜细菌的生长繁殖;当食品的 pH 在 5.5 以下时,除少数细菌如大肠杆菌、乳酸杆菌仍能生长外,大多数腐败细菌的生长基本上被控制。因此,在酸性食品中如各种水果,能够生长的仅是酵母和霉菌。

④食品的渗透压。渗透压与微生物的生命活动有一定关系。对大多数微生物而言,它们的生活环境应具有与其细胞大致相等的渗透压,即处于等渗的环境。超过一定限度或突然改变渗透压,会抑制微生物的生命活动甚至会引起微生物死亡。

⑤食品的组织状态。一些食品表面有天然的外层结构能够保护其不受腐败生物的侵染和破坏,如种子的表皮、水果的果皮、坚果的壳、动物的皮毛、蛋壳等。完整的动植物组织是防御微生物入侵的天然屏障。屏障被破坏就增加了微生物的侵染机会,易促使食品腐败变质。质地疏松、组织破损(细胞壁破溃及细胞膜破坏)的食品,如肉馅、水果泥等易于腐败变质。昆虫的咬伤、切配等烹调前的处理也会造成食品的破坏,食品也易于腐败变质。

(3)食品所处的环境因素:微生物污染食品后,能否导致食品的腐败变质,除受食品本身组成成分及性质的影响外,还会受到食品所处环境条件(温度、湿度及气体)的影响。

①温度环境。温度是影响微生物生长繁殖和生存的重要因素之一。在一定的温度范围内,其代谢活动与生长繁殖会随着温度的上升而增加,当温度上升到一定程度,就会对机体产生不利的影响,甚至会死亡。因此,每一类微生物都有其最适宜生长的温度范围,在这个温度范围内,随着温度的升高,微生物繁殖一代所需要的时间最短,繁殖速度加快,如果食品正好放置于这个温度范围,那就很容易发生腐败变质。食品若处于 5～60 ℃的温度环境范围内,最易发生腐败变质。

②湿度环境。空气湿度会影响食品的水分活度,进而影响微生物的生长繁殖。对于未经包装或包装不严密的低水分活度(Aw 为 0.6)的食品,若贮藏在空气湿度较大的环境中,食品会吸潮导致其表面和次表面的 Aw 增加,当增加到一定值的时候微生物就很容易生长繁殖,从而导致食品的腐败变质。如包装密封性不好的肉类(猪肉、牛肉)放在冰箱中其表面易发生腐败变质,这是因为冰箱中的空气湿度相对较高,导致肉表面的水分含量高,利于霉菌、酵母及某些细菌的生长繁殖。

③气体环境。微生物与氧气有着十分密切的关系。一般来讲,在有氧气的环境中,微生物进行有氧呼吸,生长、代谢速度快,食品变质速度也快;缺氧条件下即使是厌氧性微生物,其引起的食品变质速度也比较慢。由此可知,微生物在有氧环境中更易引起腐败变质。

(三)食品腐败变质的机理与鉴定指标

食品腐败变质的机理实质上是食品在微生物、自身组织酶或其他因素作用下,其化学组成成分(如蛋白质、脂肪、碳水化合物)的分解过程。一般常用感官指标、物理指标、化学指标及微生物指标等四个指标来鉴定食品是否发生了腐败变质。

❶ 蛋白质类食品的腐败变质

(1)腐败变质的化学过程:肉、鱼、禽蛋和豆制品等富含蛋白质的食品,主要是以蛋白质分解为其腐败变质特征。由微生物引起蛋白质食品发生的变质,通常称为腐败。

蛋白质在微生物分泌的蛋白酶及动植物组织蛋白酶的作用下,先水解形成多肽,继续在肽链内切酶的作用下降解为氨基酸,氨基酸通过脱羧、脱氨、脱硫反应进一步分解为如胺类、羧酸类、硫化氢

等小分子物质,食品即表现出腐败特征。蛋白质分解的过程如下所示:

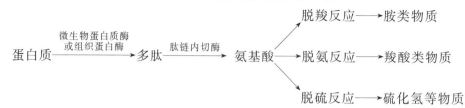

蛋白质分解后产生的胺类物质是碱性含氮化合物(如甲胺、伯胺、仲胺及叔胺),具有挥发性和特异的臭味。不同的氨基酸分解产生的胺类和其他物质各不相同,如甘氨酸产生甲胺、鸟氨酸产生腐胺、精氨酸产生色胺进而又分解成吲哚、含硫氨基酸分解产生硫化氢等,这些物质都是蛋白质腐败产生的主要臭味物质。

(2)蛋白质类食品腐败变质的鉴定:蛋白质类食品是否腐败可通过感官、理化及微生物三个指标进行鉴定。其中感官指标最为敏感可靠,如食品表面发黏、硬度弹性下降、产生刺激性臭味,另外肉及肉制品腐败过程形成的硫化氢会与血红蛋白结合形成硫化氢血红蛋白而出现绿变;根据蛋白质分解时低分子物质增多这一现象,可通过测定食品的浸出物量、浸出液的电导率、折光率、冰点等物理指标进行鉴定;根据蛋白质分解时产生的多种腐败化学物质,可通过测定食品中的挥发性盐基总氮(TVBN)、三甲胺、组胺、K 值及酸碱度等化学指标进行鉴定。

❷ 脂肪类食品的腐败变质

(1)腐败变质的化学过程:花生、核桃、食用油等富含油脂的食品,主要是以脂肪分解为其腐败变质的特征。脂肪发生变质的特征是产生酸和刺激性气味,因此,将脂肪发生的变质称为酸败。

油脂酸败的化学过程复杂,但主要是油脂自身的氧化作用和加水水解作用产生相应的分解产物。其中水解作用主要是在微生物或动物组织上的解脂酶作用下,使食品中的中性脂肪分解成脂肪酸和甘油等。脂肪分解的过程如下所示:

$$食品中的脂肪 \xrightarrow{微生物解脂酶} 脂肪酸 + 甘油 + 其他产物$$

脂肪酸进一步分解生成过氧化物和氧化物,随之产生具有特殊刺激气味的酮类化合物和具有臭味的醛类化合物等酸败产物,即所谓的"哈喇"气味。

(2)脂肪类食品腐败变质的鉴定:富含脂肪的食品是否腐败可通过感官、理化及微生物三个指标进行鉴定。其中感官指标最为敏感可靠,如食品有酸苦味、刺激性气味(哈喇味),鱼类食品脂肪变黄(俗称"油烧"现象);另外可通过测定富含脂肪食品的一些理化指标进行鉴定。脂肪酸败过程中,由于脂肪酸的分解,其固有的碘价、熔点、密度、折射指数、皂化价、酸价、过氧化值等理化指标均会发生变化,例如,酸价、碘价、过氧化值会升高,尤其是过氧化值上升可作为脂肪酸败最早期的鉴定指标。

❸ 碳水化合物类食品的腐败变质

(1)腐败变质的化学过程:水果、蔬菜等富含碳水化合物的食品,主要是以碳水化合物的分解为其腐败变质的特征。由微生物引起糖类物质发生的变质,称为发酵或酵解。在微生物及动植物组织中的各种酶及其他因素作用下,食品中的碳水化合物(纤维素、半纤维素、淀粉及糖)被分解成单糖、羧酸、醇、气体、酮等低级产物。碳水化合物分解的过程如下所示:

$$食品中的碳水化合物 \xrightarrow{分解糖类的微生物} 有机酸 + 酒精 + 气体等$$

(2)碳水化合物类食品腐败变质的鉴定:富含碳水化合物的食品腐败变质,可通过感官指标如产气、醇、酸等气味加以鉴别,另外,可通过理化指标如酸度升高加以鉴别。

(四)食品腐败变质的危害

食品腐败变质将导致食品的感官性状发生变化,营养价值降低,食用价值下降甚至丧失,更严重的是还可能危害消费者的身体健康。食品腐败变质的危害主要表现有以下几点。

❶ **感官性状下降,产生厌恶感** 食品本身具有较好的色泽、味道及组织状态,一旦腐败变质后,其颜色会变暗或产生新的令人不愉快的其他颜色;产生许多令人不愉快的气味,如肉、鱼、蛋、奶腐败后的臭味,花生、油炸食品等富脂食品腐败后产生刺激性较强的"哈喇味";食品的味道也会发生变化,如一些富含碳水化合物的食品发生腐败变质后,食品会变酸;固体食品发生腐败变质时,会因微生物的分解作用,造成动植物组织细胞的破坏、细胞内容物外溢,使食品出现变形、软化、发黏、结块等现象。液态食品变质后会出现浑浊、沉淀、凝块,表面出现浮膜。

❷ **食品的营养价值降低** 食品中的蛋白质、脂肪、碳水化合物在微生物的分解作用下,其原有的结构发生了变化,产生许多不利于人体健康的小分子物质,大大降低了食品本身的营养价值。如蛋白质腐败分解后产生硫醇、吲哚、粪臭素、胺、硫化氢等低分子有毒物质,丧失了蛋白质原有的营养价值;脂肪腐败、水解、氧化产生过氧化物,进一步分解为低分子脂肪酸与醛、酮等,丧失了脂肪对人体的生理功能作用和营养价值;碳水化合物腐败变质,分解为醛、酮、醇和二氧化碳,也失去了碳水化合物的生理功能。

❸ **引起食物中毒或潜在危害** 腐败变质的食品含有大量微生物及其可能产生有毒有害物质,其中可能含有致病菌,因此,不小心食用了腐败变质的食品,极易导致食物中毒。食品腐败变质引起的食物中毒,多数是轻度变质食品,而严重腐败变质的食品,其感官性状会发生明显异常(如前所述的感官变化)容易识别,一般不会继续销售食用。轻度变质食品外观变化不明显,检查时不易发现或虽被发现,但难以判定是否变质,往往认为问题不大或不会引起中毒,因此容易疏忽大意,食用后引起中毒。有些变质食品中的有毒物质含量较少,或者由于本身毒性作用的特点,并不引起急性中毒,但长期食用往往会造成慢性中毒,甚至可以表现为致癌、致畸、致突变的作用。

(五)食品腐败变质的预防措施

食品腐败变质主要是由微生物和食品中酶作用引起的,因此,通过改变食品的温度、水分、pH、渗透压、食品所处的环境条件及采取其他抑菌措施来阻止或消除微生物的污染、抑制微生物的生长和代谢、杀死微生物及钝化食品中的酶等,即可达到防止食品腐败变质、延长食品可供食用期限的目的。

❶ **加热杀菌处理**

(1)原理:微生物对热敏感,杀灭微生物的同时可破坏食品中的酶活性,有效防止食品腐败,延长保质期。

(2)加热杀菌的方法:食品加热杀菌的方法很多,目前用于食品的有常压杀菌(巴氏消毒法)、加压杀菌、超高温瞬时杀菌、微波杀菌、远红外线加热杀菌和欧姆杀菌技术等。

❷ **非加热杀菌处理**

(1)概述:非加热杀菌(冷杀菌)是相对于加热杀菌而言,无须对物料进行加热,利用其他灭菌机理杀灭微生物,避免了食品成分因加热而被破坏。不同的冷杀菌技术,其灭菌原理也不同,如辐照杀菌技术,主要是利用γ射线具有波长短、穿透力强的特点,具有对微生物的DNA、RNA、蛋白质、脂类等大分子物质的破坏作用。

(2)非加热杀菌的方法:食品非加热杀菌的方法有多种,如辐照杀菌、超声波杀菌、高压杀菌、放电杀菌、紫外线杀菌、磁场杀菌和臭氧杀菌技术等。

❸ **干燥脱水处理**

(1)原理:利用各种食品的加工方法将食品中水分降至微生物生长繁殖所必需含量以下。

(2)干燥脱水的方法:食品干燥脱水的方法主要有日晒、阴干、喷雾干燥、真空冷冻干燥技术等。

❹ 低温保藏

（1）原理：大多数酶的活力较高时，最适宜的温度范围为 30～40 ℃，在 10 ℃以下时酶活力将大大减弱，食品放置于低温下，食品中酶活性降低，减弱了一切化学反应；病原菌和腐败菌大多为嗜温微生物，其最适生长温度范围为 20～40 ℃，在 10 ℃以下大多数微生物难于生长繁殖，甚至完全被抑制。因此，低温可有效抑制微生物的生长繁殖，减缓或防止食品腐败变质。

（2）低温保藏的方法：目前在食品制造、贮藏、运输和消费系统中，都普遍采用低温保藏技术。低温保藏技术主要有冷藏和冷冻两种方式。新鲜果蔬类和短期贮藏的食品常采用冷藏方式以防止食品腐败变质；动物性食品常采用冷冻方式以防止食品腐败变质。

❺ 食品腌渍和糖渍

（1）原理：食盐或食糖渗入食品组织内，提高其渗透压，使微生物细胞原生质浓缩发生质壁分离而死亡；另外可降低食品的水分活度，不利于微生物的生长繁殖，从而达到防止食品腐败变质的目的。

（2）方法：当盐渍食品中食盐含量占食品的 15%～20% 时，能抑制大部分微生物的生长。一般微生物在糖浓度超过 50% 时生长便受到抑制，因此，糖渍食品时，加糖量要占食品总重量 50% 以上，以 70%～75% 最为适宜，才可有效地抑制大部分微生物的生长。

❻ 化学保藏

（1）原理：化学防腐剂可通过抑制微生物酶系的活性及破坏微生物细胞的膜结构而抑制微生物的生长，从而防止食品腐败变质，达到延长食品保质期的目的。

（2）常用的防腐剂：用于食品的防腐剂主要有两类，第一类是有机防腐剂如苯甲酸及其盐类、山梨酸及其盐类、丙酸盐类等人工合成的防腐剂，还有乳酸链球菌素、溶菌酶、壳聚糖、辛辣成分等天然防腐剂；第二类是无机防腐剂如过氧化氢、硝酸盐和亚硝酸盐、二氧化硫、亚硫酸盐等。

❼ 气调保藏

气调保藏指用阻气性材料将食品密封于一个改变了气体成分的环境中，从而抑制腐败微生物的生长繁殖及生化活性，达到延长食品货架期的目的。

（1）原理：通过改变食品贮藏环境中的气体组成成分，例如，增加环境气体中 CO_2、N_2 比例，降低 O_2 比例，一方面抑制微生物的生长繁殖，另一方面可以减少食品营养成分的氧化损失，从而达到防止食品腐败变质及延长食品保质期的目的。

（2）方法：气调保藏特别适合于鲜肉、果蔬的保鲜，另外还可用于谷物类产品、鸡蛋、鱼产品等的保鲜或保藏。气调的方法较多，主要有自然气调法、置换气调法（即 CO_2、N_2 置换包装）、O_2 吸收剂封入包装、真空保藏和充气包装等。

子任务二　霉菌及其毒素的危害与预防

任务目标

1. 了解霉菌产毒的特点与常见的产毒霉菌及其霉菌毒素。

2. 掌握霉菌产毒的条件。

3. 掌握霉菌及其毒素的危害与预防措施。

4. 理解黄曲霉毒素的性质及危害。

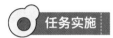

2004 年省粮油检验机构对某县 45 家粮谷加工企业的水稻进行抽样检验,结果显示:有 3 家企业的 3 批次水稻为陈化粮。据介绍,这 3 批次陈化粮的库存量为 94.44 吨。"陈化粮"事件曝光后,发现全国 10 多个省市粮油批发市场有国家粮库淘汰的发霉米。陈化粮黄曲霉菌超标,而黄曲霉菌产生的黄曲霉素,是目前发现的最强化学致癌物,可导致肝癌。

霉菌在自然界分布很广,具有极强的繁殖能力,在适宜的条件下可形成许多微小的孢子,孢子可在自然界中随处散播和繁殖,因而很容易污染食品。在粮食及其加工制成品、肉制品、乳制品、发酵食品中均发现过霉菌毒素,其中玉米、大米、花生、小麦被霉菌污染得最多。据联合国粮食及农业组织(FAO)调查,全世界每年被霉菌污染的各类谷物、油料种子和饲料超过其总量的 10%。

任务实施

一、霉菌及其毒素的概述

(一)霉菌毒素的概念及危害

霉菌毒素主要是指霉菌在其所污染的食品中产生的有毒代谢产物。通常具有耐高温、无抗原性的特点,它们可通过食品进入人和动物体内,引起人的急性或慢性中毒,损害机体的肝、肾、神经组织、造血组织及皮肤组织等,且多数霉菌毒素还具有致癌作用。自从 20 世纪 60 年代发现强致癌的黄曲霉毒素以来,霉菌与霉菌毒素对食品的污染日益引起重视。

(二)霉菌产毒的特点

(1)霉菌产毒仅限于少数的产毒霉菌,产毒菌种仅限于部分产毒菌株。

(2)霉菌产毒具有可变性和易变性。产毒菌株经过传代培养会失去产毒能力,而非产毒菌株在一定条件下也可出现产毒能力。

(3)产毒的菌种所产生的霉菌毒素无严格专一性。一种菌种或菌株可以产生几种不同的毒素,而同一毒素也可由几种霉菌产生,如黄曲霉素可由两种霉菌产生。

(4)产毒霉菌产生毒素需一定条件,如基质种类、水分、温度、湿度等。

(三)霉菌产毒的条件

❶ **食品基质** 与其他微生物生长繁殖的条件一样,不同食品基质的霉菌生长情况是不同的。一般而言,营养丰富的食品其霉菌生长的可能性就大,天然基质比人工培养基产毒多。实验证实,同一霉菌菌株在同样培养条件下,以富含糖类的小麦、米为基质比以油料为基质的黄曲霉素产毒量高。

不同的基质对霉菌的生长和产毒会产生一定影响,即不同的霉菌菌种易在不同的食品中繁殖,不同的食品中出现的霉菌以一定的菌种为主。如玉米与花生上适宜黄曲霉的生长与产毒(黄曲霉毒素)、小麦上适宜镰刀菌的生长及产生毒素、大米上适宜青霉菌的生长及产生毒素。

❷ **水分和相对湿度** 天然基质中的水分和环境湿度是影响霉菌繁殖和产毒的重要因素。水分对营养物质的吸收是必需的,霉菌生长只限于潮湿的环境中。许多霉菌在相对湿度 85%～100% 的条件下生长良好,当相对湿度降为 80%～85%,霉菌生长缓慢甚至停止。在相对湿度为 70% 时粮食达到平衡水分的条件,霉菌即不能产毒。霉菌所需的水分活度比细菌和酵母菌略低,但 Aw 降至 0.7 以下,一般霉菌也不能生长。粮食水分为 17%～18% 是霉菌繁殖产毒的最佳条件。

❸ **温度** 外界温度对霉菌的繁殖与产毒也有重要影响。但个别菌种能耐低温,可在冰冻条件

下生长而引起冷藏肉类的腐败。大多数霉菌生长最适宜的温度为 25～30 ℃,在 0 ℃以下或 30 ℃以上时不能产毒或产毒能力减弱。

❹ **通风情况** 大部分霉菌繁殖和产毒需要有氧条件,但毛霉是厌氧菌并可耐受高浓度的 CO_2。

二、主要产毒的霉菌及霉菌毒素

(一)主要产毒的霉菌菌属

❶ **曲霉属** 曲霉在自然界分布极为广泛,对有机物的分解能力很强。曲霉属中有些菌种如黑曲霉等被广泛用于食品工业。同时,曲霉也是重要的食品污染霉菌,可导致食品发生腐败变质,有些种还产生毒素。曲霉属中可产生毒素的菌种有黄曲霉、赭曲霉、杂色曲霉、烟曲霉、构巢曲霉和寄生曲霉等。

❷ **青霉属** 青霉分布广泛,种类很多,经常存在于土壤和粮食及果蔬上。有些菌种具有很高的经济价值,能产生多种酶及有机酸。另一方面,青霉可引起水果、蔬菜、谷物及食品的腐败变质,有些菌种及菌株同时还可产生毒素。包括岛青霉、桔青霉、黄绿青霉、红色青霉、扩展青霉、圆弧青霉、纯绿青霉、展开青霉、斜卧青霉等。

❸ **镰刀菌属** 镰刀菌属包括的菌种很多,其中大部分是植物的病原菌,并能产生毒素。包括禾谷镰刀菌、三线镰刀菌、玉米赤霉、梨孢镰刀菌、无孢镰刀菌、雪腐镰刀菌、串珠镰刀菌、拟枝孢镰刀菌、木贼镰刀菌、茄病镰刀菌、粉红镰刀菌等。

❹ **交链孢霉属** 交链孢霉广泛分布于土壤和空气中,有些是植物病原菌,可引起果蔬的腐败变质,产生毒素。

(二)主要的霉菌毒素

❶ **黄曲霉毒素** 黄曲霉毒素(简称 AF)是在 1960 年英国发生的"火鸡 X 病"事件中发现。当时英国一些养鸡场因喂食巴西进口的霉变花生仁粉,致使 10 万多只火鸡死亡。事发后一时弄不清楚真实的病因,故而取名 X 病。直到 1962 年才证实是由黄曲霉毒素引起的。黄曲霉毒素是黄曲霉和寄生曲霉的代谢产物。寄生曲霉的所有菌株都能产生黄曲霉毒素,但我国寄生曲霉罕见。黄曲霉是我国粮食和饲料中常见的真菌,由于黄曲霉毒素的致癌力强,因而受到重视,但并非所有的黄曲霉都是产毒菌株,即使是产毒菌株也必须在适合产毒的环境条件下才能产毒。

(1)AF 的化学结构:黄曲霉毒素是一类结构相似的化合物,有十多种变构体(B1、B2、G1、G2、M1、M2 等),其基本结构都含有二呋喃环和香豆素(氧杂萘邻酮)。

黄曲霉主要产生 B1、B2 两种毒素,其中以 B1 的毒性和致癌性最强,它的毒性比氰化钾大 100 倍,仅次于肉毒毒素,是真菌毒素中最强的;致癌作用比已知的化学致癌物都强,比二甲基亚硝胺强 75 倍。因此,测定食品中黄曲霉毒素的含量多以 B1 为测定指标。

(2)AF 的理化性质:黄曲霉毒素为黄色结晶,难溶于水、正己烷、石油醚、乙醚,易溶于氯仿、甲醇;在紫外光照射下产生强荧光,低浓度纯毒素可被紫外线破坏;耐热,280 ℃时裂解,一般的烹调加工方法不易破坏;中性或酸性溶液稳定,在强碱溶液中则可迅速分解破坏。

(3)产毒条件和对食品的污染:黄曲霉生长产毒的温度范围是 12～42 ℃,最适产毒温度为 25～33 ℃,最适 Aw 为 0.93～0.98,黄曲霉在水分为 18.5% 的玉米、稻谷、小麦上生长时,第 3 天开始产生 AF,第 10 天产毒量达到最高峰,以后便逐渐减少。黄曲霉产毒的这种迟滞现象,意味着高水分粮食如在两天内进行干燥处理,粮食水分降至 13% 以下,即使污染黄曲霉也不会产生毒素。

黄曲霉毒素污染可发生在多种食品上,如粮食、油料、水果、干果、调味品、乳及乳制品、蔬菜、肉类。其中 AF 主要污染粮油及其制品,以花生和玉米及其制品的污染最为严重,其次是小麦、大麦等麦类植物和干薯也易遭受污染,大米、豆类作物受污染较轻。最适宜生长并产生毒素的基质是花生、玉米。

我国大规模食品普查发现,长江沿岸以及长江以南地区黄曲霉毒素污染严重。这些地区地处亚热带,雨量充沛,湿度大,气温高,在玉米和花生的收获季节,往往遇上阴雨连绵的天气,农作物没能及时被晒干。而华北、东北地区及西北地区食品受黄曲霉毒素污染则很少。近几年国内外也报道在一些干果类如核桃、杏仁、榛子、无花果以及动物性食品如干制鱼、干虾、火腿、香肠等食品中,均检出了黄曲霉毒素。某些发酵类食品也发现了 AF 污染。

(4)AF 的毒性:黄曲霉毒素是一种强烈的肝毒,对肝有特殊亲和性并有致癌作用。同时,饲料中的毒素可以蓄积在动物的肝、肾和肌肉组织中,人食入后可引起慢性中毒。中毒症状分为如下三种类型。

①急性和亚急性中毒:造成肝细胞变性、坏死、出血以及胆管增生,在几天或几十天后死亡。

②慢性中毒:肝出现慢性损伤、生长缓慢,人体重减轻、肝功能降低,出现肝硬化。在几周或几十周后死亡。

③致癌:属最强的化学致癌剂,其致肝癌强度比二甲基亚硝胺诱发肝癌的能力大 75 倍。从肝癌的流行病调查中发现,凡食品中黄曲霉毒素污染严重和人体实际摄入量较高的地区,肝癌的发病率也高。

❷ **黄变米毒素**　黄变米是 20 世纪 40 年代在日本大米中发现的。这种米由于被真菌污染而呈黄色,故称黄变米。导致大米黄变的真菌主要是青霉属中的一些菌种。黄变米毒素可分为如下三大类。

(1)黄绿青霉毒素:大米水分为 14.6% 时易感染黄绿青霉,在 12～13 ℃便可形成黄变米,米粒上有淡黄色病斑,同时产生黄绿青霉毒素。该毒素不溶于水,加热至 270 ℃失去毒性;为神经毒,毒性强,中毒特征为中枢神经麻痹,进而心脏及全身麻痹,最后呼吸停止而死亡。

(2)桔青霉毒素:桔青霉污染大米后形成桔青霉黄变米,米粒呈黄绿色。精白米易被桔青霉污染形成该菌种黄变米。桔青霉及其他青霉菌(如黄绿青霉、扩展青霉、变灰青霉)均能产生这种毒素。该毒素难溶于水,为一种肾毒,可导致实验动物肾肿大,肾小管扩张和上皮细胞变性坏死。

(3)岛青霉毒素:岛青霉污染大米后形成岛青霉黄变米,米粒呈黄褐色溃疡性病斑,同时含有岛青霉产生的毒素,包括黄天精、环氯素、岛青霉素、红天精。前两种毒素都是肝脏毒,急性中毒可造成动物发生肝衰竭现象;慢性中毒发生肝纤维化、肝硬化或肝肿瘤,可导致实验大白鼠肝癌。

❸ **镰刀菌毒素**　根据联合国粮食及农业组织(FAO)和世界卫生组织(WHO)联合召开的第三次食品添加剂和污染物会议资料,镰刀菌毒素同黄曲霉毒素一样被看作是自然发生的最危险的食品污染物。镰刀菌毒素是由镰刀菌产生的。镰刀菌在自然界广泛分布,侵染多种作物。有多种镰刀菌可产生对人畜健康威胁极大的镰刀菌毒素。镰刀菌毒素已发现的有十几种,按其化学结构可分为以下三大类,即单端孢霉烯族化合物、玉米赤霉烯酮和丁烯酸内酯。

(1)单端孢霉烯族化合物:该化合物是由雪腐镰刀菌、禾谷镰刀菌、梨孢镰刀菌、拟枝孢镰刀菌等多种镰刀菌产生的一类毒素。它是引起人畜中毒最常见的一类镰刀菌毒素。

在单端孢霉烯族化合物中,我国粮食和饲料中常见的是脱氧雪腐镰刀菌烯醇(DON)。DON 主要存在于赤霉病的麦粒中,在玉米、稻谷、蚕豆等作物也能感染赤霉病而含有 DON。赤霉病的病原菌是赤霉菌。这种病原菌适合在阴雨连绵、湿度高、气温低的气候条件下生长繁殖。若在麦粒形成乳熟期感染,则随后成熟的麦粒皱缩、干瘪、有灰白色和粉红色霉状物;若在后期感染,麦粒尚且饱满,但胚部呈粉红色。DON 又称致吐毒素,易溶于水、热稳定性高。烘焙温度 210 ℃、油煎温度 140 ℃或煮沸只能破坏 50%。

人误食含 DON 的赤霉病麦(含 10% 病麦的面粉 250 g)后,多在 1 h 内出现恶心、眩晕、腹痛、呕吐、全身乏力等症状。少数伴有腹泻、颜面潮红、头痛等症状。以病麦喂猪,猪的体重增重缓慢,宰后脂肪呈土黄色、肝发黄、胆囊出血。DON 对犬经口的致吐剂量为 0.1 mg/kg。

(2)玉米赤霉烯酮:玉米赤霉烯酮是一种雌性发情毒素。动物吃了含有这种毒素的饲料,就会出现雌性发情综合症状。禾谷镰刀菌、黄色镰刀菌、粉红镰刀菌、三线镰刀菌、木贼镰刀菌等多种镰刀菌均能产生玉米赤霉烯酮。

玉米赤霉烯酮不溶于水,溶于碱性水溶液。发生赤霉病的小麦中有时可能同时含有 DON 和玉米赤霉烯酮。饲料中含有的玉米赤霉烯酮在 1～5 mg/kg 时才出现症状,在 500 mg/kg 含量时出现明显症状。玉米中也可检测出玉米赤霉烯酮。

(3)丁烯酸内酯:丁烯酸内酯在自然界发现于牧草中,牛饲喂带毒牧草易导致烂蹄病。

❹ **展青霉毒素** 展青霉毒素主要是由扩展青霉产生的,可溶于水、乙醇,在碱性溶液中不稳定,易被破坏。污染展青霉的饲料可造成牛中毒,展青霉毒素对小白鼠的毒性表现为小白鼠严重水肿。展青霉是苹果贮藏期的重要霉腐菌,它可使苹果腐烂。以这种腐烂苹果为原料生产出的苹果汁会含有展青霉毒素。如用腐烂达 50% 的烂苹果制成的苹果汁,展青霉毒素可达 20～40 μg/L。

三、霉菌及其毒素污染食品的危害

❶ **霉菌污染引起食品腐败变质** 霉菌最初污染食品后,在基质及环境条件适应时,可引起食品的腐败变质,不仅可使食品出现异样颜色,产生霉味等异味,食用价值降低,甚至完全不能食用,而且还可使食品原料的加工工艺品质下降,如出粉率、出米率、黏度等降低。粮食类及其制品被霉菌污染造成的损失最为严重,据估算每年全世界平均至少有 2% 的粮食因污染霉菌发生霉变而不能食用。

❷ **霉菌毒素引起人类中毒** 大多数霉菌本身无毒,只有在适宜的条件下,有的菌株可产毒,人食用了被产毒霉菌污染的食品可产生急性中毒、慢性中毒及致癌、致畸等危害。

霉菌毒素中毒与人的饮食习惯、食品种类和生活环境条件有关,所以霉菌毒素中毒常表现出明显的地方性和季节性,甚至有些还具有地方疾病的特征。例如,我国乌苏里江地区的农民很早就发现赤霉病小麦,进食后会引起昏迷而称其为"迷神麦"。1882 年苏联远东地区有"醉谷病"的记载,就是由于食用霉变的谷物而引起的一种霉菌中毒症。第二次世界大战后期,苏联发生因食用越冬小麦引起食物中毒性白细胞缺乏症。

四、霉菌及其毒素污染食品的预防措施

防霉、去毒是预防霉菌及其毒素对食品及健康造成危害的两大主要措施。

❶ **防霉** 防止食品霉变是避免毒素污染食品的最根本措施。通过控制霉菌生长繁殖及产毒的条件,可达到防霉目的。具体措施有以下几点。

(1)控制水分。粮谷收获后,应及时采用在阳光下晾晒、风干、烤干或密封加吸湿剂的办法,将其水分迅速降至安全水分的 13% 以下(大豆 11%,玉米 12.5%,花生 8%)。

(2)控制贮藏温湿度。粮库必须设有良好的通风设备,贮粮前,做好库房降温、降湿措施,将粮库的温度降至 10 ℃以下 ,湿度控制在 70% 以下,即可有效地防止粮食霉变。

(3)气调防霉。除氧或增加粮库中氮气、二氧化碳。

(4)化学防霉及辐照防霉。目前许多国家利用环氧乙烷进行粮食防霉,环氧丙烷用于调味料、淀粉等的保藏。

(5)保持粮谷组织结构的完整性。作物在收获贮运过程,保持谷粒、花生、豆类等外壳完整无破损,可有效防止霉菌的侵染。

❷ **去毒** 包括除去法和灭活法两种措施。除去法就是用物理、化学及生物方法去除毒素的方法,如物理筛选法、化学溶剂提取法、吸附法和生物法去除毒素;灭活法就是利用物理或化学药物的方法使毒素的活性破坏的方法。

(1)除去法:

①剔除霉粒、碾磨、搓洗。花生、玉米及豆类中的毒素主要集中在霉烂、破损、皱皮或变色的仁粒

中。因此,剔除花生、玉米、豆类的霉粒是去毒的最好办法,采用剔除法,往往可使黄曲霉毒素含量显著下降。碾磨加工可将大部分集中于米糠层和谷皮胚层的黄曲霉毒素去除一部分,清水搓洗 4 次可去毒 30%。

②吸附去毒:应用活性炭、酸性白陶土等吸附剂处理含有黄曲霉毒素的油品效果很好。如果加入 1% 的酸性白陶土搅拌 30 min 澄清分离,去毒效果可达 96%～98%。

③溶剂提取:黄曲霉毒素不溶于水、己烷、乙醚及石油醚中,但溶于甲醇、乙醇和三氯甲烷等有机溶剂。有研究表明,80% 的异丙醇和 90% 的丙酮可将花生中的黄曲霉素全部提出来。按玉米量的 4 倍加入甲醇去除黄曲霉毒素可达满意的效果。用 10% 氯化钠溶液提取有毒花生油中的毒素,可除去 90% 的毒素,出油率在 90% 之上。

④微生物去毒:应用微生物发酵去毒,有研究表明,对污染黄曲霉毒素的高水分玉米进行乳酸发酵,在酸催化下高毒性的黄曲霉毒素 B1 可转变为黄曲霉毒素 B2,此法适用于饲料的处理;其他微生物去毒如假丝酵母可在 20 天内降解 80% 的黄曲霉毒素 B,根霉也能降解黄曲霉毒素,橙色黄杆菌、米根菌、无根根霉等可使牛奶、花生油、玉米等食品中的黄曲霉毒素全部破坏。

(2)灭活法:

①加热处理。干热或湿热都可以除去部分毒素,在 150 ℃ 以下炒花生约 0.5 h 可去除黄曲霉毒素,0.1 MPa 高压蒸煮 2 h 可以去除大部分黄曲霉毒素。

②射线处理。用紫外线照射含毒花生油可使其含毒量降低 95% 或更多,此法操作简便、成本低廉。日光曝晒也可降低粮食中的黄曲霉毒素含量。

③植物油加碱去毒法。因碱可水解黄曲霉毒素的内酯环,形成邻位香豆素钠,香豆素可溶于水。因此,对含有黄曲霉毒素的油品可用氢氧化钠水洗,也可用碱炼法,它是油脂精加工方法之一,同时也可去毒。具体做法是毛油经过 20～65 ℃ 预热,然后加入 1% 的氢氧化钠搅拌 30 min,保温静置沉淀 8～10 h 分离出毛脚,水洗过滤、吹风除水即得净油。

此外,使用 3% 的石灰乳或 10% 的稀盐酸处理黄曲霉毒素污染的粮食也可以去除毒素。

④氧化剂处理。5% 的次氯酸钠在几秒钟内可破坏黄曲霉毒素。

⑤醛类处理。使用 2% 甲醛处理含水量为 30% 的带毒粮食和食品,可破坏黄曲霉毒素。

❸ **严格执行食品中真菌毒素限量标准,加强市场监督检查**　为保证市场上食品的安全性,我国制订了食品中真菌毒素的限量标准(GB 2761—2017),依据食品安全国家标准,加强市场监督力度,以提高投入市场的食品安全性,保护消费者的生命安全。

子任务三　食源性病毒的危害及预防

任务目标

1.了解食源性病毒的分类及特点。
2.掌握食源性病毒的来源和传播途径。
3.掌握重要的食源性病毒的危害及其预防措施。

任务导入

在食源性微生物危害因子中,除了细菌、真菌及其产生的毒素外,还包括那些具有很大危害性,能以食品为传播载体和经粪-口途径传播的致病性病毒。

近年来发现人畜共患的很多传染病(如疯牛病、禽流感、口蹄疫等)及人类的一些肠道食源性疾病(如甲型肝炎)都与病毒有关。资料统计,美国每年约发生 7600 万起食源性疾病,超过半数是由病毒感染的。绝大多数病毒引起的食源性疾病是由于消费者食用了含有病毒的水、土壤污染的食品,或者食用了经病毒携带者手工加工的食品,这些食品多数属于生鲜食品和甲壳动物等即食产品。

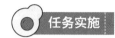 **任务实施**

一、食源性病毒的概述

(一)概念及分类

食源性病毒是指以食品为载体,导致人类患病的病毒,包括以粪-口途径传播的病毒,如脊髓灰质炎病毒、轮状病毒、冠状病毒、环状病毒和戊型肝炎病毒,以及以畜产品为载体传播的病毒,如禽流感病毒、朊病毒和口蹄疫病毒等。

常见的食源性病毒主要分为两类。一类是肠道食源性病毒,如肝炎病毒、诺沃克病毒。肝炎病毒主要是指甲肝病毒和乙肝病毒。甲肝病毒来源于生长在污染水域中的贝类。因为乙肝病毒传染性很强,所以凡是乙肝病毒携带者(通常说的乙肝表面抗原携带者)都不能从事食品行业的工作。另一类是人畜共患的食源性病毒,此类病毒引起人畜共患疾病,主要以畜禽产品为载体再次传播而使人类感染,如疯牛病病毒、禽流感病毒、口蹄疫病毒等。

(二)食源性病毒的特点

(1)少量的食源性病毒即可导致机体发病。

(2)主要通过粪便排出体外(如致人恶心呕吐的诺瓦克病毒在患者粪便中的含量能达到每克 10^{11} 个)。

(3)食源性病毒只能寄生在人或者动物细胞内,无法在食品本身或者水里繁殖。

(4)在所寄生细胞之外的环境里,食源性病毒的结构也相当稳定,耐酸性强于细菌。

(三)食源性病毒的来源和传播途径

❶ **来源** 联合国粮食及农业组织和世界卫生组织食品中病毒问题专家会议确认了食品病毒污染的三大来源。

第一,人类及动物粪便。由于食源性病毒的宿主主要是通过粪便排出的,因此,粪便是食品中病毒的主要来源。

第二,感染病毒的食品处理人员。感染病毒的食品处理人员是重要的传播源,尤其在其临床症状明显时期,病毒的传播能力最强。此外有些病毒携带者,表面健康,但处于传染病的潜伏期,在一定条件下可向外排毒。由于没有明显的临床症状,具有更大的病毒传播隐蔽性。若从事食品加工相关的工作就会污染到食品。

第三,携带人畜共患病毒的动物。从事畜牧养殖业、畜产品加工、捕食野生动物的人,很容易感染动物的病毒,通过多种渠道进而污染到食品,或者感染病毒的动物粪便污染到水源和食品,人摄入受感染的食品而患病,成为新的污染源,如口蹄疫、禽流感、疯牛病、非典型性肺炎(SARS)等。

❷ **传播途径**

(1)携带病毒的人和动物通过粪便、排泄物、尸体直接污染食品原料和水源。有相关研究表明,生鲜农产品中食源性病毒可能通过植物的根茎吸收,随后通过维管束传输病毒到可食用部分。如田间灌溉的草莓用被诺瓦克病毒污染的水灌溉 1 h 后即检测出。水培生菜在用诺瓦克病毒污染的培养液培养 1 天后,在根和叶中可检测出诺瓦克病毒并在随后的 14 天内保持稳定。

(2)携带病毒的食品从业人员通过手、生产工具、生活用品等,在食品加工、运输、销售等过程中对食品造成污染。有研究表明,即使在无生命力的物体表面,如塑料饮水杯、不锈钢砧板、玻璃罐子等,肠道病毒仍然能够生存并仍具致病作用。有学者研究发现轮状病毒、甲型肝炎病毒等肠道病毒可以在无孔(如玻璃窗)和多孔(如布料服饰)表面生存时间大于 30 天,且 4 ℃时的存活率甚至还大于 20 ℃时的存活率。

(3)感染或携带病毒的动物,可能导致动物源性食品的病毒污染,如牛、羊、猪肉中的口蹄病毒,禽和禽蛋中的禽流感病毒等。

(4)蚊、蝇、鼠、跳蚤等病媒生物可作为某些病毒的传播媒介,造成食品污染,如流行性出血热病毒等。

(5)污染食品的病毒被人和动物摄食,并在体内繁殖后,又可通过生活用品、粪便、唾液、动物尸体等对食品造成再污染。

二、重要的食源性病毒及其预防

(一)甲型肝炎病毒

案例导入

　　1988 年 1 月至 3 月,上海市发生了一次世界历史上罕见的甲型肝炎暴发流行事件。面对严重的疫情,当时上海市政府及卫生防疫系统迅速展开了调查,调查中发现 85% 以上的甲肝患者有食用某地区运输来的毛蚶史,后对某地区毛蚶进行检验,从毛蚶体内检测到了甲肝病毒,正式确定了这是由食用带病毒的毛蚶而引发的食源性传染病。后分析此事件发生的主要原因是市民食用了来自某地区被污染的带有甲肝病毒的不洁毛蚶和某些市民生食毛蚶的不良饮食卫生习惯。据统计此事件中共有约 31 万人发病。

❶ **病原体特点**　甲型肝炎病毒(简称 HAV)是一种能引起人类肠道感染的病毒。HAV 对低温加热(如 60 ℃加热 1 h)或低酸环境(pH 3)都有很强的抵抗力,对乙醚也有相当强的抵抗力。在低温下较稳定(如将其置于 4~20 ℃或−70 ℃的条件下均不能改变其形态或破坏其传染性,在−20 ℃条件下保存数年,其传染性不变),但在 100 ℃加热 5 min 或用甲醛、氯处理或紫外线处理均可使其灭活。能在海水中长期生存,且能在海洋沉积物中存活 1 年以上。可在牡蛎等贝类体内存活 2 个月以上。

❷ **病毒主要的载体食品种类**　来源于污染水域,生的或未煮透的水生贝类食品如牡蛎、贻贝、蛤贝、毛蚶等是最常见的载毒食品。随着交叉感染的进行,甲型肝炎涉及的食品包括凉拌菜(如色拉)、水果及水果汁(如草莓、树莓、蓝莓等小浆果)、乳及乳制品、冰淇淋、三明治、糖衣面包圈等。

❸ **传染途径**　甲肝病毒主要通过粪便排出体外,经粪-口途径传播,其途径有以下几种。

(1)水源传播:水源传播是引起甲型肝炎暴发流行的主要传播方式,多发生于暴雨和雨季之后。患者的粪便、唾液、呕吐物等排泄物因雨水的冲刷可污染周围环境,尤其是水源。在卫生条件比较差的农村,由于无自来水设施,人们多饮用井水、河水或池塘水,当身体抵抗力减弱又饮用被污染的水后,极易引起感染,并出现暴发流行。

(2)食品传播:食品传播主要是食用了被甲肝病毒污染的食品(特别是生吃的瓜果、蔬菜,或未煮熟的贝壳类海产品如牡蛎、蚬子、蛤蜊和毛蚶等)引起。此外,患甲肝的饮食从业人员污染食品引起暴发流行也屡有报道。此种传播方式引起的流行潜伏期多比较短暂,且患者病情较重。

(3)接触传播:日常生活接触传播是甲型肝炎最主要的传播方式,也叫间接传播。主要通过被甲

25

肝病毒污染了的手、食具、用具和玩具等再污染食品后经口传入而感染。这种方式多发生于学校、幼儿园、部队、工厂等集体单位和家庭,故可引起流行,也可出现散发病例。

❹ **病毒污染食品的危害**　人体通过食用被甲肝病毒污染的食品、水等而感染甲肝病毒后,会引起一种急性传染性疾病(甲肝)。临床主要以青少年以及中年以下的人群,为高发人群。甲肝主要以急性病毒性肝炎为主要临床表现,感染病毒以后可以出现急性肝损伤的症状和体征,如食欲不振、恶心、呕吐、腹胀、厌油腻、肝区不适、乏力等。

❺ **预防措施**

(1)加强水源保护,严防饮用水被粪便污染。加强对产地水域的卫生防护,做好环境卫生及粪便无害化处理,防止粪便和生活污水污染水源。

(2)加强生食水产品的卫生监督,养成良好的饮食习惯。不喝生水,少吃或者不吃生冷水产贝类食品;蔬菜瓜果要彻底洗干净再吃;剩余的食品再食用或者吃加工食品要充分加热,一般 100 ℃加热 5 min 可杀灭甲肝病毒。

(3)提高个人卫生水平,广泛开展病从口入的卫生宣教。用流动水洗手及洗餐具,养成饭前便后洗手的良好习惯。

(4)隔离甲型肝炎患者,保护易感人群。

(二)疯牛病病毒

案例导入

2003 年 12 月,美国华盛顿州发现首例疯牛病例。疯牛病的出现,导致美国的主要贸易伙伴纷纷对美国牛肉实施进口禁令,众多国家和地区宣布禁止进口美国牛肉及其相关产品,这些国家和地区的进口额占到了美国牛肉出口的 90% 以上,疯牛病重挫了美国经济。

❶ **病原体特点**　疯牛病医学上称为牛海绵状脑病(简称 BSE),是一种危害牛中枢神经系统的传染性疾病。牛感染病毒后,中枢神经系统受到破坏,从而导致病牛的大脑功能退化、精神错乱、死亡。疯牛病不但在牛、羊等偶蹄和反刍动物之间传播,而且也会传染给人,是常见的人畜共患传染病的一种。

疯牛病的病原体是一种具有传染性的蛋白质颗粒,称为朊病毒。该病毒是一种不含有核酸的蛋白质分子,其主要成分是一种对蛋白酶有抵抗力的蛋白质。该病毒对多种因素的抵抗力大大高于已知的多种微生物和寄生虫。如:对紫外线、电离辐照、超声波及 80~100 ℃的高温,均有一定的耐受力;研究表明,该病毒加热到 360 ℃仍有感染力,疯牛病的脑组织匀浆经 134~138 ℃加热 1 h 仍具有感染性。

❷ **病毒的传染源**　世界卫生组织综合有关研究结果认为,该病毒目前只在病牛脑部、颈部脊髓、脊髓末端、角膜、淋巴及组织器官检出了较强的传染性,感染性最强的部位就是大脑和脊髓及其周围的肌肉。

❸ **传染途径**　主要是食品传播和接触传播两种方式。

(1)食品传播:人主要是通过摄入患病的牛肉及其制品而感染。如在英国,原来都是将牛脊髓周围的肌肉用作制作香肠、肉末和肉饼的主要原料。若该牛肉带有病毒,就易感染到人。另外,年轻人吃快餐食品、加工食品还有便宜的肉食等饮食习惯决定了他们是疯牛病的易感人群,这使他们有更多的机会接触到致病因子。

(2)接触传播:某些化妆品使用动物原料的成分(如胎盘素、羊水、胶原蛋白等),可能含有病毒。

通过化妆品的使用,易感染病毒。

❹ 病毒污染食品的危害　食用被污染了的牛肉、牛脑髓的人,有可能感染上此病,发病后表现为精神状态的改变如恐惧、暴怒、神经质、睡眠紊乱、个性改变、失语症、肌肉萎缩及进行性痴呆等,且会在发病的 1 年内死亡。

❺ 预防措施

(1)禁止从疫区进口牛羊及其相关的加工制品,包括牛血清、血清蛋白、动物饲料、内脏、脂肪、骨及激素类等。

(2)规范动物饲料加工厂的建立和运行。严格禁止使用有可疑病的动物作为原料,使用严格的加工处理方法,如使用蒸汽高温、高压消毒等。

(3)建立全国性的监测系统。与世界卫生组织和有关国家建立情报交换网,防止疯牛病在中国的出现。

(4)从业人员注意防护。在从事研究和诊断工作时,要注意安全防护。只要有关部门坚持原则,疯牛病是可以预防的。

(三)禽流感病毒

案例导入

　　1997 年 3 月至 5 月,我国香港新界 3 个鸡场出现由 H5N1 亚型毒株引起的流感暴发,此次流感暴发造成 3 个鸡场倒闭,7000 只鸡死亡,并出现 18 例禽流感患者,其中 6 例死亡,此事件造成香港特区损失上亿元港币。2003 年 2 月,H7N7 亚型毒株在荷兰鸡群引起流感暴发,至 3 月底有 128 个鸡场直接受到威胁,并造成 500 余个鸡场饲养的 600 余万只鸡全部被杀光。与病鸡接触者中 83 人感染了 H7N7 流感病毒,其中一名兽医死亡。

❶ 病原体特点　禽流感是禽流行性感冒的简称,它是一种由甲型流感病毒的一种亚型(也称禽流感病毒)引起的传染性疾病,被国际兽疫局定为甲类传染病,又称真性鸡瘟或欧洲鸡瘟。高致病性禽流感病毒可导致人、禽(家禽和野禽)共患高度接触性的传染病。

禽流感病毒对乙醚、氯仿、丙酮等有机溶剂敏感,采用消毒剂(漂白剂和碘剂等)易将其灭活。对热敏感(65 ℃加热 30 min 或煮沸 2 min 以上即可灭活),在阳光下直射 40～48 h 可灭活,对低温抵抗力强。在外界生存能力强,如在粪便中可存活 1 周,在水中可存活 1 个月。

❷ 病毒的传染源　家禽及其尸体是主要的传染源。病毒存在于病禽的所有组织、体液、分泌物和排泄物。

❸ 传染途径

(1)经呼吸道飞沫与空气传播。病禽咳嗽和鸣叫时喷射出带有病毒的飞沫在空气中飘浮,人吸入呼吸道被感染发生禽流感。

(2)经消化道感染。进食病禽的肉及其制品、禽蛋及病禽污染的水、食品;使用病禽污染的食具、饮具,或用被污染的手拿东西吃,受到传染而发病。

(3)经损伤的皮肤和眼结膜容易感染病毒而发病。

❹ 病毒污染食品的危害　人类被禽流感病毒感染后,潜伏期为 3～5 天,早期症状与其他流感非常相似,主要表现为高热(大多持续在 39 ℃以上)、咳嗽、咽痛、头痛、全身不适,部分患者可有消化道症状,一些患者严重时可出现多种器官衰竭,以致死亡。

⑤ 预防措施

（1）管理传染源：

①加强禽类疫情监测；②对受感染的动物应立即进行销毁，对疫源地进行封锁，彻底消毒；③患者应隔离治疗，转运时应戴口罩。

（2）切断传播途径：

①接触患者或患者分泌物后应洗手；②处理患者血液或分泌物时应戴手套；③被患者血液或分泌物污染的医疗器械应消毒；④发生疫情时，应尽量减少与禽类接触，接触禽类时应戴上手套和口罩，穿上防护衣。

子任务四 食源性寄生虫的危害及预防

任务目标

1. 了解食源性寄生虫的危害及食源性寄生虫病的分类。
2. 掌握食源性寄生虫病的传播途径及预防措施。
3. 掌握重要的食源性寄生虫病的预防措施。

任务导入

近年来，随着生活水平的不断提高，人们饮食方式和习惯发生了很大的变化。例如，目前人们热衷的烧烤涮、生猛海鲜、特色牛排、麻辣小龙虾等越来越丰富多样化的饮食，导致了近几年食源性人体寄生虫病的感染有升高的趋势，给人们的健康造成了新的威胁，也给寄生虫病的防控带来了新的挑战。因此，防止和控制食源性寄生虫在保证食品安全方面具有重要的意义。

任务实施

一、食源性寄生虫病的概述

❶ 相关概念 寄生关系，是一种生物生活在另一生物的体表或体内，使后者受到危害，受到危害的生物称为宿主或寄主，寄生的生物称为寄生物或寄生体。寄生物从宿主中获得营养、生长繁殖并使宿主受到损害，甚至死亡。动物性寄生物称为寄生虫。以人和动物为宿主的寄生虫可诱发人畜共患病。食源性寄生虫病是指所有能够经口随食品（水源）感染的寄生虫病的总称。

❷ 分类 根据食品种类，食源性寄生虫病可分为六大类，包括肉源性寄生虫病（如带绦虫、旋毛虫）、植物源性寄生虫病（如布氏姜片吸虫、片形吸虫）、淡水甲壳动物源性寄生虫病（卫氏并殖吸虫、斯氏并殖吸虫）、鱼源性寄生虫病（如肝吸虫、阔节裂头绦虫）、螺源性寄生虫病（如广州管圆线虫）、水源性寄生虫病（如阿米巴原虫、贾第虫）。

在我国流行和危害严重的食源性寄生虫病有包虫病、肉孢子虫病、带绦虫/囊尾蚴病、弓形虫病、旋毛虫病、华支睾吸虫病、广州管圆线虫病、异尖线虫病、姜片吸虫病、隐孢子虫病、贾第虫病。

❸ 传染源 食源性寄生虫病的传染源是感染了寄生虫的人和动物，包括患者、病畜、带虫者。寄生虫从传染源通过粪便排出，污染环境，进而污染食品。

❹ 传播途径 消化道是寄生虫病的传播途径。如：人体常因生食含有感染性虫卵且未洗净的蔬菜和水果导致蛔虫病；生食或半生食含感染期幼虫的畜肉和鱼虾而患相应的寄生虫病。

⑤ 寄生虫的危害　人类离不开动物性食品,但很多肉类、水产品等食品携带有寄生虫病原体,由于不良饮食习惯,造成病原体进入人体,引起食源性寄生虫病。食源性寄生虫病已成为新的"富贵病",我国城镇居民特别是沿海经济发达地区的感染人数呈上升趋势。寄生虫对宿主的危害一般多形成慢性病,也有较少的急性病,同时大多数被寄生虫感染的患者不能产生免疫。

⑥ 食源性寄生虫病的预防措施　对抗所有寄生虫的基本策略是卫生条件的改善和适当的食品加工方式。

(1)改善环境卫生条件:改善公共卫生的原则包括牛要有栏、猪要有圈、人要有厕所。为防止人畜粪便污染环境、饲料、水源和食品,应利用堆肥、发酵或沼气等多种方法处理粪便,以杀灭其中的寄生虫虫卵,使其达到无害后方可使用。消灭生产环境中的苍蝇、蟑螂和其他昆虫等传播媒介,可有效地控制处于感染性阶段的寄生虫散播到食品上。

(2)加强食品的卫生检验与检疫:食品检验检疫部门要加强食品安全风险管理,从保证食品安全的源头抓起,加强肉食品、水产品市场的卫生检疫。如在动物屠宰过程中,必须进行肉品中囊尾蚴、旋毛虫和肉孢子虫的检验,合理处理病畜肉,防止带虫的肉品、水产品和其他食品上市出售。在食品加工过程中,严禁用含有寄生虫的肉、鱼或其他被污染的原料加工食品。保持饮用水和食品加工用水卫生,来自湖泊、池塘、溪流或其他未经处理的水在洗涤食品或饮用之前,必须经净化消毒或加热煮沸。

(3)培养科学合理饮食习惯:改变不良的饮食习惯和生活方式,严把"入口关"。坚决不吃生的或未经彻底加热的肉类、鱼、蟹等动物性食品或荸荠、茭白、红菱等水生植物;不喝生水;不生吃蔬菜和不洁瓜果;生熟器皿、刀具、砧板分开等。在食品加工过程中,经常洗手,使用干净的器皿等来防止交叉感染。

(4)做好宣传、教育和培训,多层次提高人们对食源性寄生虫病的认识。

二、重要的食源性寄生虫病及其预防

(一)蛔虫病

食用被蛔虫虫卵污染的食品后会引起蛔虫病,蛔虫病是一种最常见的肠道寄生虫病。

❶ 病原体特点　似蚓蛔线虫,简称蛔虫,虫卵在 5～10 ℃能生存 2 年,缺氧条件下能存活 3 个月,阳光直射或加热 40 ℃ 即死亡。

❷ 传染源及传播途径　患者和带虫者及患蛔虫病的猪、狗、猫等是主要的传染源。成人主要是通过生食受虫卵感染的生蔬菜、水果、生水等而患蛔虫病;儿童主要是通过地上游戏和爬行后吸吮手指而感染虫卵患病。

❸ 临床症状　蛔虫在幼虫阶段会导致肺炎,主要临床表现为咳嗽、哮喘、呼吸困难、有黏液痰或血痰、发热;或出现荨麻疹症状及血管神经性水肿。当幼虫发育成成虫后,主要临床表现为间歇性脐周腹痛、消化不良、腹泻、便秘,有时出现失眠、磨牙、惊厥等症状。

❹ 预防措施

(1)控制传染源:驱除人体肠道内的蛔虫;对易感者定期进行检查;驱出的虫和粪便应及时处理,以免污染环境。

(2)注意个人卫生:防止蛔虫卵从口入,坚持饭前便后洗手;不饮生水,不食不清洁的瓜果,勤剪指甲,不随地大便等。

(3)制止儿童做容易污染手的地上游戏。

(4)消灭苍蝇、蟑螂,不吃被它们爬过的食品。这些昆虫常把蛔虫卵、病毒和细菌带到食品上去,引起感染。

(5)加强粪便管理。搞好环境卫生,对粪便进行无害化处理,不用生粪便施肥。

(二)华支睾吸虫病

案例导入

2014年12月央视新闻报道,广西的零先生由于生吃20多年"鱼生"而得了肝癌。在零先生手术切除的肝上,肉眼就可看到上百条如同瓜子仁状的虫子,此种寄生虫叫作肝吸虫,俗称"鱼生虫",它通过人生吃淡水鱼进入到人体肝。

专家介绍,目前我国超过1200万人感染肝吸虫,其中大多数分布在东南、东北地区,这些地区群众喜欢吃生鱼片,淡水鱼很容易感染肝吸虫的幼虫,称为囊蚴。当人吃进含有囊蚴的"鱼生",囊蚴便进入人体,并在肝胆管内发育为瓜子仁状成虫。

❶ **病原体特点** 华支睾吸虫又称为肝吸虫,是一种寄生于人、猪、狗、猫等的肝胆管和胆囊中而引起人畜共患寄生虫病的寄生虫。华支睾吸虫在发育过程中需要两个中间宿主,第一个中间宿主为淡水螺(尾蚴),第二个中间宿主为淡水鱼和虾(囊蚴)。囊蚴对调味品的抵抗力较强,在15%的食盐水中可存活5 h,在食盐浓度12.5%的酱油中可存活4 h,但对热的抵抗力弱,在1 mm的鱼片中,98℃热水1 s即死亡,在2~3 mm的鱼片中,70 ℃热水8 s即死亡。

❷ **传染源及传播途径** 感染了华支睾吸虫的患者和动物(猫、狗)是主要的传染源。人可通过进食未经充分加热的含有华支睾吸虫囊蚴的淡水鱼或虾而患华支睾吸虫病。

❸ **临床症状** 患有华支睾吸虫病的患者,其临床症状主要表现为慢性消化机能紊乱、肝大、上腹隐痛、疲乏及精神不振等;严重时出现肝萎缩、肝硬化、胆囊炎、胆结石等并发症。

❹ **预防措施**

(1)改变不合理的饮食习惯,不吃生鱼、生虾及一切未充分加热的鱼类、虾类,避免用未充分加热的鱼虾喂养猫狗;注意分开使用切生熟食品的菜刀、砧板及器皿。

(2)加强粪便管理,防止粪便污染水源及鱼塘。

(3)对患者和病畜积极治疗,消除传染源。

(4)结合生产的需要清理塘泥、消毒鱼塘,对杀灭螺类有一定效果。

(三)绦虫和囊虫对食品的污染及危害

案例导入

2009年有报道称一女子爱吃肉串,从其体内取出1.5米长的猪肉绦虫,医生猜测她体内会寄生这样大的寄生虫,可能是误食了没有熟透的含有虫卵的"痘猪肉"肉串。2014年江苏扬子晚报报道称从一名20岁女子的脑中取出活体猪肉绦虫。

❶ **病原体特点** 绦虫又称带虫,绦虫有两种:有钩绦虫,见于猪;无钩绦虫,见于牛。绦虫是成虫,其幼虫叫作囊虫,成虫寄生于人体小肠内,引起绦虫病;幼虫寄生于人和猪体内,引起囊虫病。

囊虫病即是由牛、羊、猪绦虫的幼虫寄生于肌肉及其组织器官引起的一种严重的人畜共患寄生虫病。有大量囊虫寄生的猪肉,乍一看像是米粒,故称为"米猪肉"或"痘猪肉"。

❷ **感染途径** 人食用了未经煮熟的患有囊虫病的猪肉,囊虫可在人体肠壁发育为成虫(绦虫),使人患绦虫病。人患绦虫病后可长期排出孕卵节片,猪食后又可得囊虫病,造成人畜间相互感染。

❸ **临床表现** 人得绦虫病后会出现贫血、消瘦、腹痛、消化不良、腹泻等症状。人得囊虫病后,

囊虫寄生在人体肌肉中可出现酸痛、僵硬;囊虫寄生于脑内可出现神经症状,抽搐、瘫痪甚至死亡;囊虫寄生于眼中会压迫眼球,出现视力下降,甚至失明。

❹ 预防措施

(1)加强卫生宣传及家畜、粪便管理,改善不合理的饲养方法,防止饲料被污染。

(2)肉类必须充分加热,坚持不吃生的或半生不熟的猪肉和牛肉。

(3)加工生熟食品的刀具、砧板应严格分开使用,防止污染。

(4)认真做好上市肉品的检疫工作,禁止出售含囊尾蚴的肉类。

(5)对患者进行驱虫治疗,以控制和消除传染源。

任务检验

扫码看答案

❶ 名词解释

(1)食品腐败变质

(2)食源性病毒

(3)霉菌毒素

❷ 填空题

(1)大肠菌群直接或间接来自＿＿＿＿＿＿肠道,常作为粪便肠道致病菌污染食品的指标。

(2)食品腐败变质的鉴定一般是从＿＿＿＿、＿＿＿＿、＿＿＿＿、＿＿＿＿四个方面进行。

(3)食品中的多数霉菌毒素对机体有"三致"远期效应,是指＿＿＿＿、＿＿＿＿、＿＿＿＿作用。

❸ 选择题

(1)"米猪肉"是由于猪感染下列哪种寄生虫后出现的?(　　)

A.蛔虫　　　　　　B.绦虫　　　　　　C.旋毛虫　　　　　　D.肠吸虫

(2)下列哪个指标与蛋白质类食品腐败变质程度之间有明确的对应关系?(　　)

A.细菌脱羧酶　　　B.羧基化合物　　　C.过氧化值　　　　　D.挥发性碱基总氮

(3)黄曲霉毒素主要污染粮油及其制品,其中最严重的是(　　)。

A.小麦　　　　　　B.大米　　　　　　C.花生和玉米　　　　D.大豆

(4)囊尾蚴是(　　)的幼虫。

A.牛肉绦虫　　　　B.猪肉绦虫　　　　C.旋毛虫　　　　　　D.蛔虫

(5)微生物污染食品的途径主要有(　　)。

A.内源性污染　　　B.外源性污染　　　C.化学性污染　　　　D.物理性污染

(6)当食品的水分活度 Aw 降至(　　)以下时,一般霉菌均不能生长。

A.0.6　　　　　　B.0.7　　　　　　C.0.8　　　　　　　D.0.9

(7)肉、蛋等食品腐败变质后有恶臭味,是食品中哪种化学组成成分分解而致?(　　)

A.脂肪　　　　　　B.碳水化合物　　　C.蛋白质　　　　　　D.矿物质

(8)下列有关预防疯牛病的措施描述错误的是(　　)。

A.禁止从疫区进口牛羊及其加工制品

B.从业人员无须做特别的防护

C.规范动物饲料加工厂,严格禁止使用有可疑病的动物作为原料

D.使用严格的加工处理方法

(9)(多选)人类可通过下列哪些途径而患上肝吸虫病?(　　)

A.接触患病的猪　　　　　　　　　　B.生食含有虫卵的鱼片

C.食用未煮熟的淡水鱼   D.食用未煮熟的虾

(10)(多选)有关禽流感病毒的叙述不正确的是(　　　)。

A.消毒剂(漂白剂和碘剂等)容易将其灭活   B.对热敏感

C.对热不敏感   D.对低温抵抗力强

④ 简答题

(1)简述引起食品腐败变质的因素。

(2)简述霉菌产毒的条件。

(3)简述预防食品腐败变质的措施。

(4)简述食源性寄生虫病的预防措施。

(5)简述食品的大肠菌群及其食品卫生学意义。

任务二　食品的化学性危害及预防

子任务一　有毒金属的危害及预防

任务目标

1.了解食品中有毒金属毒作用的特点及危害。

2.理解有毒金属毒作用强度的影响因素。

3.掌握食品中有毒金属的来源及其预防措施。

4.掌握常见食品中有毒金属的危害及其预防措施。

任务导入

　　存在于食品中的各种金属元素,其理化性质及生物活性有很大的差别。有的对人体具有一定的生理功能,如钾、钙、钠、镁、铁、锌等元素,我们称为有益元素,人体无法自己合成,若摄入不足或过量均会对人体有害。而有的是对人体有毒害作用的元素,这些元素在较低摄入量的情况下,对人体可产生明显的毒害作用,如汞、镉、铅、砷等元素,我们把对凡是未发现对人体生理功能有益的,又对人体正常代谢功能有害的,而且微量即能引起危害的元素称为有毒金属。

任务实施

一、食品中有毒金属的来源及毒作用特点

(一)有毒金属的来源

　　❶ 自然环境中的高本底含量　　自然环境中通常含有各种金属,岩石或土壤中的可溶性有毒金属盐类广泛游离于天然水中。某些地区因其所处的地质地理条件特殊,如矿区,在其土壤、空气及水中某些金属元素的含量较高,我们称为"高本底含量",因此,该地区活动或生长的动植物体内某金属元素含量显著地比一般的地区高。例如,湖北恩施的土壤中富含硒元素,因此,在此片土壤中种植的水稻中硒含量比一般地区高,也就是"富硒大米"。再如,新疆奎屯垦区是我国大陆上首次发现的地方性砷中毒病区,该地区为新疆地势最低洼地,天山山脉富有含氟砷矿,因此,该地区氟和砷的含量

较高。

❷ **人为的环境污染** 未经处理的工业废水、废气、废渣的排放，是汞、镉、铅、砷等重金属元素及其化合物对食品造成污染的主要渠道。农业上使用的含汞或含砷的农药和化肥是造成有毒金属污染环境，进而污染食品的另一条渠道。近年来随着我国沿海经济的发展和人类活动的增加，大量的工业废水、废渣以及生活污水等排入海中，导致海洋水体环境和沉积物中重金属污染严重，由于重金属元素蓄积强的特点，海产品成为了比较常见且污染严重的一类污染物。如有人分析了2013—2015年舟山市市售1134份海产品样品中的铅、镉、甲基汞污染情况，结果发现检出铅含量超标率为0.44％，镉含量超标率为0.26％，甲基汞含量未检出超标。

❸ **过程中的接触污染** 食品生产、贮藏、运输及销售过程中使用或接触的机械、管道、容器及添加剂中含有的有毒金属元素均可造成对食品的污染。

(二)有毒金属的毒作用特点

摄入被有毒金属污染的食品对人体可产生多方面的危害，其危害通常有以下共同特点。

❶ **强蓄积性** 有毒重金属元素进入人体后排出缓慢，生物半减期(由于生物的代谢作用，环境污染物在机体或器官内的量减少到原有量的一半所需要的时间，又称代谢半减期或生物半衰期)较长，如镉的生物半减期长达13年。

❷ **通过食物链的生物富集及生物放大作用在生物体及人体中达到很高的浓度** 生物富集作用又叫生物浓缩，是指生物体通过对环境中某些元素或难以分解的化合物的积累，使这些物质在生物体内的浓度超过环境中浓度的现象。生物放大作用是指在同一个食物链上，高位营养级生物体内来自环境的某些元素或难以分解的化合物的浓度，高于低位营养级生物的现象。例如，鱼虾等水产品中汞和镉等金属毒物的含量，可能高于其生存环境浓度的数百倍甚至数千倍。

由于生物放大作用，使得处于食物链高端的生物，其体内的有毒金属含量要高于处于低一级食物链上的生物，如处于海洋生物链最高层的鲨鱼、金枪鱼、带鱼等大型鱼类的有毒金属含量最高。而人作为最高位营养级生物，当长期摄入重金属超标的鱼虾等，就会产生慢性中毒。

❸ **对人体造成的危害常以慢性中毒和远期效应为主** 远期效应以致癌、致畸、致突变作用为主。由于食品中有毒金属的污染量通常较微少，且由于食品食用的经常性和食用人群的广泛性，常导致不易及时发现的大范围人群慢性中毒和对健康的远期或潜在危害，但亦可由于意外事故污染或故意投毒等引起急性中毒。

❹ **抑制体内酶的活动** 作用于细胞，引起细胞膜通透性改变。

二、影响有毒金属毒作用强度的因素

有毒金属在体内毒作用强度的大小主要与以下几个因素有关。

❶ **金属元素的化学形态** 化学形态是指元素的化学价态、元素的结合状态、元素所在化合物或化合物与基质的结合状态。金属元素的化学形态不同，其溶解性和吸收率不同，因此，在人体中表现出的毒性大小也有所不同。如果有毒金属元素形成的化合物的溶解性强，那么吸收就比较快，毒性就大，反之，溶解性小，吸收较慢，故毒性也比较小。

通常情况，以有机形式存在的金属及水溶性较大的金属盐类，溶解性大，吸收快，毒性较大，如有机汞的毒性大于无机汞、甲基汞其毒性最强。但也有例外，如有机砷的毒性低于无机砷。易溶于水的硝酸镉、氯化镉较难溶于水的氢氧化镉、硫化镉的毒性强。同一元素不同的化学价态其毒性也有很大差异，例如三价砷的毒性大于五价砷；三价铬对维持血糖浓度的正常有一定作用，被称作糖耐量因子，而六价铬对人体健康是有害的很容易通过消化道、呼吸道黏膜及皮肤侵入人体而具有致癌性。

❷ **机体中肠道微生物的状况** 肠道内微生物可以分泌特殊的螯合剂，与有害元素结合而形成可被微生物利用的物质，从而使得胃肠道的黏膜细胞难吸收这些有害元素。因此，体内微生物在一

定程度上发挥了解毒作用。近年来许多学者发现,乳酸菌具有与重金属结合的能力,能有效地清除残留于液体中的重金属,并且在胃肠道及重金属溶液中有很强的生存能力。

❸ **机体的年龄** 婴幼儿由于胃肠黏膜未发育成熟,胞饮作用大于成人,对铅、镉等有害元素的吸收率较高。因此,对有害元素的毒性表现较敏感。

❹ **食品中的营养成分** 食品中的一些营养成分可以影响有害元素毒性的大小,例如,维生素 C 可将六价铬还原成三价铬,降低其毒性。食品中植酸、蛋白质、维生素 C 等均能影响镉、锌等的毒性,食品中的蛋白质可与有害元素螯合,延缓其在消化系统的吸收。

❺ **元素间的相互作用** 当体内摄入两种以上的元素时,它们有时表现出明显的相互作用。研究发现,铁元素可拮抗铅的毒作用,主要是由于铁与铅竞争肠黏膜载体蛋白和其他相关的吸收及转运载体,从而减少铅的吸收;锌可拮抗镉的毒作用,主要是由于锌可诱导肝中金属硫蛋白的产生,而肝中高浓度的金属硫蛋白可对镉金属产生一定的解毒作用;硒可拮抗汞、铅、镉,主要是由于硒能与这些金属形成硒蛋白络合物,使其毒性降低,并易于排除。另一方面,有些有毒金属元素之间也可产生协同作用,例如,砷和镉的协同作用可造成巯基酶的严重抑制而增加其毒性,贡和铅可共同作用于神经系统,从而加重其毒性作用。

三、预防有毒金属污染食品的措施

❶ **消除污染源** 消除污染源是降低有毒金属元素对食品污染的主要措施,如控制工业"三废"的排放,加强污水处理和水质检验;禁用含汞、砷、铅等农药和劣质食品添加剂;金属和陶瓷管道、容器表面应做必要的处理;发展并推广无毒和低毒食品包装材料等。

❷ **制定各类食品中有毒金属的最高允许限量标准,加强市场监督力度** 我国制定了各类食品中污染物的限量标准,如《食品安全国家标准 食品中污染物限量》(GB 2762—2017),该标准中详细对食品原料和(或)食品成品可食用部分中有毒金属(铅、镉、汞、砷、锡、镍、铬)允许的最大含量水平作出了规定。为有效防止有毒重金属超标的食品原料及其成品进入消费者体内,市场监督执法部门应加强对市场上食品的监督检测工作。

❸ **妥善保管有毒金属及其化合物** 防止误食误用因意外或人为污染的食品。

❹ **对已污染食品的处理** 应根据污染物种类、来源、毒性大小、污染方式、程度和范围、受污染食品的种类和数量等不同情况做不同的处理。处理原则是在确保食用人群安全性的基础上尽可能减少损失,如剔除污染部分,使用特殊化处理或食品加工方法破坏、去除污染物,限制性食用、稀释、改作他用、销毁。

四、食品中常见有毒金属的污染及其预防

(一)汞对食品的污染及其预防

❶ **概述** 汞是一种环境中天然存在的重金属元素,分布于空气、水、土壤之中,是一种有毒的环境污染物,会对人体造成严重危害。汞在环境中的存在形式有三种,分别是金属单质汞(水银)、无机汞和有机汞。无机汞在一定介质条件下可通过纯化学反应和微生物作用转化为甲基汞,这一过程称为汞的甲基化,甲基化汞的毒性最强。汞是一种蓄积性很强的毒物,在人体内的生物半衰期平均为70 天,主要在动物体内蓄积。湖泊、沼泽中的水生植物、水产品也易蓄积大量的汞。

❷ **食品中汞的来源** 主要来源于工业生产未经处理而排放的"三废"及农业生产中所用的含汞农药。

案例导入

　　1953—1956 年,日本某地因合成醋酸厂排放含汞废水,人们食用被汞污染和富集了甲基汞的鱼、虾、贝类等水生生物,造成大量居民脑中枢神经和末梢神经被侵害,轻者眼神呆滞、手脚颤抖,甚至变形;重者精神失常,或酣睡或兴奋,发作起来就狂蹦乱跳、大叫直至死亡,死亡率达 38%。

　　(1)由于汞及其化合物广泛应用于电气仪表、化工、造纸、油漆颜料等工业的生产以及医药卫生行业,含汞的工业废水未经净化处理排放入河川海域等水体环境,就成为较大的汞污染源。

　　进入水体的汞多吸附在悬浮的固体微粒上而沉降于水底的污泥中,污泥中的微生物可将无机汞转化为甲基汞,渗透到水中的浮游生物体内,鱼虾类通过摄食浮游生物而摄入汞,并通过食物链的生物富集作用及生物放大作用使鱼体内汞的含量升高。例如,上述日本水俣病事件中的鱼、虾、贝类等食品即是通过这个途径被汞污染,后经调查发现,水俣湾的贝类含汞浓度可达 20～40 mg/kg,是其生活水域汞浓度的数万倍。

　　(2)采矿、金属冶炼、化石燃料燃烧(主要是燃煤电厂)及垃圾焚烧等所产生的废气中含有大量的汞,如未经净化处理直接排放入空气,会随着大气进行长距离迁移或通过干湿沉降的方式沉降到工厂附近的陆地生态系统中,从而对周围的水环境、土壤环境及农作物生长等造成严重影响。尤其是农田土壤的污染较为严重。有研究发现,目前我国农田土壤中汞的平均含量为 0.129 mg/kg,而我国土壤中汞的背景值为 0.065 mg/kg,且在耕层土壤(0～20 cm)中含量明显较高,为 0.29 mg/kg,耕层土壤中的汞易被农作物吸收并富集在农作物体内,造成农作物中汞的污染。

　　(3)汞亦可通过含汞农药的使用污染农作物和饲料,造成谷类、蔬菜、水果和动物性食品的汞污染。含汞农药曾经作为种子消毒剂或生长期杀菌剂在农作物中使用,因而会直接污染到农作物。

　　❸ 食品中汞对人体的危害　　由于微量汞在体内的摄入量与排泄量基本保持平衡,一般不引起对健康的危害。但若是长期少量摄入被汞污染的食品,将会对人产生一定的危害。汞主要会产生三种危害。

　　(1)引起急性毒性。无机汞引起的急性毒性主要可导致肾组织坏死,发生尿毒症,严重时可引起死亡。有机汞引起的急性中毒早期主要造成胃肠系统的损害,严重者可导致虚脱而死亡。

　　(2)引起慢性毒性。甲基汞主要是神经毒性,可通过血脑屏障在脑组织中产生蓄积,导致脑和神经系统损伤。胎儿对甲基汞比成人更敏感,其典型症状为反应迟钝、不爱笑,继而出现愚笨、痴呆。

　　(3)致畸性和致突变性。甲基汞可以通过胎盘屏障而对生物体产生致畸作用。

　　❹ 食品中汞的卫生标准及预防措施

　　(1)卫生标准:我国《食品安全国家标准 食品中污染物限量》(GB 2762—2017)中规定食品中汞的限量标准为:水产动物及其制品中甲基汞限量为 0.5 mg/kg,肉食性鱼类及其制品中甲基汞限量为 1.0 mg/kg,谷物及其制品中总汞限量为 0.02 mg/kg,蔬菜及其制品中总汞限量为 0.01 mg/kg,肉及肉制品中总汞限量为 0.05 mg/kg,乳及乳制品中总汞限量为 0.01 mg/kg,鲜蛋中总汞限量为 0.05 mg/kg,矿泉水总汞限量为 0.001 mg/L。

　　(2)预防措施:汞进入环境,依靠自净作用很难消除,应以预防为主,工业生产中产生的"三废"应进行净化后再向环境中排放;禁止在污染水域捕捞及食用鱼、贝等水产品(特别是孕产妇及婴幼儿);在农业生产中尽量少用含汞的农药。

（二）镉对食品的污染及其预防

案例导入

　　日本富山县有条神通川河，从 1955 年起，处于河下游的一些妇女们患了一种全身各部位都觉得疼痛的病，腰痛，背痛，关节也痛，痛似针扎，走路时弯腰拱背，严重时只能在地上爬。活动时常有细微的骨折，刺痛着神经，令人终日喊痛不止，所以俗称"痛痛病"。后分析原因，发现主要是当地居民长期食用被镉污染的河水和被镉污染的稻米而引起的慢性镉中毒。

　　❶ **概述**　镉是环境中普遍存在的金属元素，一般广泛分布在岩石、沉积物和土壤之中。镉主要通过有色金属生产、化石燃料燃烧和废物焚烧处理等途径排放到环境中而污染环境。在自然环境中无法被生物降解，并伴随食物链进入植物、动物体内，是已知的最易在体内蓄积的有毒金属元素，其在生物体内半衰期长达 20～40 年。镉作为环境污染物，已被国际癌症研究机构纳入为人类致癌物。

　　❷ **食品中镉的来源**　镉几乎存在于所有食品中，食品中的镉主要来源于工业生产未经处理排放的"三废"、农业生产中所用的含镉量较高的化肥及食品容器包装材料。

　　（1）工业生产未经处理排放的"三废"：有色金属的开采和冶炼、钢铁生产、化石燃料燃烧、垃圾焚烧等产生的废水、废气中含有高浓度的镉，若未经净化处理就直接排放，就会污染到水源及土壤。工业废气中的镉随大气中的微小颗粒扩散迁移到地面，沉积于土壤中，通过植物根部吸收作用进入到植物性食品原料中，并通过饮水、饲料迁移到动物性食品中。例如，日本"痛痛病"事件发生后，经调查发现，被污染的土壤中平均镉含量达 2.27 mg/kg，大米中镉含量达 1.41 mg/kg（非污染区在 0.1 mg/kg 以下）。工业废水中的镉被排放至河川、湖泊或大海等水域中，通过食物链的生物富集作用而进入水产食品中。

　　不同食品被镉污染程度差异较大，一般动物性食品、水产品中的含镉量比植物性食品略高，动物性食品中镉污染最高的是动物内脏，特别是肝、肾，含镉量明显比肌肉高；其次是海产品如软体贝类、甲壳类，海产品中以贝类中含量最高；植物性食品的镉含量相对较低，其中稻米、小麦和豆类等粮食类、绿叶蔬菜（甜菜）、根生蔬菜（萝卜）中镉含量较其他植物源食品更高；除此之外，食盐、烟中也含有镉，且含量高于蔬菜和水果。

　　（2）含镉量较高的化肥：有些化肥如磷肥等含镉量较高，在施用过程中可造成农作物的镉污染。

　　（3）食品容器及包装材料中的镉污染：镉是合金、釉彩、颜料和电镀层的组成成分之一，当使用含镉容器盛放和包装食品，特别是酸性食品时，镉可从容器或包装材料中迁移到食品中，造成食品的污染。

　　❸ **食品中镉对人体的危害**　若是长期少量摄入被镉污染的食品或因意外事故摄入镉，将会对人体产生一定的危害。主要会产生三种危害。

　　（1）引起急性中毒。职业接触高浓度镉尘或误食镉化物可以引起急性镉中毒。人体大量吸入镉蒸汽后，在 10 天内会出现呼吸道刺激症状，主要表现为咽喉干痛、流涕、干咳、胸闷、呼吸困难等。严重者会出现支气管肺炎和肺水肿。若是误食会出现急剧的胃肠症状，如恶心、呕吐、腹泻等，全身乏力。

　　（2）引起慢性毒性。镉可以引起肾损害，出现多尿、蛋白尿、氨基酸尿等症状；可引起骨骼损伤，可使人体内的钙析出，从尿中排出体外，补钙不及时，引起骨质疏松、关节疼痛；可引起神经系统功能，导致记忆力下降；还可引起贫血。

　　（3）引起致畸性、致突变性和致癌性。

　　❹ **食品中镉的卫生标准及预防措施**

　　（1）卫生标准：我国《食品安全国家标准 食品中污染物限量》（GB 2762—2017）中规定食品中镉

的限量标准为甲壳类中镉限量为 0.5 mg/kg,鱼类中镉限量为 0.1 mg/kg,谷物中镉限量为 0.1 mg/kg,糙米、大米中镉限量为 0.2 mg/kg,叶类蔬菜中镉限量为 0.02 mg/kg,畜禽肝中镉限量为 0.5 mg/kg,新鲜水果中镉限量为 0.05 mg/kg,新鲜食用菌中镉限量为 0.2 mg/kg。

(2)预防措施:镉进入环境,依靠自净作用很难消除,应以预防为主,严格控制"三废"排放;动物在饲喂含镉量较高的饲料时,可添加与镉有拮抗作用的元素如锌、铁等,降低镉对动物的毒性;尽量减少食用含镉量较高的贝类、海鲜,不吸烟或少吸烟。

(三)铅对食品的污染及其预防

案例导入

2009 年 8 月,陕西凤翔县长青镇发生 615 名儿童血铅超标事件,其主要原因是铅锌冶炼厂造成环境污染,进而引起附近居民血铅超标,此事件引起社会各界广泛关注。2009 年,中国新闻网报道湖南武冈一铅冶炼厂污染环境,造成附近 1354 名儿童血铅超标事件。

❶ 概述　铅是环境中重要的有毒污染物,对人体健康的危害尤其是对儿童健康的危害已引起世界各国学者的广泛关注。铅在生物体内的半衰期比较长,约为 4 年,如果以进入骨骼计算约为 10 年,因此铅进入人体后较难排出,可对许多器官系统和生理功能产生危害。

❷ 食品中铅的来源

(1)环境污染:生产和使用铅及含铅化合物时产生的废气、废水、废渣可造成环境铅污染,进而造成食品的铅污染。矿山开采、金属冶炼和精炼是局部区域严重铅污染的主要原因,这一过程产生的含铅粉尘和废水对周围大气和土壤有很大影响;汽油中通常加入四乙基铅作防爆剂,使得汽车排出的尾气中含有大量的铅;其他如含铅农药的使用、蓄电池、油漆制造、含铅涂料等均可造成铅对食品和环境的污染。

(2)食品容器和包装材料:瓷制餐炊具表面有一层彩釉,其中含有较多的铅,当彩釉和酸性食品接触时,其中的铅可溶出而污染食品;马口铁和焊锡中的铅可造成罐头食品的污染;用铁桶或锡壶装酒,可造成铅溶出到酒中;印制食品包装的油墨和颜料等常含有铅,亦可污染食品。此外,食品加工机械、管道和聚氯乙烯塑料中的含铅稳定剂等均可导致食品铅污染。

(3)含铅食品添加剂:例如,皮蛋加工时加入的黄丹粉(氧化铅)和某些劣质食品添加剂等亦可造成食品的铅污染。

❸ 食品中铅对人体的危害　若是长期少量摄入被铅污染的食品或意外事故摄入铅,将会对人体产生一定的危害。铅主要会产生三种危害。

(1)可引起急性中毒。引起人体急性铅中毒的最低剂量为 5 mg/kg,主要表现为口中有金属味、出汗、恶心呕吐、阵发性腹部绞痛、便秘或腹泻、头痛、血压升高,严重者出现抽搐、昏迷、瘫痪和循环衰竭。

(2)可引起慢性毒性。铅污染食品对人体的主要危害是铅在人体内的长期蓄积而导致的慢性损害作用。铅对生物体内许多器官组织都具有不同程度的损害作用,尤其是对造血系统、神经系统和肾的损害尤为明显。此外,铅还可以对消化系统、心血管系统和免疫系统等产生不同程度的损伤作用。

(3)可引起生殖毒性。铅对人类的生殖功能也有影响。例如,在接触过铅的妇女中可见到流产、死产、早产,并且引起妇女不孕、停经。铅还能通过母体胎盘侵入胎儿体内特别是侵入胎儿的脑组织,对大脑造成损害。

(4)致畸、致癌、致突变作用。

❹ 食品中铅的卫生标准及预防措施

(1)卫生标准:我国《食品安全国家标准 食品中污染物限量》(GB 2762—2017)中规定食品中铅的限量标准为:淀粉制品、肉制品、鱼类、甲壳、皮蛋类中铅限量为 0.5 mg/kg,叶类蔬菜中铅限量为 0.3 mg/kg,谷物中铅限量为 0.2 mg/kg,包装饮用水中铅限量为 0.01 mg/L,食用盐中铅限量为 2.0 mg/kg。

(2)预防措施:铅进入环境,依靠其自净作用很难消除,应以预防为主,严格控制"三废"排放;酸性食品应避免用釉质破损的瓷制餐炊具盛装,应根据食品的性质选用适当的材料包装食品;食品的生产加工应严格执行食品添加剂的卫生标准。

子任务二 农药、兽药残留的危害及预防

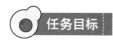

任务目标

1.了解食品中农药残留与兽药残留的危害。
2.掌握农药残留、兽药残留的基本概念。
3.掌握食品中农药残留与兽药残留的来源或原因及其预防措施。
4.理解食品中常见的农药残留及其毒性。

任务导入

2015 年,据报道,某记者随机在北京某农产品批发市场、超市及路边摊购买了 8 份草莓,并送检验机构检测,发现 8 份草莓中均检出百菌清农药及另一种农药除草剂乙草胺,其中乙草胺超标 7 倍,事件一经曝光,引发消费者对草莓的恐慌,且当年草莓种植户遭受巨大的经济损失。

农药及兽药是重要的农业生产材料,它们的使用可促进食用农产品的生产,在农业持续高速发展中起着重要作用。然而,若农药及兽药使用不当,将导致这些化学药品在食品中的残留问题,引发令消费者胆战心惊的食品安全事件。2017 年中国食品安全状况研究报告显示,农药及兽药残留问题仍为我国目前食品安全四大主要问题之一。

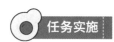

任务实施

一、食品中农药残留的危害及其预防

(一)农药与农药残留的概念

根据我国《农药管理条例》(2017)的定义,农药是指用于预防、控制、消灭危害农业、林业的病、虫、草、鼠和其他有害生物以及有目的地调节植物、昆虫生长的化学合成或者来源于生物、其他天然物质的一种物质或者几种物质的混合物及其制剂。

农药残留是指农药使用后一个时期内没有被分解而残留于生物体、收获物、土壤、水体、大气中的微量农药原体、有毒代谢产物、降解物和杂质的总称。残留的数量称为残留量(mg/kg 食品或食品农作物)。

(二)农药的分类

目前在世界各国注册的农药近 2000 种,其中常用的有 500 多种。为使用和研究方便,常从不同角度对农药进行分类。常用的分类方法为根据其来源、用途、化学组成及结构进行分类。

❶ 按来源分类

（1）有机合成农药：由人工研制合成的农药。合成农药的化学结构复杂，品种多，生产量大，应用范围广。现已成为当今使用最多的一类农药。

（2）矿物源农药：矿物源农药是指由矿物原料加工而成，如石硫合剂、机油乳剂等。

（3）生物源农药：利用天然生物资源（如植物、动物、微生物）开发的农药。由于来源不同，可以分为植物源农药、动物源农药和微生物农药。

植物源农药是天然植物加工制成，此类农药一般毒性较低，对人、畜安全，对植物无药害，有害生物不易产生抗药性。动物源农药主要分三大类，一是动物产生的毒素，它们对害虫有毒杀作用；二是由昆虫产生的激素，它们具有调节昆虫生长发育的功能；三是动物体农药，指商品化的天敌昆虫、捕食螨及采用物理或生物技术改造的昆虫等。微生物农药包括农用抗生素和活体微生物，农用抗生素是由抗生菌发酵产生的，具有农药功能的代谢产物；活体微生物农药是有害生物的病原微生物活体，如白僵菌、苏云金杆菌等。微生物农药一般对植物无药害，对环境影响小，有害生物不易产生抗药性。

❷ 按用途分类　主要分为杀虫剂、杀螨剂、杀真菌剂、杀细菌剂、杀线虫剂、杀鼠剂、除草剂、杀螺剂、熏蒸剂、植物生长调节剂。

❸ 按化学组成及结构分类　可分为有机氯、有机磷、有机氟、有机氮、有机硫、有机砷、有机汞、氨基甲酸酯类。

（三）食品中农药残留的来源

农药可通过动植物原料种植、养殖过程中的直接喷洒、环境污染、食物链的生物富集、生物放大作用及食品加工、贮藏、运输过程等途径残留于食品中。

❶ 在动植物原料种植、养殖过程中喷洒农药导致食品的直接污染　动植物原料种植、养殖过程中农药施用后的直接污染是食品中农药残留的主要来源。在植物原料的种植中，以蔬菜和水果受农药污染最为严重。有学者于 2015 年对某市果蔬进行研究后发现，蔬菜农药残留超标率为6.58％，水果农药残留超标率为 6.01％。

在农业生产中，农药直接喷洒于农作物的茎、叶、花和果实等表面，造成农产品直接污染的原因如下：①农药喷洒后，一部分黏附于农作物表面，然后分解；另一部分被农作物吸收，经过生理作用运转到植物的根、茎、叶和果实，代谢后残留于农作物中，尤其以皮、壳和根茎部的农药残留量最高。②大剂量滥用农药，造成食用农产品中的农药残留。③农作物在最后一次被施用农药到收获上市之间的最短时间称为农药安全间隔期。在此期间，多数农药会逐渐分解而使农药残留量达到安全标准，不再对人体健康造成威胁。间隔期越短，残留量越高。

在兽医临床上，使用广谱驱虫和杀螨药物（如有机磷、拟除虫菊酯、氨基甲酸酯类等制剂）杀灭动物体表寄生虫时，如果药物用量过大被动物吸收或舔食，在一定时间内可造成畜禽产品中农药残留。

❷ 农产品从污染环境中吸收农药　在喷洒农药过程中，有 5％～30％药剂的农药微粒会散发到大气中，随风飘移，不断扩散，这种污染具有长久性。另外，有 40％～60％的药剂降落至土壤，有些性质稳定、半衰期长的农药可在土壤中残留较长时间。土壤中残留的农药不仅停留在土壤表层，还会渗透到地下，对地表水、地下水都会造成一定程度的污染。农药污染环境后，致使农产品、畜产品和水产品受到环境的间接污染而导致产品中农药残留的问题。

❸ 农药经过食物链的生物富集及生物放大作用致食品中农药残留　污染环境的农药经食物链传递时，可因生物富集作用及生物放大作用而导致水产品农药残留的问题。如农田喷洒的 DDT，随着空气流及土壤地下水而污染到海洋表面，海洋表面的浮游生物被农药污染后，其体内的农药残留量将会随着食物链营养级别的升高，通过生物富集作用而被扩大 1000 倍，甚至上万倍。

❹ 食品加工、贮藏、运输过程被农药污染　在农产品贮藏中，为了防止其霉变、腐烂或植物发

芽,施用农药造成食用农产品直接污染。如在粮食贮藏中使用熏蒸剂,柑橘、香蕉用杀菌剂,马铃薯、洋葱和大蒜用抑芽剂等,均可导致这些食品中农药残留。

食品在加工、贮藏和运输中,使用被农药污染的容器、运输工具,或者与农药混放、混装均可造成农药污染。如 2009 年 9 月某县发生的一起误食农药(有机磷)所引起的食物中毒事件,经调查,该起食物中毒事件发生的主要原因是主人误将邻居家配制农药(有机磷农药敌敌畏)用的碗作接待婚宴用,且厨师及帮厨未将借来的碗彻底冲洗,便用于盛放红烧肉,直接导致 3 名客人食物中毒,其中 1 名 7 岁儿童死亡。

除此之外,还有意外污染。例如,拌过农药的种子常含有大量农药,不能食用。

(四)食品中农药残留的危害

环境中的农药被生物摄取或通过其他方式进入生物体,蓄积于体内,通过食物链传递并富集,使进入食物链顶端——人体内的农药不断增加,严重威胁人类健康。大量流行病学调查和动物实验研究结果表明,农药对人体的危害可概括为以下三方面。

❶ 急性中毒 主要因职业性(生产和使用)中毒、自杀或他杀以及误食、误服农药,或者食用喷洒了高毒农药不久的蔬菜和瓜果,或者食用因农药中毒而死亡的畜禽肉和水产品而引起。中毒后常出现神经系统功能紊乱和胃肠道症状,严重时会危及生命。

❷ 慢性毒性 目前使用的绝大多数有机合成农药都是脂溶性的,易残留于食品原料中。若长期食用农药残留量较高的食品,农药则会在人体内蓄积,可损害人体的神经系统、内分泌系统、生殖系统,引起结膜炎、皮肤病、不育、贫血等疾病。

❸ 特殊毒性 目前通过动物实验证明,有些农药具有致癌、致畸和致突变作用。

(五)食品中常见的农药残留及其毒性

❶ 有机氯农药 有机氯农药是早期使用最多的一种高效广谱杀虫剂,代表性产品有 DDT(双对氯苯基三氯乙烷)及其同系物、六六粉(BHC)类、林丹等。由于有机氯农药对环境及人体危害较大,因此许多国家立令禁止使用有机氯农药。我国于 1983 年停止生产、1984 年停止使用 DDT 和 BHC 等有机氯农药。

(1)毒性特点:该类农药化学性质稳定,在环境中残留时间长,不易分解,半衰期达 10 年以上,并可不断地迁移和循环,造成环境的污染。因此,目前在各类食品中大多可检出不同程度的有机氯残留。

由于该类农药易溶于多种有机溶剂和脂肪,且具有高度选择性,多蓄积于动植物的脂肪或含脂肪多的组织。因此,在动物性食品(如蛋、畜禽肉,鱼及水产品、乳制品)中残留量较高。此外,粮谷类、薯类、菜果类、豆类等也有不同程度的有机氯残留。乳制品、禽肉、蛋类中的有机氯农药污染主要来源于饲料中的农药残留,鱼及水产品中有机氯农药残留主要来源于水域污染和生物富集作用。粮谷类及果蔬类有机氯农药污染主要来源于土壤污染或直接施用农药。

(2)危害:有机氯农药对人体的损害主要是肝、肾等的实质性损害和中枢神经系统损害,当人体摄入量达到 10 mg/kg 时,即可出现中毒症状。除急性中毒外,还会有慢性毒性作用及致癌、致畸作用。

❷ 有机磷农药 有机磷类农药广泛用于农作物的杀虫、杀菌及除草,是我国使用量最大的一类农药。根据毒性大小,将有机磷农药分为三大类:第一类为高毒类农药,主要有对硫磷、内吸磷、甲拌磷和甲胺磷等;第二类为中等毒类农药,主要有敌敌畏、乐果、甲基内吸磷、倍硫磷和杀螟硫磷等;第三类为低毒类农药,主要有马拉硫磷和敌百虫等。根据我国《农药安全使用标准》(GB 4285—1989)和《农药合理使用准则》的规定,其中高毒类农药甲胺磷、甲拌磷、内吸磷、对硫磷均已禁止使用。

(1)毒性特点:有机磷农药化学性质不稳定,易于降解失去毒性,一般不易长期残留在生物体内,蓄积性较低;烹调加工后农药残留量少。有机磷农药对食品的污染主要表现在植物性食品中,尤其是含有芳香物质的植物,如水果、蔬菜等最易吸收有机磷,且残留量高。如有学者对南京采集的具有代表性的蔬菜样本 500 份进行农药检测分析,发现其有机磷农药超标率最高,同时也检测出国家明文禁止使用的高毒农药。

(2)危害:以急性中毒为主,神经毒剂抑制胆碱酯酶活性,使乙酰胆碱在体内蓄积而引起中毒,症状如出汗、震颤、语言失常等;多数无明显"三致"作用。

❸ **氨基甲酸酯类**　氨基甲酸酯农药广泛应用于杀虫、除草、杀线虫、杀菌等。

(1)毒性特点:氨基甲酸酯类农药具有高效、低毒、低残留的特点,在农作物上的残留时间一般为 4 天,在动物的肌肉和脂肪中的明显蓄积时间约为 7 天,残留量很低。在植物性食品中通常可以检出呋喃丹、西维因等氨基甲酸酯类杀虫剂,除了特殊情况外,一般含量均不超过国家标准。

(2)危害:氨基甲酸酯农药急性中毒时患者常出现精神沉郁、流泪、肌肉无力、震颤、痉挛,甚至呼吸困难等胆碱酯酶抑制症状,重者心功能障碍,甚至死亡。中毒轻时表现为头痛、呕吐、腹痛、腹泻、视物模糊、抽搐、流涎等症状。慢性毒性作用尚未完全明确,可能有潜在的致癌性,在弱酸条件下可生成亚硝胺。

❹ **拟除虫菊酯类**　拟除虫菊酯类农药是一类模拟天然除虫菊酯的化学结构而合成的杀虫剂和杀螨剂,广泛用于蔬菜、水果、粮食、棉花和烟草等农作物。目前常用的有 20 多个品种,主要有氯氰菊酯、溴氰菊酯、氰戊菊酯、甲氰菊酯、二氯苯醚菊酯等。

(1)毒性特点:具有高效、广谱、低毒、低残留的特点,在自然环境中降解快,不易在生物体内残留,在农作物中残留期通常为 7～30 天。农产品中的拟除虫菊酯农药主要来自喷洒时的直接污染,常残留于果皮。这类杀虫剂对水生生物毒性大,生产 A 级绿色食品时,禁止用于水稻和其他水生作物。

(2)危害:拟除虫菊酯属中等或低毒类农药,在生物体内不产生蓄积效应,因其用量低,一般对人的毒性不强。这类农药主要作用于神经系统,使神经传导受阻,出现痉挛和共济失调等症状,但对胆碱酯酶无抑制作用。慢性中毒少见,急性中毒以神经症状为主,对皮肤有刺激和致敏作用。

(六)控制食品中农药残留的措施

加强对农产品中农药残留量的监管和检测工作;加强农药管理;限制农药在食品中的残留量;严格按照农药的使用范围、用药量、用药次数施药;在规定的安全期采收农产品;加强对农户的教育培训和指导,防止由于其工作失误而导致农药污染食品;改进食品清洗、烹调及食用方法,确保农药残留量达安全标准。

二、食品中兽药残留的危害及其预防

(一)兽药及兽药残留的概念

兽药是指用于预防、治疗、诊断畜禽等动物疾病,有目的地调节其生理机能并规定作用、用途、用法、用量的物质(含饲料药物添加剂)。

根据世界卫生组织和联合国粮食及农业组织的食品中兽药残留联合立法委员会给出的定义,兽药残留是指动物产品的任何可食部分所含有兽药的母体化合物和(或)代谢产物,以及与兽药有关杂质的残留。所以,兽药残留既包括原药,也包括原药在动物体内的代谢产物。

(二)食品中主要的兽药残留

兽药的用途包括多个方面,如防病治病、促进动物生长、改善饲料转化效率、提高畜禽繁殖性能、改善动物性食品的品质等。因此,畜牧生产和兽医临床上使用的兽药主要有抗微生物制剂(包括抗生素类和化学治疗药物如磺胺类和硝基呋喃类)、抗寄生虫制剂(包括驱虫剂和杀球虫剂)、激素类及其他生长促进剂。

各类兽药都有可能在动物性食品中发生残留,其中以抗生素类和激素类药物残留对人体健康的影响最大,是食品中较大的安全隐患之一。

(三)食品中兽药残留的主要原因

在经济利益的驱动下,饲料企业和养殖者未能很好地执行国家的相关规定,违规使用兽药情况十分普遍,因此,食品动物养殖过程中用药不当是导致动物性食品中兽药残留的主要原因,主要体现在如下方面。

(1)使用违禁、淘汰或未经批准的药物。

(2)不按规定执行应有的休药期。休药期是指畜禽停止给药到允许屠宰或动物性食品(肉、蛋、奶等)允许上市的间隔时间。休药期的长短与药物在动物体内的消除率和残留量有关,休药期过短就会造成动物性食品兽药残留过量,危害消费者健康。

(3)滥用药物。不严格按照用药规范合理使用兽药,在用药剂量、给药途径、用药部位和动物种类等方面不符合用药规定,会导致药物在动物体内残留量增大,并使存留时间延长,从而造成药物对动物性食品的污染。在畜禽养殖中,存在许多滥用兽药的现象,如为预防畜禽疾病在未确定病因的情况下,滥用青霉素类、磺胺类等抗菌药,且随意加大药物用量;为缓解畜禽应激反应,大量使用金霉素或土霉素等药物。

除此之外,将与目的无关的药物用于所饲养的动物、重复使用几种商品名不同但成分相同的药物、按错误的用药方法用药或未做用药记录,会造成动物体内残留下不该使用的药物,或同一种药物残留量严重超标。

(4)饲料加工过程受到污染。动物饲料贮藏、运输和加工过程中所接触的设备、容器和工具等被兽药污染,从而导致兽药进入饲料当中,进入动物体后引起动物性食品中的兽药残留。

(5)屠宰前使用兽药。在销售、屠宰前使用大剂量兽药,以掩饰有病畜禽的临床症状,逃避宰前检验。

上述处理均可导致动物性食品中严重的兽药残留问题。

(四)兽药残留对人体健康的危害

❶ **产生毒性作用** 动物性食品中兽药残留物过多会使人体出现中毒现象。如"瘦肉精"事件中,有数十人因为"瘦肉精"残留而出现了中毒现象。这些毒素可长时间积聚在体内,过量积聚可能引起急性中毒。

❷ **过敏反应** 一些动物使用的药物对人体也会产生一定的危害,例如一些抗菌类、磺胺类以及部分抗生素,这些类别的药物很容易使人产生过敏反应,情况严重的甚至会危及生命。对于过敏体质的人群来说,这些药物的残留是十分危险的。不仅会发生相应的过敏反应,同时人体还会产生一定的抗体,等到再次接触到这些物质会使反应不断加重,非常危险。

❸ **致癌、致突变** 许多致癌或变形药物残留的化学物质都可能导致遗传或染色体异常。例如,苯并咪唑具有杀死虫卵和昆虫的作用,但它很容易变性甚至变异;砷制剂具有致癌性。

❹ **破坏肠道正常菌群,影响胃肠道健康** 由于在人类的肠道中存在着多种多样的微生物,这些微生物可以保护人类的肠道免受刺激性伤害,保持着肠道的生态平衡,让肠道处于一个健康的环境中,从而保证人体的健康。但如果动物性食品中有残留药物,而这些药物恰好存在抗菌性,就会破坏肠道内的正常菌群,从而影响到肠道的微生态平衡,对人类的肠胃来说是一个很大的负担,同时也增加了患病的风险。

❺ **对环境的影响** 动物使用药物后,其代谢产物或没有被吸收的药物会随着粪便和尿液排出,这些物质会对环境产生不利影响,污染土壤和水生生物,影响人类生活质量。

❻ **诱导病原菌产生耐药性** 对于动物而言,如果长时间接触或不规范使用药物,动物个体的细

菌耐药性就会不断地加强；若人长期摄入抗生素类兽药残留的肉制品，也会让人体肠道内的病原菌产生耐药性，由此，将会给人类和动物感染性疾病的治疗带来失败的风险。

❼ **激素的副作用**　动物性食品中天然存在的性激素含量是很低的，当人摄食后经胃肠道的消化作用，性激素的大部分活性已经丧失，因而不会干扰消费者的激素代谢和生理机能。如果在畜牧业生产中不适当地应用大量人工合成的性激素，通过摄入性激素残留的动物性食品，可能会影响消费者的正常生理机能。儿童食用性激素残留的食品可能会影响正常发育，如儿童性早熟、肥胖、生长发育障碍、婴儿出生缺陷等。成人长期摄入含有激素残留的动物性食品不仅破坏人体正常的激素平衡（使女性男性化或男性女性化并且影响生育能力），而且有一定的致癌性，可导致内分泌相关肿瘤（如乳腺癌、卵巢癌等）的发生。

（五）食品中兽药残留的控制

❶ **加强有效的监督管理和检测体系的建设**　相关部门要建立起完善的监督管理体制，从生产控制体系开始，加强检测和管理，从根源上处理药物的残留问题。对于生产中出现的一些不利因素和行为，也应该具有相关的应急预案。对发现违规使用药物的屠宰场进行全面监控。建立健全动物性食品兽药残留监控体系，加大监控力度，不断改善检测手段，完善兽药残留的检测方法，是严防兽药残留超标的动物性食品进入市场的必要手段。

❷ **加强药物合理规范的使用及药物使用的监管力度**　食品中兽药残留的控制应该从兽药问题的源头抓起，饲料企业及养殖户应严格按照《兽药管理条例》《兽药标签和说明书管理办法》《饲料添加剂安全使用规范》及《药物饲料添加剂品种目录及使用规范》等法规文件，合理规范地使用兽药和药物饲料添加剂，是避免和减少兽药残留的有效途径。

除此之外，对于相关的药物使用违法行为进行严肃处理，并加大惩罚力度。不仅要控制好药物的出售情况，更要控制数量，对超量和过量使用药物及违禁药物用作饲料添加剂的行为做出严厉的惩罚。

❸ **严格执行兽药休药期**　为保证给予动物内服或注射药物后，药物在动物组织中残留浓度能降至安全范围，必须严格规定兽药休药期并严格执行。

❹ **适当的食品食用方式**　消费者可通过烹调加工、冷藏等加工方法减少食品中的兽药残留。WHO 指出肉制品中的四环素类兽药残留经加热烹调后，5～10 mg/kg 的残留量可减低至 1 mg/kg。氯霉素经煮沸 30 min 后，至少有 85% 失去活性。

子任务三　食品加工过程中有毒有害物质的危害及预防

🥚 **任务目标**

1. 了解食品加工过程中有毒有害物质的特点及危害。
2. 掌握食品加工过程中有毒有害物质的来源及其预防措施。

🥚 **任务导入**

烧烤、烟熏、油炸、腌制等食品烹饪加工技术，在改善食品的外观和质地、增加风味、延长保质期等方面发挥了很大作用。但同时也会产生了一些有毒有害的化学物质如 N-亚硝基化合物、多环芳烃化合物、杂环胺、丙烯酰胺等。若长期食用含有这些物质的食品将会对人体产生极大的危害。

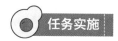任务实施

一、N-亚硝基化合物

(一)概述

N-亚硝基化合物是对动物有较强致癌作用的一大类有机化合物。在动物体内、人体内、食品以及环境中皆可由其前体物质在一定条件下发生亚硝化反应而合成。N-亚硝基化合物的前体物包括N-亚硝化剂和可亚硝化的含氮有机化合物两类。N-亚硝化剂主要是硝酸盐和亚硝酸盐以及其他氮氧化物,可亚硝化的含氮有机化合物主要是胺类、酰胺类、氨基酸、多肽等。硝酸盐广泛存在于自然环境中,在一定条件下可转变为亚硝酸盐,因此,亚硝酸盐常伴随硝酸盐而存在于自然界中。可亚硝化的含氮有机化合物也在人类食品中广泛存在,特别是胺和酰胺类化合物。

N-亚硝基化合物根据其化学结构可分为两大类,一类为亚硝胺,另一类为 N-亚硝基酰胺。经过动物实验和临床研究发现,两类化合物均对动物有强致癌作用,亚硝胺在体内代谢激活后间接致癌,N-亚硝基酰胺在体内无须激活,直接致癌。

(二)食品中 N-亚硝基化合物的来源

天然食品中 N-亚硝基化合物含量较少,但由于其前体物质硝酸盐、亚硝酸盐和胺类物质广泛存于自然界,食品中的硝酸盐在细菌产生的硝基还原酶的作用下,可形成亚硝酸盐,而仲胺和亚硝酸盐在一定条件下可再合成 N-亚硝基化合物,因此各类食品中不同程度地均含有一定量的 N-亚硝基化合物。尤其在经过腌制、熏制、高温加热、发酵、烘烤、油炸等加工过程或不适当的贮藏将会在一定程度上加快 N-亚硝基化合物的合成速率,使食品中的 N-亚硝基化合物含量增加。

❶ 食品中硝酸盐和亚硝酸盐的来源

(1)蔬菜等植物原料中硝酸盐及亚硝酸盐的来源:土壤和肥料中的氮在土壤微生物(硝酸盐生成菌)的作用下可转化为硝酸盐。蔬菜在生长过程中可从土壤中吸收硝酸盐,在其体内酶的作用下将硝酸盐还原为氨,并进一步与光合作用合成的有机酸反应生成氨基酸、蛋白质、核酸等。但如果蔬菜在种植或贮藏加工过程中出现以下情况,其体内的硝酸盐将会累积并增多。

①蔬菜在种植过程中,光合作用不充分、施用的氮肥过多或土壤水分较少的情况下,均可使蔬菜中的硝酸盐含量增加。

研究发现,不同类别的蔬菜硝酸盐累积量顺序如下:根菜类>薯芋类>绿叶菜类>白菜类>葱蒜类>豆类>瓜果类>茄果类>多年生菜类>食用菌类。

②蔬菜不适当的贮藏和加工过程对硝酸盐和亚硝酸盐含量有很大影响。大量研究发现,无论是哪种蔬菜,随着蔬菜贮藏时间的延长,蔬菜中硝酸盐及亚硝酸盐的含量均会逐渐上升,当蔬菜开始腐烂时硝酸盐及亚硝酸盐的含量上升幅度最大,当完全腐烂时,硝酸盐及亚硝酸盐的含量急剧上升。因此,为食用安全,应尽量食用新鲜蔬菜。

另外,蔬菜在腌制时,随着腌制时间的延长,蔬菜中硝酸盐及亚硝酸盐的含量将呈现先上升而后降低至平稳的变化趋势。蔬菜腌制不充分会含有较大量的亚硝酸盐,易出现食物中毒,这是由于蔬菜腌渍时,因时间、盐分不够,腐败菌可以将硝酸盐还原为亚硝酸盐,导致腌菜中亚硝酸盐含量增高,亚硝酸盐在适宜条件下,与食品中蛋白质分解产物胺发生亚硝化反应,生成亚硝胺。若长期食用未腌透的蔬菜将有致癌的风险。

(2)肉制品中的硝酸盐和亚硝酸盐的来源:硝酸盐和亚硝酸盐作为腌腊肉制品(如咸肉、中式火腿、腊肠)、酱卤肉制品、熏制肉类、西式火腿等肉制品类的防腐剂及发色剂已有几个世纪的历史了,直接为肉制品 N-亚硝基化合物的合成提供了前体物质 N-亚硝化剂,在一定条件下即可与肉中蛋白

质的分解产物胺发生亚硝化反应而生成亚硝胺。

（3）海产品中硝酸盐和亚硝酸盐的来源：硝酸盐广泛存在于自然环境（水、土壤）中。由于矿物燃料（如煤和石油）和化肥等工业生产以及汽车尾气排放等因素造成的大气污染，使得大气中富含氮氧化合物。大量使用含氮肥料（土壤缺锰、钼等微量元素时更严重）、农药及工业与生活污水的排放，均可造成土壤中硝酸盐含量的增加，同时也加剧了土壤中硝酸盐的淋溶过程，硝酸盐由土壤渗透到地下水，对水体造成严重污染，进而污染到海产品，使海产品中硝酸盐含量增加。

❷ **食品中胺类物质的来源**　含氮的有机胺类化合物是 N-亚硝基化合物的另一类前体物，该物质也广泛存在于环境和食品中。胺类化合物是蛋白质、氨基酸、磷脂等生物大分子合成的原料，因此也是各种天然动物性和植物性食品的成分。

❸ **食品中 N-亚硝基化合物的合成**　食品中 N-亚硝基化合物的两大前体物质，可在一定条件下合成 N-亚硝基化合物，因此各类食品中不同程度地含有 N-亚硝基化合物。

（1）蔬菜、水果中 N-亚硝基化合物的合成：蔬菜、水果在室温下贮藏或进行加工（如腌制）处理时，硝酸盐在细菌硝酸盐还原酶的作用下转化成亚硝酸盐，亚硝酸盐在适宜条件下，可与其本身含有的胺类发生亚硝化反应，生成 N-亚硝基化合物。

（2）鱼、肉制品 N-亚硝基化合物的合成：一般新鲜肉、鱼类食品中仅含有少量的胺类，但腌制、烘烤、熏制加工过程中，尤其是油煎烹调加工处理时，这些含蛋白质丰富的食品会分解出较多的胺类化合物。这些食品在腐烂变质时，在微生物的作用下蛋白质也可分解产生大量的胺类化合物。在亚硝化试剂存在时（使用亚硝酸盐或硝酸盐作为发色剂）即可生成亚硝胺。

（3）啤酒中 N-亚硝基化合物的合成：啤酒酿造所用的大麦芽在明火直接加热干燥时，空气中的氮被高温氧化成氮氧化合物后作为亚硝化剂，然后与大麦芽中的胺类物质（大麦芽碱、芦竹碱等）及发芽时形成的大麦醇溶蛋白反应形成 N-亚硝基化合物。

（三）影响食品中 N-亚硝基化合物合成的因素

❶ **生产加工工艺条件**　生产加工工艺条件主要包括加热时间、温度、酸碱度及添加剂含量，这些工艺条件对食品中亚硝胺的生成量有显著影响。研究发现，肉制品中亚硝胺的含量随着加热温度的升高、加热时间的延长而升高，特别是不饱和脂肪酸含量高的肉制品更加明显；酸碱度是影响亚硝化反应的重要因素之一，在酸碱度较低的环境下能促进亚硝化反应的进行，pH 3～4 时形成的亚硝胺最多；亚硝酸盐的添加量和残留量与亚硝胺生成量之间存在一定的正相关关系。

❷ **食品的烹调及加工方法**　食品烹调的方法对亚硝胺的生成量也有显著影响。研究发现，煎炸、烤制的食品烹调方法与微波加热和蒸煮处理相比，食品中生成的亚硝胺会更多，这可能与微波加热和蒸煮处理产生的温度比煎炸、烤制低有关。另外，腌制、熏制食品中亚硝胺的含量明显较高。

❸ **食品本身组成成分**　食品中多种天然的组分对亚硝胺含量有重要的影响。维生素（如维生素 C、维生素 E）、酚类化合物（如茶多酚）及其他天然提纯化合物（如大蒜素）都可作为亚硝胺抑制剂，对亚硝化反应具有阻断作用；有些香辛料可促进亚硝化反应的进行，如研究发现在香肠中添加的黑胡椒和辣椒两种香料可与亚硝酸盐反应生成亚硝基化合物，而有些香辛料（桂皮、丁香、花椒）有阻断亚硝化反应的作用。另外，研究发现肥肉比瘦肉更易产生亚硝胺。

❹ **微生物污染**　细菌、霉菌作用引起食品腐败变质，降低食品酸碱度，分解蛋白质产生胺类物质；某些细菌含有硝酸盐还原酶，促使食品中的硝酸盐还原为亚硝酸盐，为亚硝胺的合成提供前体物质。

（四）N-亚硝基化合物的体内合成

研究表明，在人和动物体内均可内源性合成 N-亚硝基化合物。因此人体除通过食品摄入外源性的亚硝基化合物外，体内合成也是亚硝基化合物的来源之一。人体合成亚硝基化合物的部位主要有口腔、胃和膀胱。

（1）唾液中含有亚硝酸盐,若不注意口腔卫生,口腔内残余的食品在微生物的作用下发生分解并产生胺类,这些胺类和亚硝酸盐反应可生成亚硝胺。

（2）胃酸使胃内呈酸性环境,为亚硝胺的合成提供条件,而胃液的重要成分氯离子也会影响 N-亚硝基化合物的形成。但正常情况下,胃内合成的亚硝胺不是很多,而在胃酸缺乏时(如慢性萎缩性胃炎),胃液的 pH 增高,细菌可以增长繁殖,硝酸盐还原菌将硝酸盐还原为亚硝酸盐,腐败菌等杂菌将蛋白质分解产生胺类,使合成亚硝胺的前体物增多,有利于亚硝胺在胃内的合成。

（3）当泌尿系统感染时,在膀胱内也可以合成亚硝基化合物。

（五）N-亚硝基化合物的毒性

（1）急性毒性:目前由 N-亚硝基化合物引起的急性中毒较少有报道,但如果一次或多次摄入含大量 N-亚硝基化合物的食品,也可能引起急性中毒。主要症状是头晕、乏力、肝大、腹腔积液、黄疸及肝实质病变,主要表现在肝损伤及血小板破坏两个方面,严重时可出现全身中毒症状。

（2）致癌作用:大量研究证实,N-亚硝基化合物对动物有很强的致癌性,在所试验的 300 多种 N-亚硝基化合物中,86％的 N-亚硝胺和 91％的 N-亚硝基酰胺在动物试验中表现出了致癌性,可导致动物多种靶器官(肝、胃、食管、肠、膀胱)产生肿瘤,也可通过胎盘对子代产生致癌作用。

尽管目前对 N-亚硝基化合物是否对人类有致癌性尚无定论,但对某些国家与地区的流行病学资料的分析,表明人类某些癌症可能与之有关。如我国的河南省林县是食管癌的高发区,经研究发现,这可能与该地区水中含有硝酸盐和亚硝酸盐有关。

（3）致畸、致突变作用:研究发现,亚硝基酰胺及亚硝胺均可使胎儿发生神经系统等畸形。亚硝基酰胺也是直接的致突变物,能引起细菌、真菌及多种哺乳动物发生突变,而亚硝胺经过哺乳动物微粒体代谢活化后也有致突变性。

（六）预防 N-亚硝基化合物危害的措施

❶ **防止微生物污染** 这对降低食品中 N-亚硝基化合物含量至关重要,因某些细菌可还原硝酸盐为亚硝酸盐,某些微生物尚可分解蛋白质、转化为胺类化合物以及酶促亚硝基化作用。为此,在食品加工时,应保证食品新鲜,防止微生物污染,防止食品的腐败变质。

❷ **施用钼肥** 钼在植物中的作用主要是固氮和还原硝酸盐,如植物内缺钼,则硝酸盐含量增加。在土壤缺钼的地区施用适量的钼肥,不仅能提高农作物产量,还能减少硝酸盐在农作物中的富集,降低粮食蔬菜中的硝酸盐及亚硝酸盐含量,进而减少亚硝胺的合成。

❸ **改进食品加工方法** 利用烟液或烟发生器产生的锯屑冷烟取代燃烧木材、烟熏剂熏制食品,可消除或减少亚硝胺的合成;腌制鱼、肉制品时,在使用食盐、胡椒、辣椒粉等配料之前,应将其分别包装,勿混合一起,可减少亚硝胺的合成;在肉制品加工中,满足工艺需要的情况下,控制硝酸盐及亚硝酸盐的添加量,采用低温短时的加工方法,有助于减少亚硝胺的合成。

❹ **改进提高饮食习惯** 大量实验研究证实,许多维生素如维生素 C、维生素 E 及维生素 A,尤其是维生素 C 可有效阻断亚硝胺的合成,因此,日常生活中多食用富含这些维生素的食品,尤其是富含维生素 C 的蔬菜水果有助于预防肿瘤的发生。同时要注意减少食用腌制、发酵蔬菜、咸鱼肉制品、熏肉等亚硝基化合物含量相对较高的食品。

❺ **加强卫生管理、监督与监测** 政府监管部门要加强对食品的卫生管理及产品监测。加强宣传教育,广泛宣传亚硝酸盐的毒性。教育消费者正确地选择贮存和加工食品,养成良好的饮食习惯,纠正不正确的食品加工方法。

二、多环芳烃化合物

多环芳烃化合物(polycyclic aromatic hydrocarbons,PAHs)是含有两个或两个以上苯环的碳氢化合物。广泛存在于空气、水和土壤中,主要是由煤、石油、煤焦油、香烟及其他一些有机化合物热解或不完全燃烧而产生的,是早期被发现和研究的致癌物之一。目前已鉴定的致癌性多环芳烃化合物及其衍生物达数百种,在众多的多环芳烃化合物中,由于苯并(a)芘致癌性强、分布广、性质稳定,与其他多环芳烃化合物又有一定的相关性,因此,常将其作为多环芳烃化合物的代表。

（一）苯并(a)芘的结构及理化性质

苯并(a)芘(benzo(a)pyrene,BaP)是人类发现的第一个化学环境致癌物质,是世界卫生组织确定的三大致癌物质之一,是难降解的有三致作用(致癌性、致畸性和致突变性)的有毒有害化合物。

苯并(a)芘是由5个苯环构成的多环芳烃化合物,常温下为固体,不溶于水,性质稳定,加工不易破坏,阳光和荧光均可使之发生光化学反应,臭氧可使其氧化,与NO或NO_2作用可发生硝基化。

（二）食品中苯并(a)芘的来源

近年来,多种食品中检测出苯并(a)芘,含量较高的食品主要有高温加热的肉类和鱼类产品(尤其是烟熏食品)、烤肠、烤鸭、烤肉、炸鸡、植物油、谷物和干燥食品。食品中的苯并(a)芘主要来源于污染的环境及不当的加工方法或生产过程。

❶ **污染的环境** 工业产生的未经净化处理的废气,生活中煤炭、汽油、柴油、天然气等燃料的不完全燃烧及吸烟产生的烟气,均是环境中苯并(a)芘的主要来源。进入空气、水源及土壤的苯并(a)芘可以进入蔬菜、水果、粮食、水产品和肉类等食品中,从而影响人体健康。

❷ **熏烤食品中苯并(a)芘的来源** 各国食品科学研究人员对熏烤食品中的苯并(a)芘含量进行了测定,结果表明,多数熏烤食品中苯并(a)芘的含量普遍存在超标现象。熏烤食品中苯并(a)芘的来源广泛,产生途径大致可分为两种。

(1)熏烟中的苯并(a)芘直接污染食品。熏制食品时常用的燃料有煤、木炭、焦炭、煤气等。这些燃料燃烧尤其是不完全燃烧时所产生的烟中含有大量的苯并(a)芘,当食品与烟气直接接触时,高温下苯并(a)芘会随烟雾侵入食品中。燃料产生的烟气越多,苯并(a)芘的残留量就越高,如用燃料燃烧烤制鸭、羊肉(串)、熏肉、熏肠等,相比电烤产品,其苯并(a)芘含量高出很多。

(2)熏烤食品(肉制品)中有机大分子物质高温下发生的热分解及热聚合反应。烟熏和烧烤时,动物脂类融化滴落到炭火上高温裂解产生大量苯并(a)芘,伴随热流上升附着到食品表面。如电烤羊肉串中苯并(a)芘含量为$0.17\sim0.6\ \mu g/kg$,炭火烤羊肉串可达$2.6\sim11.2\ \mu g/kg$,如滴落油着火后,则苯并(a)芘含量为$4.7\sim95.5\ \mu g/kg$,平均为$31.0\ \mu g/kg$,相比未着火,苯并(a)芘含量增加近15倍。

❸ **煎炸食品中苯并(a)芘的来源** 煎炸过程中,油脂会发生一系列热变性反应,如热聚合、热分解等,有学者研究发现油脂的裂解产物中有高达20%的环烷烃化合物,这些化合物均是苯并(a)芘的前体。油脂高温下发生热变性后,会导致油的品质下降,而劣质油更易生成苯并(a)芘。苯并(a)芘的生成量与温度具有正相关的关系,油炸温度越高,苯并(a)芘的生成量越大。当油炸温度低于240℃时,油炸食品中苯并(a)芘的生成量相对较少,当油炸温度超过270℃,产生的油烟及煎炸食品中苯并(a)芘的含量较高。

❹ **植物油中苯并(a)芘的来源** 国内外学者对植物油中苯并(a)芘残留量进行了分析,结果发现,植物油中苯并(a)芘的检出率较高。植物油中的苯并(a)芘与其制油方法有直接关系。

植物油生产方法中的溶剂浸出法和压榨法均可能使植物油受苯并(a)芘污染或生成苯并(a)芘。如溶剂浸出法中的浸出溶剂为六号溶剂,俗称"轻汽油",为石油化工产品,如果加工工艺不当可能会有苯并(a)芘残留,进而会污染植物油;压榨制油时,为了提高出油率,在压榨前要将油料进行蒸炒,在蒸炒过程中,局部受热不均,蛋白质、脂肪等发生复杂的反应,会产生苯并(a)芘;油料破碎产生的小颗粒碎料沉积在炒炉底部,更容易过度受热烧焦炭化产生苯并(a)芘。

❺ **食品在加工、贮运、包装过程中苯并(a)芘的污染** 食品在加工过程中,食品机械润滑油泄漏于食品中,包装纸上的不纯石蜡油或工业用石蜡油,均会使食品受到苯并(a)芘直接污染;有些食品

包装纸的油墨处于潮湿状态时,炭黑中的苯并(a)芘可以直接污染食品。采用橡胶管运输原料或产品时,其中的填充料炭黑或加工橡胶时用的重油中均含有苯并(a)芘,也会溶解到食品中。在粮谷类收割期间将农作物放在柏油马路上脱粒晒干,农作物表面会因柏油污染而致使苯并(a)芘含量增高。

❻ 其他来源　动物食用被苯并(a)芘污染的饲料后,苯并(a)芘会在动物体内蓄积,若消费者长期食用这种动物的肉、血、奶、蛋等,苯并(a)芘会在人体内蓄积残留,也会对人们的身体健康造成较大危害。

(三)影响食品中苯并(a)芘含量的因素

❶ 食品种类　苯并(a)芘含量较多者主要是烧烤和熏制食品,不同食品中苯并(a)芘含量顺序为烧烤油＞熏红肠＞叉烧＞烧鸡＞烤肉＞腊肠。

❷ 食品生产加工的方法　食品的加工方法对食品中苯并(a)芘含量影响较大。如烟熏肉品中苯并(a)芘含量的多少与所采用的方法和时间有关,温度越高、时间越长,所产生的苯并(a)芘越多,明火接触肉品或将烟熏食品再烧烤、油煎等都会使食品中苯并(a)芘含量增高。另外,食品中苯并(a)芘的含量与熏烤时用的燃料有很大关系,其顺序为红外线＜电＜茅草＜炭＜煤柴,由此可知,采用红外线及电烤制食品相比直接用火熏烤制食品,食品中苯并(a)芘的含量相对较低。

❸ 距离污染源的远近　食品距离污染源越近,污染越严重。比如在公路两旁的土壤中苯并(a)芘含量为 2.0 mg/kg,炼油厂附近土壤中苯并(a)芘含量为 200 mg/kg,据资料分析,靠近高速公路生长的莴笋可检出高浓度的苯并(a)芘,其污染水平与靠近高速公路的距离成反比。

(四)苯并(a)芘的毒性

苯并(a)芘不是直接致癌,需在体内经代谢活化为多环芳烃环氧化物后产生致癌作用,可使多种动物发生癌症,也可通过胎盘使子代致癌。

流行病学调查研究发现,苯并(a)芘可能会引发胃癌。如匈牙利西部一地区胃癌明显高发,调查结果显示与该地区居民经常吃家庭自制的苯并(a)芘含量较高的熏肉有关;冰岛胃癌死亡率较高,可能与冰岛居民喜欢吃家庭自制的熏制食品有关。所以,对于熏制肉或烤肉可偶尔作为口味调剂食用,但是不可多吃。

(五)预防食品中苯并(a)芘危害的措施

(1)加强环境治理,减少环境苯并(a)芘的污染。综合治理工业"三废"以减少大气、土壤及水体中的苯并(a)芘,其中石油提炼、炭黑、炼焦及橡胶合成等行业的工业废水中苯并(a)芘含量较高,应采用吸附沉淀、氧化等方法处理后排放。汽车应安装水烟装置以减少环境和食品的污染。

(2)改进食品烹调加工方式,防止食品直接污染及减少食品成分的热解及热聚。熏烤食品时改进燃烧方式,不用煤烟直接熏烤,避免食品直接接触炭火、可对熏烟进行净化处理、使用不含苯并(a)芘的液体烟熏制剂或控制烟熏温度以减少苯并(a)芘的生成,也可采用红外线或电烤的方式加工食品;避免使用长时间高温的煎炸油,采用低温油炸技术。

(3)粮食、油料种子不在柏油马路上晾晒;机械化生产食品时要防止润滑油污染食品,或改用食用油润滑剂;使用绿色环保的包装材料,如石蜡包装材料应使用食用石蜡、包装纸不应含有石墨等。

(4)去除污染。揩去产品表面的烟油(使食品中苯并(a)芘含量减少 20% 左右);利用对苯并(a)芘有较大的亲和吸附能力的吸附剂,可有效去除植物油中的苯并(a)芘,常用的吸附剂有活性炭、活性白土、硅藻土、人造纤维等,其中活性炭的应用最为广泛;阳光或紫外线照射,可降低苯并(a)芘含量。

(5)改变饮食习惯。尽量少吃烧烤、熏制类肉制品;不食用烤焦、炭化的肉制品;多食用富含维生素 A 的食品。

(6)制定食品中允许含量标准,加强市场监督。我国卫生标准中规定,熏、烧、烤肉类及水产品食品、谷物及其制品中苯并(a)芘的限量标准为 5 μg/kg,油脂及其制品中苯并(a)芘的限量标准为 10 μg/kg。

三、杂环胺类化合物

20 世纪 70 年代日本学者首次从烤肉和烤鱼中分离出具有较强致癌和致突变性的杂环胺类化合物。杂环胺是富含蛋白质的食品在烤、炸、煎过程中蛋白质、氨基酸的热解产物。

(一)食品中杂环胺类化合物的来源

食品中的杂环胺类化合物主要产生于高温烹调加工过程,尤其是蛋白质含量丰富的肉类、鱼类食品在高温烹调过程中更易产生。影响食品中杂环胺形成的因素主要是烹调方式和食品成分。

❶ **烹调方式**　火烤、煎炸、烘制富含蛋白质的食品时都可产生杂环胺。加热温度是杂环胺形成的重要影响因素。加热温度越高,食品中杂环胺的生成量越多。食品中的水分是杂环胺形成的抑制因素。因此,加热温度越高,时间越长,水分含量越少,产生的杂环胺越多。故烧烤、煎炸等直接与火接触或与灼热的金属表面接触的烹调方法,使水分很快失去且温度较高,产生杂环胺的数量远远大于炖、焖、煨、煮及微波炉烹调等温度较低、水分较多的烹调方法。

❷ **食品成分**　在烹调温度、时间和水分相同的情况下,蛋白质含量较高的食品产生的杂环胺较多。肌酸或肌酐是杂环胺形成的重要来源,因此,含有肌肉组织的食品可产生大量杂环胺。美拉德反应与杂环胺的产生有很大关系,由于不同的氨基酸在美拉德反应中生成杂环胺类化合物的种类和数量也有较大差异,如在食品中添加色氨酸和谷氨酸后加热,生成的杂环胺类化合物急剧增加。

(二)杂环胺的毒性

其毒性表现在经代谢活化后具有致突变性和致癌性,活性代谢产物是 N-羟基化合物,对动物有不同程度的致癌性,主要靶向器官为肝,其次是血管、肠道、前胃、乳腺、淋巴组织、皮肤和口腔等。

(三)预防食品中杂环胺危害的措施

❶ **改进加工方法**　避免明火直接接触食品;避免高温、长时间烧烤或油炸鱼和肉类;烹调肉和鱼时添加适量抗坏血酸、抗氧化剂、大豆蛋白、膳食纤维、维生素及黄酮类物质,以减少杂环胺的生成。

❷ **改善不良饮食习惯**　为防止杂环胺对人体健康的危害,应改善不良的饮食习惯。尽量避免过多食用烧、烤、煎、炸的食品,不食或去除烧焦部分。膳食纤维有吸附杂环胺并降低其活性的作用,蔬菜、水果中的某些成分有抑制杂环胺的致突变性和致癌性的作用。因此,增加蔬菜、水果的摄入量,对防止杂环胺的危害有积极作用。

❸ **灭活处理**　次氯酸、过氧化酶等处理可使杂环胺氧化失活,亚油酸可降低其诱变性。

❹ **加强监测**　制定食品中杂环胺的限量标准。建立和完善杂环胺的检测方法,加强食品中杂环胺含量监测。

四、丙烯酰胺

丙烯酰胺(acrylamide)是一种用于生产化工产品聚丙烯酰胺的化工原料。2002 年 4 月瑞典国家食品管理局和斯德哥尔摩大学研究人员率先报道,在一些油炸和烘烤的淀粉类食品,如炸薯条、炸薯片、谷物、面包等中检出丙烯酰胺。由于丙烯酰胺具有潜在的神经毒性、遗传毒性和致癌性,因此,食品中丙烯酰胺的污染引起了国际社会和各国政府的高度关注。

(一)食品中丙烯酰胺的来源

食品中丙烯酰胺的来源与食品的组成以及加工、烹调方式有关。研究资料显示,所有富含碳水化合物的油炸食品均可能含有丙烯酰胺,其中含量较高的三类食品是高温加工的马铃薯制品、咖啡及其类似制品、早餐谷物(如油饼、面包)类食品。

❶ 食品中丙烯酰胺的形成　食品中丙烯酰胺主要是在加工过程中形成的,在食品加工前检测不到丙烯酰胺。多数学者认为其形成的主要途径是丙烯酰胺的两种主要前体物游离天冬氨酸(马铃薯和谷类中的代表性氨基酸)与还原糖在一定温度下发生美拉德反应而生成的。研究发现,主要是在高碳水化合物、低蛋白质的植物性食品加热(120 ℃以上)烹调过程中形成的。其生成的最佳温度是 140～180 ℃,在加工温度较低(如水煮)时,丙烯酰胺生成量相当低。

另外,有学者认为,食品中丙烯酰胺还可通过高温下食品中脂肪和蛋白质的降解形成。油脂在高温下首先被水解成甘油和脂肪酸,甘油被降解为丙烯醛,除此之外,蛋白质中的氨基酸分解也会产生少量的丙烯醛,丙烯醛和氨基酸通过氨反应生成丙烯酰胺。

❷ 食品中丙烯酰胺的污染情况　2005 年 2 月国际食品添加剂专家委员会(JECFA)第 64 次会议公布了从 24 个国家获得的 2002—2004 年间食品中丙烯酰胺的检测数据,共 6752 个,检测的数据包含早餐谷物、马铃薯制品、咖啡及其类似制品、奶类、糖和蜂蜜制品、蔬菜和饮料等主要消费食品,均检测出丙烯酰胺。2015 年欧洲食品安全局(European Food Safety Authority,EFSA)收集了 2010 年以来 24 个欧洲国家和 6 个食品协会提供的食品分析结果共 43419 份,发现丙烯酰胺含量最高的为咖啡替代品(干)、咖啡(干)和土豆类产品(薯片、油炸土豆)3 种食品。近年来我国多个城市对食品中的丙烯酰胺含量进行了检测,结果显示以薯片含量最高,每千克食品中丙烯酰胺含量最高达 898 μg,而常吃的油条、油饼、焦圈、薄脆、排叉等油炸米面类食品中的丙烯酰胺含量也较高。

(二)丙烯酰胺的毒性

❶ 神经毒性和生殖发育毒性　大量的动物实验研究表明,丙烯酰胺主要引起神经毒性,其次为生殖毒性。神经毒性作用主要为周围神经退行性变化和脑中涉及学习、记忆和其他认知功能部位的退行性变化。生殖毒性作用表现为雄性大鼠精子数目和活力下降及形态改变和生育能力下降。

❷ 遗传毒性　丙烯酰胺在体内和体外试验均表现有致突变作用,可引起哺乳动物体细胞和生殖细胞的基因突变和染色体异常,并证明丙烯酰胺的代谢产物环氧丙酰胺是其主要致突变活性物质。

❸ 致癌性　动物实验研究发现,丙烯酰胺可致大鼠多种器官发生肿瘤,包括乳腺、甲状腺、睾丸、肾上腺、中枢神经、口腔、子宫、脑下垂体等。国际癌症研究机构(IARC)于 1994 年对其致癌性进行了评价,将丙烯酰胺列为第 2 类致癌物(2A),即对人类很可能致癌,其主要依据为丙烯酰胺在动物和人体均可代谢转化为其致癌性代谢产物环氧丙酰胺。

❹ 人体资料　对接触丙烯酰胺的职业人群和因事故偶然暴露于丙烯酰胺的人群的流行病学调查,均表明丙烯酰胺对人具有神经毒性作用,但目前还没有充足的人群流行病学证据表明通过食品摄入丙烯酰胺与人类某种肿瘤的发生有明显相关性。

(三)预防食品中丙烯酰胺危害的措施

(1)改变加工方式。尽量避免过高温度和长时间的热加工;对一些天冬酰胺含量高的食品原料,加工温度尽可能控制在 120 ℃以下。

(2)加工时添加一些抑制剂,减少丙烯酰胺前体物质的生成。如天冬酰胺酶可以使丙烯酰胺的前体物质天冬酰胺水解,生成天冬氨酸和氨,从而在一定程度上抑制丙烯酰胺的生成;不同盐类对食品中丙烯酰胺的生成具有一定的抑制作用等。

(3)改善饮食习惯。提倡平衡膳食,减少油炸和高脂肪食品的摄入,多吃蔬菜水果。

(4)油炸食品时降低食品中的含水量。

子任务四　食品添加剂的危害及预防

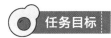 **任务目标**

1.了解食品添加剂的分类。
2.掌握食品添加剂的概念及安全性。
3.理解食品添加剂的使用原则。

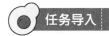 **任务导入**

2015年5月20日,某市某食品有限公司开展监督检查,对"里脊肉串""蒙古肉串"等产品现场抽样送检,有1批次"蒙古肉串"检出"日落黄",有3批次"里脊肉串"检出"诱惑红"。经查,该企业为了使肉串"卖相"更好,在"蒙古肉串""里脊肉串"生产加工过程中超范围使用食品添加剂"日落黄""诱惑红",上述不合格速冻肉串共13191箱,涉案金额180余万元。

食品添加剂的使用对食品产业的发展起着重要的作用,比如:它可以改善风味、调节营养成分、防止食品变质,使加工食品丰富多彩,满足消费者的各种需求,只要按国家标准使用,其安全性是有一定保障的。但若不科学地使用,滥用食品添加剂会给食品添加剂本身带来很大的负面影响,且也会对身体产生危害。如染色馒头事件、致癌性工业染料"苏丹红一号"用于多种食品生产的事件、糖精枣事件等。近几年,食品添加剂使用的安全性越来越引起人们的关注。

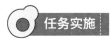 **任务实施**

一、食品添加剂的定义

食品添加剂是指为改善食品品质和色、香、味以及为防腐、保鲜和加工工艺的需要而加入食品中的化学合成或天然物质,包括营养强化剂。营养强化剂是指为增加营养成分而加入食品中的天然的或人工合成的属于天然营养素范围的食品添加剂。(《中华人民共和国食品安全法》)

食品添加剂是指其本身通常不作为食品消费,不是食品的典型成分,而是在食品的制造、加工、调制、处理、装填、包装、运输或保藏过程中,由于技术(包括感官)的目的而有意加入食品中的物质,但不包括污染物或者提高食品营养价值而加入食品中的物质。(国际食品法典委员会)

另外,欧盟、日本等国对食品添加剂的概念表述均有所差别。但从各个国家对食品添加剂概念的表述来看,食品添加剂均具有以下几个特征:第一,食品添加剂是在食品生产加工过程中有意添加的,能够满足一定的工艺需求;第二,其本质是化学合成或者是天然存在的物质;第三,食品添加剂的定义和范畴是依据所在国或地区食品法律规范而规定的。

二、食品添加剂的分类

食品添加剂可按来源、功能和安全性评价不同进行分类。

❶ **按来源分**　可分为天然食品添加剂、化学合成食品添加剂和生物合成食品添加剂三类。

(1)天然食品添加剂是指利用分离提取的方法,从天然的动植物体等原料中分离纯化得到的食品添加剂。如色素中的辣椒红,香料中的天然香精油、薄荷等。

(2)化学合成食品添加剂是指利用无机物、有机物通过化学合成的方法而得到的添加剂。如防腐剂苯甲酸钠,着色剂胭脂红、日落黄等。

(3)生物合成食品添加剂是指以粮食为原料,利用微生物发酵代谢产生的添加剂。如调味用的味精,色素中的红曲红,酸度调节剂柠檬酸、乳酸等。

❷ 按功能分 由于各国对食品添加剂的定义不同,因而按功能的分类也有所不同。国际食品法典委员会将食品添加剂分为 27 类,欧盟分为 24 类,日本分为 27 类,美国分为 32 类。

我国在《食品安全国家标准食品添加剂使用标准》(GB 2760—2014)中将食品添加剂按功能分为 22 类共 2000 多个品种。具体来说,有酸度调节剂、抗结剂、消泡剂、抗氧化剂、漂白剂、膨松剂、胶姆糖基础剂、着色剂、护色剂、乳化剂、酶制剂、增味剂、面粉处理剂、被膜剂、水分保持剂、增稠剂、防腐剂、稳定和凝固剂、甜味剂、食品用香精、食品工业用加工助剂。

❸ 按安全性评价分 联合国粮食及农业组织和世界卫生组织(FAO/WHO)下设的食品添加剂联合专家委员会(JECFA)为了加强对食品添加剂安全性的审查与管理,制定出它们的 ADI 值(每人每天允许摄入量),并向各国政府建议。该委员会建议把食品添加剂分为如下四类。

(1)GRAS(generally recognized as safe)物质,即一般认为是安全的添加剂,可按正常需要使用,无须建立 ADI 值。

(2)A 类,是 JECFA 已经制定 ADI 值和暂定 ADI 值的添加剂。又分为 A_1 和 A_2 两个亚类。

①A_1:毒理学资料清楚,已经制定出 ADI 值。

②A_2:已经暂定 ADI 值,毒理学资料不完善,暂时许可用于食品。

(3)B 类,是 JECFA 曾经进行过安全性评价,但毒理学资料不足,未建立 ADI 值和或未进行安全性评价者。又分为 B_1 和 B_2 两个亚类。

①B_1:JECFA 进行过安全性评价,但未建立 ADI 值。

②B_2:未进行安全性评价。

(4)C 类,是 JECFA 进行过安全性评价,根据毒理学资料认为应该禁止使用的食品添加剂或应该严格限制使用的食品添加剂。又分为 C_1 和 C_2 两个亚类。

①C_1:JECFA 根据毒理学资料,认为在食品中使用不安全者,应禁止使用的添加剂。

②C_2:JECFA 认为应该严格限制,作为某种特殊用途使用的添加剂。

三、食品添加剂的安全性

国内外允许使用的食品添加剂都有充分的毒理学评价资料,且符合食用级质量标准,因此,只要使用范围、使用方法与使用量符合《食品添加剂使用标准》,一般认为,食品添加剂对人是无害的。

食品添加剂的不合理使用是食品添加的主要安全问题。其主要体现在以下几个方面。

❶ 滥用食品添加剂

(1)食品添加剂超出标准规定用量:食品添加剂在食品加工过程中必须严格按照国家标准规定的使用量添加,才能确保对人体安全无害。食品添加剂超标准量使用一直是主要的食品安全问题,随意过量使用食品添加剂如亚硝酸钠等可能危及人体健康。

(2)添加剂使用超出规定范围:国家标准严格规定食品添加剂的使用范围,若不按规定范围添加,即作为违法食品处理。如硫黄作为漂白剂只限于蜜饯、干果、干菜、粉丝、食糖等使用,但有的食品加工者在蒸馒头时用硫黄熏蒸,会造成二氧化硫严重残留。我国规定儿童食品中不准添加人工合成色素、糖精和香精,但有些生产企业在一些婴幼儿食品中添加糖精、香精等。

(3)使用不符合国家标准的添加剂:国家规定食品加工用食品添加剂必须是符合食品级规格的产品,禁止使用工业级产品。但目前仍有不法分子将工业级产品假冒为食品添加剂销售、使用。如将含甲醇的工业用酒精作为食用酒精出售,造成重大的食物中毒事件(假酒事件);将铅含量超标的工业用亚硫酸或工业用碳酸氢钠作为食品添加剂销售、使用;在食品加工过程中采用工业级商品代替食品级加工助剂造成食物中毒事件亦多次发生。

❷ 食品营养强化剂的使用问题 食品营养强化缺乏科学性和加工工艺不合理是食品营养强化

剂使用需要解决的主要问题。在食品中添加营养素要考虑营养强化的目的、营养素品种的选择、人体摄入量等,还必须考虑人体过量摄入营养强化剂时的毒性。若在食品中过量地添加营养强化剂,如碘、维生素 A 等,可能对人体健康产生危害。

❸ **食品加工中使用非食品原料**　不法分子违法使用我国未经批准的食品添加剂或禁止使用的化学添加物(未列入《食品添加剂使用标准》和《食品营养强化剂使用标准》的品种),严重威胁消费者的健康和生命。如将滑石粉掺入面粉用于增白,将消毒剂甲醛(福尔马林溶液)用于鱼类等的防腐,用工业级石蜡熬制火锅底料等。

四、食品添加剂的使用原则

为保证消费者的健康,食品添加剂必须在安全监督管理下,按照我国食品添加剂卫生标准使用,避免滥用。一般来说,应遵循以下几个基本原则。

(1)食品添加剂必须经过一定的毒理学安全性评价,证明在限量内长期食用安全无害。

(2)在食品中所使用的添加剂,必须是食品添加剂名录中开列的。

(3)加入食品添加剂后不影响食品的感官理化性质、不破坏营养素。

(4)食品添加剂的使用不应掩盖食品腐败变质;不应掩盖食品本身或加工过程中的质量缺陷或以掺杂、掺假、伪造为目的。

(5)食品添加剂在达到一定的使用目的后,经加工、烹调或贮藏,能够被破坏、排除或有微量残留。

(6)在达到预期效果的前提下尽可能降低在食品中的使用量。

(7)进口食品添加剂必须符合我国规定的品种和质量的标准。

(8)应按照我国《食品安全国家标准食品添加剂使用标准》(GB 2760－2014)附录 A 的规定使用食品添加剂。

(9)专供婴儿的主辅食品,除按规定可以加入食品营养强化剂外,不得加入人工甜味剂、色素、香精、谷氨酸钠等不适宜的食品添加剂。

子任务五　食品包装材料和容器的危害及预防

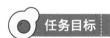

任务目标

1.了解食品包装材料的分类。

2.了解塑料中有害物质的来源。

3.掌握常用塑料包装的卫生问题。

任务导入

食品在生产加工、贮运和销售过程中,要使用各种工具、设备、容器、包装材料及内壁涂料,食品容器和包装材料在与食品的接触中就可能会有有害成分转移到食品中,造成食品的污染。国内外都曾有食品容器、包装材料污染食品而造成的食物中毒和食源性疾病的报道。所以,注重食品容器、包装材料的卫生质量,严格管理食品用工具及设备的卫生,对食品的安全与卫生有着重要的意义。

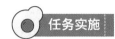

一、概述

食品容器、包装材料是指包装、盛放食品用的纸、竹、木、金属、搪瓷、陶瓷、塑料、橡胶、天然纤维、化学纤维、玻璃等制品和接触食品的涂料。对于食品包装材料和容器的要求是能满足食品的耐冷冻、耐高温、防渗漏、抗酸碱、防潮等功能,除此外不能向食品中释放有害物质,不得与食品中营养成分发生反应。

按照材质,食品容器、包装材料大致可分为七类:塑料容器和包装材料,橡胶容器和包装材料,搪瓷、陶瓷容器和包装材料,金属容器和包装材料,玻璃容器和包装材料,纸质容器和包装材料及天然材料(竹子、木头)等容器及包装材料。在这里主要介绍涉及食品安全问题较多的塑料容器和包装材料、橡胶容器和包装材料两类。

二、塑料容器和包装材料对食品的污染

(一)概念及分类

塑料是以一种高分子聚合物树脂为基本成分,再加入一些用来改善性能的各种添加剂制成的高分子材料。根据塑料在加热、冷却时呈现性质的不同,可将其分为热塑性塑料和热固性塑料两大类。

❶ 热塑性塑料 主要以加成聚合树脂为基料,加入少量添加剂而制成。其优点是成型加工简单,包装性能良好,废料可回收再利用;缺点是刚硬性低、耐热性不高。用于食品包装及容器的热塑性塑料主要有聚乙烯、聚丙烯、聚苯乙烯、聚氯乙烯等。

❷ 热固性塑料 主要以热固性树脂为基料,加入添加剂、固化剂等而形成。其优点是耐热性高、刚硬、不溶、不熔等;缺点为性脆、成型加工效率低,废弃物不能回收再利用。热固性塑料主要有脲醛树脂及三聚氰胺等。

(二)塑料中有害物质的来源

(1)树脂本身有一定的毒性,且树脂中残留有毒单体、裂解物及老化产生的有毒物质。

(2)塑料容器表面的微尘杂质及微生物污染。

(3)塑料制品在制作过程中添加的稳定剂、增塑剂、着色剂等带来的危害。为了使儿童餐具色彩鲜亮同时降低成本,有些不法商贩就会利用工业级色母对产品进行着色,工业级色母中存在着大量有害物质,如芳香胺、重金属等,如果摄入体内就会造成严重的后果。

(4)塑料回收料再利用时附着的一些污染物和添加的色素可造成食品的污染。

(5)塑料包装材料表面印刷的油墨所产生的有毒物质。当在复合膜、塑料袋上进行印染时,需要在油墨中添加甲苯等混合溶剂,这样有利于稀释和促进干燥,但有些不法厂家大量使用比较便宜的甲苯,使包装袋中残留大量的苯类物质。

(三)常用塑料包装的卫生问题

❶ 聚乙烯

(1)概述:聚乙烯(PE)是由乙烯单体聚合而成的化合物。采用不同工艺方法聚合而成的聚乙烯,因其相对分子质量大小及分布不同,分子结构和状态不同,可形成不同的聚乙烯品种,一般分为低密度聚乙烯(LDPE)和高密度聚乙烯(HDPE)两种。LDPE主要用于制造食品塑料袋、保鲜膜等;HDPE主要用于制造食品塑料容器、塑料管等。

(2)主要卫生问题:聚乙烯塑料本身是一种无毒材料。聚乙烯塑料的卫生问题主要是由聚乙

中的单体乙烯、添加剂残留以及回收制品中残留的污染物而引起的。

乙烯低毒且由于沸点低,极易挥发,在塑料包装材料中残留量很低,加入的添加剂量又非常少,基本不存在残留问题,因此,一般认为聚乙烯塑料是安全的包装材料。但低分子量聚乙烯溶于油脂会使油脂具有辣味,从而影响产品质量。聚乙烯塑料回收再生品存在较大的不安全性,由于回收渠道复杂,回收容器上常残留有害物质,难以保证清洗可以完全去除,从而造成对食品的污染。有时为了掩盖回收品的质量缺陷往往添加大量涂料,导致涂料色素残留污染食品。因此,一般规定聚乙烯回收再生品不能用于制作食品的包装容器。

❷ 聚丙烯

(1)概述:聚丙烯(PP)是由丙烯聚合而成的一类高分子化合物,耐油脂,耐高温,阻隔性能优于聚乙烯,化学稳定性好,易加工成型。其缺点是耐低温性能比聚乙烯差,热封性比较差。

聚丙烯主要用于制作食品塑料袋、薄膜、保鲜盒以及市场常见的豆浆瓶、优酪乳瓶、果汁饮料瓶、微波炉餐盒等。

(2)主要卫生问题:聚丙烯加工过程中使用的添加剂与聚乙烯塑料相似,一般认为聚丙烯塑料是安全的,其安全性高于聚乙烯塑料。聚丙烯的安全性问题主要是回收再利用品,与聚乙烯相类似。

❸ 聚氯乙烯

(1)概述:聚氯乙烯(PVC)被广泛地用于食品外包装,它是由氯乙烯聚合而成的。聚氯乙烯塑料是以聚氯乙烯树脂为主要原料,再加以增塑剂、稳定剂等加工制成。其优点是可塑性优良,价格便宜,故使用很普遍。缺点是只能耐热81 ℃。常用于雨衣、建材、塑料膜、塑料盒等。

(2)主要卫生问题:聚氯乙烯树脂本身是一种无毒聚合物,但其原料单体氯乙烯具有麻醉作用,可引起人体四肢血管的收缩而产生痛感,同时还具有致癌和致畸作用。因此,聚氯乙烯塑料的安全性问题主要是残留的氯乙烯单体、降解产物以及添加剂的溶出造成的食品污染。

聚氯乙烯塑料有软质和硬质之分,软质聚氯乙烯塑料中的增塑剂含量较大,用于食品包装安全性差,通常不用于直接的食品包装,常用于生鲜水果和蔬菜包装;硬质聚氯乙烯塑料不含或含极少增塑剂,它的单体氯乙烯残留量少,可用于食品的包装。

❹ 聚苯乙烯

(1)概述:聚苯乙烯(PS)由苯乙烯单体聚合而成。聚苯乙烯本身无毒、无味、不易生长霉菌,可制成收缩膜、食品盒等。

(2)主要卫生问题:聚苯乙烯含有苯乙烯单体及甲苯、乙苯和异丙苯,甲苯等这些成分可向食品中转移,苯乙烯单体具有一定的毒性,以聚苯乙烯容器贮存牛乳、肉汁、糖液及酱油等可产生异味。因此,应尽量避免用快餐盒装滚烫的食品,以防苯乙烯融入食品中。

❺ 聚碳酸酯

(1)概述:聚碳酸酯(PC)是分子链中含有碳酸酯的一类高分子化合物的总称。目前只有双酚A型的芳香族聚碳酸酯可以用作食品包装材料和容器。双酚A型的芳香族聚碳酸酯以双酚A与碳酸二苯酯为原料,经酯交换和缩聚而成。

聚碳酸酯无味、耐油、不易污染,因此,主要用于制造食品的模具及用于具有抗冲击性能和一定透明度要求的食品容器。如水壶、太空杯、奶瓶。

(2)主要卫生问题:双酚A与碳酸二苯酯进行酯交换时会有中间体苯酚产生。苯酚不仅具有一定的毒性,而且还会产生异味,影响食品的感官性状。另外双酚A也能导致内分泌失调,威胁着儿童的健康。欧盟认为含双酚A的奶瓶会诱发性早熟,并从2011年3月2日起禁止生产含双酚A的婴儿奶瓶。中国规定食品包装材料和容器用的聚碳酸酯和成品中游离苯酚含量应控制在0.05mg/L以下,而且不宜接触高浓度乙醇溶液。

⑥ 三聚氰胺甲醛塑料与脲醛塑料

(1)概述:三聚氰胺甲醛塑料又名密胺塑料,为三聚氰胺与甲醛缩合热固而成。脲醛塑料为尿素与甲醛缩合热固而成。二者均可制食具,且可耐120℃高温。市场上的仿瓷碗即是三聚氰胺甲醛塑料。

(2)主要卫生问题:脲醛塑料在聚合时,可能会有未充分参与聚合反应的游离甲醛,这也是此类塑料制品的主要安全问题。

我国对仿瓷餐具的制作工艺有专门的标准要求,按国家规定工艺标准制作的仿瓷餐具耐高温、耐溶剂、耐碱性都比较好,但目前市场上有些不法生产厂商不按国家规定制作,以脲醛树脂代替三聚氰胺甲醛树脂为材料制作仿瓷餐具,此种劣质餐具会对人体产生很大的危害。

三、橡胶容器和包装材料对食品的污染

橡胶是一种高分子化合物。可用于制作奶嘴、瓶盖、高压锅垫圈及输送食品原辅料、水的管道。主要分为天然橡胶和合成橡胶两类。

① 天然橡胶 本身既不分解也不被人体吸收,一般对人体无害,但由于加工的需要,加入多种助剂,会带来食品安全问题。

② 合成橡胶 由单体聚合而成的高分子化合物。其安全问题主要是单体和添加剂的残留。有些单体具有较强的毒性,可引起出血并有致畸作用。

 任务检验

① 名词解释

(1)农药残留 (2)兽药残留 (3)食品添加剂 (4)有毒金属

② 填空题

(1)1855年日本发生的公害病"痛痛病"是由于环境污染致使大米中的_____含量增高而引起的。

(2)1854年末,日本熊本县水俣湾附近居民因食用被_____污染的水产品而发生了重大的"水俣病"事件。

(3)工业"三废"是指_____、_____、_____。

(4)食品添加剂按来源可分为_____、_____、_____。

(5)GRAS物质,即一般认为是安全的添加剂,可按正常需要使用,无须建立_____值。

③ 选择题

(1)高温、长时间油炸鱼和肉类,有害化学物质(　　)的含量会增加。

A.杂环胺　　　　　B.亚硝胺　　　　　C.丙烯酰胺　　　　　D.苯并(a)芘

(2)高温油炸淀粉类食品,下列哪种化学物质的含量会增加?(　　)

A.杂环胺　　　　　B.亚硝胺　　　　　C.丙烯酰胺　　　　　D.苯并(a)芘

(3)在一批腌菜中检出大量硝酸盐,在适宜的条件下它们可以和胺类形成(　　)。

A.亚硝胺　　　　　B.色胺　　　　　C.腐胺　　　　　D.组胺

(4)烧焦的鸭中含有的极强致癌物质是(　　)。

A.苯并(a)芘　　　　　B.二噁英　　　　　C.黄曲霉毒素　　　　　D.亚硝胺

(5)长期使用铝制品作为食品容器会引发下列哪种疾病?(　　)

A.老年痴呆症　　　　　B.甲状腺肿大　　　　　C.肠胃疾病　　　　　D.癌症

(6)(多选)下列不属于有害重金属的是(　　)。

A.铬　　　　　B.钾　　　　　C.铅　　　　　D.砷

扫码看答案

（7）下列哪种农药由于易在环境中长期蓄积,并有一定的潜在危害和三致作用,而被许多国家禁止使用?（　　）

　　A.有机磷农药　　　　　B.氨基甲酸酯类农药

　　C.拟除虫菊酯类农药　　D.有机氯农药

（8）（多选）亚硝胺在下列哪些食品中含量较高?（　　）

　　A.盐腌咸鱼　　　　　B.油煎咸肉片　　　　　C.腌菜　　　　　D.新鲜水果

（9）（多选）食品塑料包装材料的主要卫生安全问题为（　　）。

　　A.树脂单体　　　　　B.有毒重金属　　　　　C.加工助剂　　　　　D.荧光增白剂

（10）（多选）《食品添加剂使用标准》规定了（　　）。

　　A.食品添加剂的品种　　　　　　　　B.食品添加剂的使用范围

　　C.食品添加剂的制造方法　　　　　　D.食品添加剂的最大使用量

（11）下列防腐剂中安全性较高,无须规定 ADI 值的是（　　）。

　　A.苯甲酸及其钠盐　　B.山梨酸钾　　　　C.丙酸及其盐类　　　D.对羟基苯甲酸酯类

（12）（多选）2006 年发生了一起"苏丹红红心鸭蛋"事件,下列有关苏丹红的描述正确的是（　　）。

　　A.一种天然色素　　　B.一种人工色素　　　C.对人类健康无害　　D.有致癌作用

（13）我国规定硝酸钠和亚硝酸钠只能用于下列哪类食品中?（　　）

　　A.粮谷类食品　　　　B.豆类食品　　　　C.蔬菜水果类食品　　　D.肉类罐头和肉类制品

（14）（多选）不法商贩将"吊白块"加入粉丝、米粉生产中,可使产品色泽洁白,增加产品韧性并起到一定防腐作用,下列有关"吊白块"的描述正确的是（　　）。

　　A.化学名:甲醛次硫酸氢钠

　　B.具有漂白的作用

　　C.对人类健康无害

　　D.久食添加"吊白块"的米粉,易造成癌变

（15）（多选）下列有关糖精钠的叙述正确的是（　　）。

　　A.属于人工合成的非营养甜味剂

　　B.不能在婴幼儿食品中使用

　　C.大量糖精钠会引起食欲减退、急性大出血、多脏器损害等恶性中毒

　　D.大量糖精钠会损害人的味觉器官

❹ 简答题

（1）简述预防 N-亚硝基化合物危害的措施。

（2）简述预防有害金属污染食品的措施。

（3）食品添加剂不合理使用体现在哪几个方面?

任务三　食品中的物理性危害及预防

子任务一　异杂物对食品的危害及预防

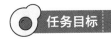

任务目标

　1.了解食品中异杂物的种类。

2.掌握食品中异杂物的来源及其预防措施。

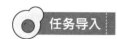

物理性污染是指食品生产加工过程中混入食品中的杂质超过规定的限量,或食品吸附、吸收外来的放射性物质所引起的食品安全问题。食品中的杂质污染存在偶然性,在某种程度上影响了食品的感官性状,一直都是消费者投诉较多的食品安全问题。食品的放射性污染物分为天然放射性污染物和人工放射性污染物。

一、食品中异杂物污染及其预防

❶ 食品中异杂物的种类　食品中的异杂物主要是指食品本身以外的一切物质,主要有金属类、木料类、玻璃类、橡皮塑料类及其他类。

(1)金属类:金属设备破损或断裂而产生的金属碎片碎屑,设备维修时所用的螺母、螺钉、铁钉、垫圈、铆钉、焊接粗锌、焊接棒、刮刀掉落的金属薄片,以及拉链、发夹、首饰等。

(2)木料类:来自铲板、木箱上掉落物、树枝、带刺的棒杆、门或建筑掉落物等。

(3)玻璃类:来自灯管破裂、温度计破碎、玻璃仪表碎裂、取样容器破损产生的碎片以及眼镜片等。

(4)橡皮塑料类:来自包装薄膜、包装袋、塑料容器、塑料杯、衬垫、密封圈等。

(5)其他类:衣服扣、头发、指甲、小虫子、泥土、小石头、沙子及草籽等。

❷ 食品中异杂物的来源　食品中异杂物主要来源于食品的生产加工过程。食品中的异杂物从食品原料的种植、养殖、收获、加工、贮藏、流通至消费整个过程中都有可能污染到食品。除此之外,有些异杂物是人为故意向食品中加入的。

❸ 食品中异杂物污染的预防

(1)严格执行食品卫生标准。我国食品卫生标准中对食品中异杂物的含量有明确规定,如《小麦粉》(GB 1355−2005)中磁性金属物的限量值为 0.003 g/kg;《食品安全国家标准　乳粉》(GB 19644−2010)中杂质度应不高于 16.0 mg/kg 等。

(2)严格执行《中华人民共和国食品安全法》,加强对有关从业人员的管理与教育,严厉打击在食品中掺杂、掺假的行为。

(3)加强食品生产、贮存、运输、销售过程的监督管理,把好产品的质量关。

(4)改进加工工艺和检验方法。

子任务二　放射性物质对食品的危害及预防

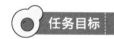

1.了解放射性物质进入食品的途径及危害。

2.掌握食品中放射性物质的来源及其预防措施。

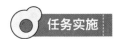

任务导入

2011年3月11日，日本福岛第一核电站1号反应堆所在建筑物爆炸，2号机组的高温核燃料发生泄漏。之后，茨城县的牛奶和番芫茜及福岛县的11种蔬菜均被检出辐射超出安全水平。

天然食品中都有微量的放射性物质，一般情况下对人是无害或影响很小的。在特殊环境下，放射性元素可能通过动物或植物富集而污染食品，对人类身体健康产生危害。食品中的放射性物质主要来源于宇宙射线和地壳中的放射性物质，即天然本底。除此之外，还有核试验、人为的放射性污染等。如对放射性物质的开采和冶炼、核废物以及由于战争目的的核武器试验与使用或和平时期的意外核爆炸或核泄漏事故所释放的放射性核素，通过空气、土壤和水而污染食品。

任务实施

一、放射性污染的概述

放射性污染目前主要指由于人类活动排放出的放射性污染物造成的环境污染和人体危害。而从自然环境中释放出的天然放射性核素，可以视为环境的背景值。

放射性核素如轴、钍等，能自发地放射出某些特殊射线（如α射线、β射线和γ射线），通过射线的照射危害人体和其他生物体，成为放射性污染物。

二、放射性污染物的来源

（1）食品中的天然放射性物质：天然放射性核素分成两大类，其一为宇宙射线的粒子与大气中的物质相互作用产生，如^{14}C、^{3}H等。其二是地球在形成过程中产生的核素及其衰变产物，如^{238}U、^{235}U、^{232}Th、^{40}K、^{87}Rb等。天然放射性物质在自然界中的分布很广，可以通过食物链进入生物圈，成为动植物组织的成分之一。一般认为，除非食品中的天然放射性物质的核素含量很高，否则基本不会影响食品的安全。

（2）食品中的人工放射性物质：

①核试验。核试验明显增加了地球表面的人工放射性物质。核爆炸时会产生大量的放射性裂变产物，随同高温气流被带到不同的高度，大部分在爆点的附近地区沉降到地面。因此，核试验的污染带有全球性，且为放射性环境污染的主要来源，它们对食品的污染特点是放射性物质种类多，有的半衰期长，被人类摄入机会多，有的在人体还可以长期积蓄，其中^{89}Sr、^{90}Sr、^{137}Cs、^{14}C对食品的污染有重大影响。如^{90}Sr在核爆炸中大量产生，是食品放射性的主要来源，^{90}Sr主要污染奶制品，其次是蔬菜水果、谷类和面制品。

②意外事故导致放射性物质泄漏。这是污染食品的一条重要途径。比如2011年，日本的福岛核电站泄漏事故导致数十万居民撤离和转移，福岛县周边地区的蔬菜和原奶等农畜产品中被检出放射性物质含量超标，多个国家和地区停止进口福岛、群马、茨城和栃木等县生产的乳制品、蔬菜水果以及水产类食品。

③核电站污水排放。从一座核电站排放出的放射性物质，虽然其浓度极微量几乎检测不出来，但核电站的温水排放量很大，经过水生生物的生物链被成千上万倍的浓缩，成为水产食品放射性物质污染的一个来源。

④放射性核素在工农业、医学和科研中的应用，也会向外界环境排放一定量的放射性物质。在农业上使用含^{32}P等放射性元素的磷肥，常使放射性核素在农作物中累积，并通过食物链进入人体。

三、放射性物质进入食品的途径

环境中的放射性物质可通过食物链向食品中转移,其主要的转移途径有以下三种。

(1)向水生生物体内转移:放射性物质污染水域,一部分被水吸收后消除,另一部分为水生物组织吸收。水中不论是溶解的还是悬浮的放射性物质均可以进入水生生物体中。鱼类和水生生物可通过食饵摄入,也可直接吸收水中的放射性物质。放射性物质进入水生生物体后有明显的富集作用。

(2)向植物组织内转移:通过灰尘、雨水和污水将放射性物质带到农田农作物处,可形成放射性物质的直接污染。土壤中的放射性物质可被植物根系吸收。

(3)向动物体内转移:环境中的放射性物质通过牧草、饲料和饮水等途径进入畜禽体内,不仅在组织或器官中贮留,也可以从乳中排出。环境中的放射性物质通过食物链进入人体蓄积并产生潜在危害。

四、放射性污染的危害

通过食物链进入人体的放射性物质会逐渐累积,随着照射量的增大,人会出现头痛、头晕、食欲下降、睡眠障碍等神经系统和消化系统的症状,继而出现白细胞和血小板减少等,导致肺癌、白血病和遗传障碍等疾病。放射性物质滞留在人体的肾、肝、骨髓、肺部等也会引起病变。

五、放射性污染危害的预防措施

❶ 加强放射性防护工作

(1)对产生和使用放射性物质的单位加强放射性防护工作。

(2)严格执行卫生防护措施,重点是防止意外事故的发生和对其产生的废物、废水和废气进行管理和监测,防止环境污染。对于放射性废水,可按规定稀释排放、浓缩贮存或回收利用;对于放射性固体废物,可采用焚烧、填埋等处理方法;对于放射性废气一定要经过适当处理后,由高烟囱稀释排放。

❷ 控制食品放射性污染的措施 对污染源进行经常性卫生监督;定期进行食品卫生监测,将食品中放射性物质含量控制在允许浓度范围内。

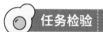 **任务检验**

❶ 名词解释

(1)食品异杂物　　(2)放射性污染

❷ 填空题

(1)食品中的异杂物主要来源于_____。

(2)食品中的异杂物主要有金属类、_____、_____、橡皮塑料类及其他类。

(3)食品中放射性物质主要来源于_____。

❸ 选择题

(1)(多选)食品中的人工放射性物质的主要来源有(　　)。

A. 核试验　　　　　　　　　　　B. 意外事故导致放射性物质泄漏

C. 核电站污水排放　　　　　　　D. 放射性核素在工农业、医学和科研中的应用

(2)(多选)由于意外核爆炸或核泄漏事故所释放的放射性核素,可通过(　　)而污染食品。

A. 空气　　　　　B. 土壤　　　　　C. 水　　　　　D. 电

❹ 简答题

(1)简述预防异杂物污染食品的措施。

(2)简述放射性物质进入食品的途径。

(3)简述预防放射性污染危害食品的措施。

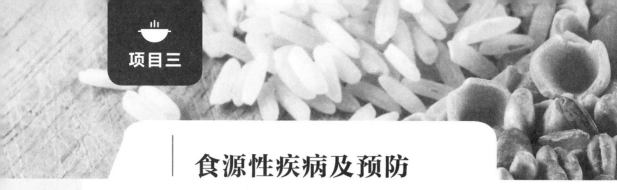

食源性疾病及预防

扫码看课件

项目描述

　　世界卫生组织对食源性疾病的定义："通过摄食方式进入人体内的各种致病因子引起的通常具有感染或中毒性质的一类疾病。"在食源性疾病暴发流行过程中，食品本身并不致病，只是起了携带和传播病原体的媒介作用。食源性疾病不仅包括传统意义上的食物中毒，而且包括经食品传播的各种感染性疾病。最为人们所熟悉的食源性疾病是食物中毒（急性、慢性）、肠道传染病（甲型肝炎、伤寒、痢疾等）。常见的食源性疾病有细菌性疾病、寄生虫病、病毒性疾病、真菌毒素中毒、有毒动植物中毒等。食源性疾病的发病率居各类疾病总发病率的前列，是当前世界上最突出的卫生问题。本项目要学习细菌性食物中毒、真菌性食物中毒、有毒动植物性食物中毒、化学性食物中毒及预防措施、食物中毒的调查和处理。

项目目标

　　1.了解食物中毒的基本概念。
　　2.明确食物中毒的分类及特点。
　　3.理解常见细菌性食物中毒的症状及预防措施。
　　4.理解非细菌性食物中毒症状及预防措施。
　　5.掌握食物中毒的调查和处理方法。

任务一　食源性疾病的分类及特点

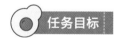　**任务目标**

掌握食源性疾病的分类及特点。

　**任务导入**

　　2018 年 11 月 18 日,福建省某戏团 97 人分别入住福州鼓楼区某酒店和中龙大厦某酒店,早餐由入住酒店提供,但中餐、晚餐均在鼓楼区某餐饮店用餐。18 日凌晨,入住两家酒店的人员陆续出现恶心呕吐、腹痛、腹泻等症状,截至 18 日下午 15 点 30 分,当地医院共接诊主诉有恶心呕吐、腹痛、腹泻症状的患者 42 人,其中住院患者 5 人,门诊患者 35 人,另有 2 名孕妇转至福建省立医院治疗;无

死亡病例。所有患者病情平稳,无生命危险。

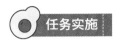 **任务实施**

（一）食源性疾病的定义

食源性疾病是指通过饮食进入人体的有毒有害物质（包括生物性病原体）等致病因子所造成的疾病,一般可分为感染性疾病和中毒性疾病,包括常见的食物中毒、肠道传染病、人畜共患传染病、寄生虫病以及化学性有毒有害物质所引起的疾病。食源性疾病的发病率居各类疾病总发病率的前列,是当前世界上最突出的卫生问题。

世界卫生组织（WHO）认为,凡是通过饮食进入人体的致病因素引起的感染性疾病或中毒性疾病,都称为食源性疾病。

食品为人类生活的必需品,本身并不致病,只是起了携带和传播病原体的媒介作用。导致人体患食源性疾病的病原体是食品中所含有的各种致病因子。人体摄入食品中所含有的致病因子可以引起以急性中毒或急性感染两种病理变化为主要发病特点的各类临床综合征。使食品产生毒性的有毒有害物质是多种多样的,从食品的生产、加工、贮存、销售到食用的过程中,食品被污染的方式和程度很复杂。因此有害食品对人体健康造成的危害也表现为不同的形式和程度。有时候以急性中毒形式出现,此种情况属于食物中毒。有些污染食品的有毒物质并不引起食物中毒,而是长期连续通过食品作用于人体,造成慢性毒害,可以表现为致基因突变、致畸形、致癌等作用,这种潜在的危害对人体健康影响很大。

食源性疾病在日常生活中主要表现为消化道传染病和寄生虫病,是食品卫生工作的重点。

（二）食源性疾病的病原体

食源性疾病的病原体可概括为生物性病原体、化学性病原体和物理性病原体三大类。

最常见的是生物性病原体。食源性疾病的病原体不同,其病理和临床表现也有不同。但是这类疾病有一个共同的特征,都是通过进食行为而发病,这就为预防这类疾病提供了一个有效的途径:加强食品卫生监督管理,倡导合理营养,控制食品污染,提高食品卫生质量。

（三）食源性疾病的特征

食源性疾病的特征主要有以下三点。

（1）在食源性疾病暴发流行过程中,食品本身并不致病,只是起了携带和传播病原体的媒介作用。

（2）导致人体罹患食源性疾病的病原体是食品中所含有的各种致病因子。

（3）人体摄入食品中所含有的致病因子可以引起以急性中毒或急性感染两种病理变化为主要发病特点的各类临床综合征。

（四）食源性疾病的分类

❶ **按致病因子不同** 分为细菌性食源性疾病、食源性病毒感染、食源性寄生虫感染、食源性化学性中毒、食源性真菌毒素中毒、动物性毒素中毒、植物性毒素中毒。

❷ **按发病机制不同** 分为食源性感染和食源性中毒,包括常见的食物中毒、肠道传染病、人畜共患传染病、寄生虫病以及化学性有毒有害物质所引起的疾病。食源性疾病的发病率居各类疾病总发病率的前列,是当前世界上最突出的卫生问题。

（五）食源性疾病的预防

食源性疾病的预防措施如下。

（1）避免在没有卫生保障的公共场所进餐。

（2）在有卫生保障的超市或菜市场购买有安全系数的食品，不买散装食品。

（3）新鲜食品经充分加热后再食用，不喝生水。

（4）避免生熟食混放、混用砧板菜刀等，降低生熟食交叉污染的概率。

（5）不生食、半生食海鲜及肉类；生食瓜果必须洗净。

（6）重视加工凉拌和生冷类食品的清洁。

（7）尽量每餐不剩饭菜。

（8）吃剩的饭菜尽量放 10 ℃以下贮存，食用前必须充分加热。

（9）夏季避免食用家庭自制的腌制食品。

（10）养成饭前便后洗手的良好卫生习惯。

《中华人民共和国食品安全法》已明确规定了食物中毒和其他食源性疾病的食品卫生监督管理的内容。由于历史原因，由食品传播的肠道传染病、腹泻的报告管理仍属于传染病报告的范围，对人畜共患病的报告尚不健全。因此，食物中毒仅是食源性疾病的一部分，不能全面、真实地反映因食品不卫生、食品污染对健康造成的危害。如何加强对食源性疾病的统一管理、统一报告，从预防和控制措施上与国际接轨，将是食品卫生工作者长期的任务。

（六）预防食源性疾病的黄金指南

食源性疾病是因进食而起的，如果食品无毒无害，就不会发生食源性疾病。因此，提高食品的卫生质量，保证食品安全无害是防止食源性疾病发生的关键；应从食品的加工、贮存、运输、生产销售等环节进行全面的卫生监督管理，推广实施食品企业的危害分析与关键控制点（HACCP）管理模式，预防和控制各种有害因素对食品的污染，以保证食品卫生安全，这是防止食源性疾病发生的根本措施。

WHO 发布了安全制备食品的十大原则，这十大原则就是预防食源性疾病的黄金指南。

（1）选择安全处理过的食品。食品要新鲜，有固定包装的食品要在保质期内，不要购买和食用来历不明的食品。

（2）彻底加热食品。许多生的食品，特别是家禽、肉类及未经消毒的牛奶常被病原体污染，彻底加热可杀灭病原体，防止外熟里生。

（3）立即吃掉做熟的食品。做熟的食品放置时间越长，危险性越大。

（4）妥善贮存熟食。

（5）彻底再加热熟食。

（6）避免生食与熟食接触。

（7）反复洗手。

（8）精心保持厨房所有表面的清洁。

（9）避免昆虫、鼠类和其他动物接触食品。

（10）使用符合卫生要求的饮用水。

（七）食物中毒的定义、原因、特点

❶ **基本定义**　食物中毒是指食用了被有毒有害物质污染的食品或者食用了含有毒有害物质的食品后出现的急性、亚急性疾病。

食物中毒属于食源性疾病，但不包括暴饮、暴食引起的急性胃肠炎，以及肠道传染病和寄生虫病，或一次大量摄入有毒有害物质或长期少量摄入某些有害物质引起的以慢性毒害为主要特征的疾病。

❷ **食物中毒的原因**　正常情况下，食品并不具有毒性。食品产生毒性并引起中毒的原因主要有以下几种。

（1）食品被致病菌或其毒素污染。某些致病性微生物污染食品并在适宜条件下急剧繁殖或产生大量毒素，如细菌性食物中毒。

(2)食品被有毒化学物质污染,并达到了急性中毒剂量。如农药、金属和其他化学物质的污染。

(3)食品贮藏条件不当产生了有毒物质。发芽马铃薯、高组胺的腐败鱼类、酸败油脂、腐烂蔬菜、霉变粮食等。

(4)因食品本身含有有毒物质,由于加工、烹调方法不当未除去有毒物质。如四季豆、豆角。

(5)含毒动植物组织与可食食品混淆,误食后可发生中毒。如毒蕈、河豚等。

(6)长期生存在有毒环境下的动植物对毒素起着转移与富集的作用。

❸ 食物中毒的特点

(1)发病季节性特点:细菌性食物中毒主要发生在5—10月,化学性食物中毒全年均可发生。

(2)中毒地区性特点:东南沿海多发生副溶血性弧菌食物中毒;肉毒中毒主要发生在新疆地区;霉变甘蔗和发酵米面中毒多发生在北方地区。

(3)食物中毒原因特点:微生物引起的食物中毒最常见,其次为化学性食物中毒。

(4)食物中毒病死率特点:病死率较低。

(5)食物中毒发生场所分布特点:集体食堂发生的食物中毒人数最多,饮食服务单位次之,家庭占第三位。

(6)引起食物中毒的食品种类分布特点:以动物性食品为主。

❹ 食物中毒的发病特点　食物中毒种类多,病因复杂,发病情况差别很大,但一般具有如下共同特点。

(1)潜伏期短而集中,常呈集体性暴发。发生集体暴发性食物中毒时,一般可能在食后24～48 h内有大量患者同时或相继发病,并在短时间内达到高峰,之后迅速下降。

(2)同期中毒患者有相同的症状或症状基本相似。一般有急性胃肠炎的症状,如恶心、呕吐、腹痛、腹泻等。

(3)人与人之间不直接传染。停止食用有毒食品后,不再出现新患者,无传染病流行时的余波。

(4)发病与食品有关。食物中毒患者在相同或相近的时间内都食用过同样的食品,发病范围仅限于食用了有毒食品的人群,一旦停止食用有毒食品,发病立即停止。

(5)食物中毒的发生有一定的季节性和地域性。细菌性食物中毒主要发生在5—10月,化学性食物中毒全年均可发生。绝大多数食物中毒的发生有明显的地域性。

❺ 食物中毒的类型　食物中毒按照病原体的不同主要分为细菌性食物中毒、真菌毒素食物中毒、有毒动植物食物中毒、化学性食物中毒4种基本类型。

(1)细菌性食物中毒:细菌性食物中毒是指摄入含有细菌或细菌毒素的食品而引起的食物中毒。主要有沙门菌、葡萄球菌、大肠杆菌、肉毒梭菌、副溶血性弧菌等引起的食物中毒。细菌性食物中毒是食物中毒中最常见的一种。主要是由于食品在生产、加工、运输、贮存、销售等过程中被细菌污染,细菌在食品中大量繁殖并产生毒素造成的。细菌性食物中毒的发生与不同区域人群的饮食习惯有密切的关系。美国多食肉、蛋和糕点,葡萄球菌食物中毒最多;日本喜食生鱼片,副溶血性弧菌食物中毒最多;我国食用畜禽肉、禽蛋类较多,多年来一直以沙门菌食物中毒居首位。

(2)真菌性食物中毒:中毒主要通过被真菌或其毒素污染的食品,用一般的烹调方法加热处理不能破坏食品中的真菌毒素。发病率较高,死亡率因菌种及其毒素种类而异。真菌生长繁殖及产生毒素需要一定的温度和湿度,因此中毒往往有比较明显的季节性和地区性。如霉甘蔗中毒常见于北方的初春。

(3)有毒动植物性食物中毒:有毒动植物食物中毒是指食入有毒动植物或摄入因加工、烹调不当未除去有毒成分的动植物食品而引起的食物中毒,其发病率较高,病死率因动植物种类而异。动物性食物中毒食品主要有两种:将天然含有有毒成分的动物或动物的某一部分作为食品,误食引起中毒反应;在一定条件下产生了大量有毒成分的可食的动物性食品,如河豚中毒。最常见的植物性食

65

物中毒为四季豆中毒、毒蕈中毒、木薯中毒等。

(4)化学性食物中毒:化学性食物中毒是指摄入有毒化学物质或被其污染的食品引起的食物中毒。发病率和病死率比较高。地区性、季节性不明显。如某些金属化合物、农药等引起的食物中毒。

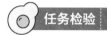 **任务检验**

扫码看答案

❶ 选择题

(1)食源性疾病最常见的临床表现为(　　　)。

A. 呼吸系统症状　　　　B. 消化系统症状　　　　C. 神经症状　　　　　　D. 脱水

(2)食物中毒与流行性传染病的根本区别在于(　　　)。

A. 人与人之间有无传染性　　　　　　　　B. 较短时间内有无大量的患者出现

C. 有无一定潜伏期　　　　　　　　　　　D. 有无发病的地区性特点

(3)食物中毒与其他急性疾病最本质的区别是(　　　)。

A. 潜伏期短　　　　　　　　　　　　　　B. 很多人同时发病

C. 以急性肠道症状为主　　　　　　　　　D. 患者曾进食同一批某种食品

(4)以下食物中毒中哪种最为常见?(　　　)

A. 真菌性食物中毒　　　　　　　　　　　B. 化学性食物中毒

C. 砷污染食品引起的食物中毒　　　　　　D. 细菌性食物中毒

(5)下列属于食品中毒范畴是(　　　)。

A. 食用含氰苷类物质的食品　　　　　　　B. 暴饮暴食引起的肠炎

C. 食用轮状病毒污染的食品　　　　　　　D. 食用被绦虫污染的食品

(6)(多选)属于食源性疾病范畴的是(　　　)。

A. 食物中毒　　　　　　　　　　　　　　B. 食源性肠道传染病

C. 食源性寄生虫病　　　　　　　　　　　D. 人畜共患传染病

(7)(多选)食物中毒具有以下哪些特征?(　　　)

A. 暴发,潜伏期短　　　　　　　　　　　B. 临床表现相似

C. 易集体发病　　　　　　　　　　　　　D. 人与人之间具有传染性

(8)(多选)食物中毒的类型包括(　　　)。

A. 细菌性食物中毒　　　　　　　　　　　B. 有毒动植物性食物中毒

C. 有毒化学物质中毒　　　　　　　　　　D. 真菌毒素和霉变食品中毒

(9)(多选)食源性疾病按发病机制不同分为(　　　)。

A. 食源性感染　　　　B. 食源性中毒　　　　C. 生物性病原　　　　D. 化学性病原

(10)(多选)食源性疾病的病原体可概括为(　　　)。

A. 生物性病原体　　　B. 化学性病原体　　　C. 辐射病原体　　　　D. 物理性病原体

❷ 判断题

(1)导致人体患食源性疾病的病原体是食品中所含有的各种致病因子。(　　　)

(2)食源性疾病是分布最广泛、最常见的疾病,是全球性的公共卫生问题。(　　　)

(3)一次食物中毒中,所有食物中毒患者的临床表现基本相似。(　　　)

(4)食物中毒就是食源性疾病。(　　　)

(5)安全食品是指完全没有风险的食品。(　　　)

(6)提高食品的卫生质量,保证食品安全无害是防止发生食源性疾病的关键。(　　　)

(7)食源性疾病的病原体最常见的是化学性病原体。(　　　)

(8)食源性疾病是指通过饮食进入人体的有毒有害物质(包括生物性病原体)等致病因子所造成

Note

的疾病。（　　）

（9）食源性疾病的预防应避免生熟食混放、混用砧板菜刀等，降低生熟食交叉污染的概率。（　　）

（10）推广实施食品企业的危害分析与关键控制点（HACCP）管理模式，预防和控制各种有害因素对食品的污染，以保证食品的卫生安全，是防止食源性疾病发生的根本措施。（　　）

任务二　食物中毒及预防

子任务一　细菌性食物中毒及预防

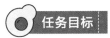 **任务目标**

掌握细菌性食物中毒及其预防。

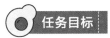 **任务导入**

高某在某酒店举办寿宴，130名亲朋参加寿宴。9月20日15时参加寿宴的人员中出现第一例病例，至9月21日凌晨1时，共有12人陆续出现恶心、呕吐、腹泻、腹痛等症状，全部收入中心医院进行治疗。12名患者中最小年龄8岁，最大年龄64岁。至9月25日，此12名患者全部治愈出院。寿宴菜品种类包括水晶河虾仁、雪花牛肉粒、腊味石笋干、黄焖土鸡、秘制焗海蟹、清蒸多宝鱼、夫妻肺片、蒜泥白肉、杂粮全家福、小麦菠菜羹、生日长寿面，采集了留样菜品或菜品原料进行实验室检测，检测结果：夫妻肺片、蒜泥白肉菜品中检出金黄色葡萄球菌，未检出沙门菌、副溶血性弧菌。寿宴其余菜品或菜品原料未检出沙门菌、金黄色葡萄球菌。菜品中夫妻肺片、蒜泥白肉为熟肉制品，属于我国容易引发葡萄球菌食物中毒的食品之一。

5—10月发生的食物中毒以细菌性食物中毒为主，在各类食物中毒中，细菌性食物中毒最多见，约占食物中毒总数的一半。细菌性食物中毒具有明显的季节性，多发生在气候炎热的季节。一方面是由于气温高，适合微生物生长繁殖；另一方面人体肠道的防御机能下降，易感性增强。细菌性食物中毒发病率高，病死率低，我国每年发生的细菌性食物中毒事件占食物中毒事件总数的30%～90%，中毒人数占食物中毒总人数的60%～90%。

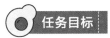 **任务实施**

（一）细菌性食物中毒

细菌性食物中毒是指摄入被细菌或细菌毒素污染的食品后引起的急性或亚急性食物中毒。细菌性食物中毒主要包括沙门菌属、变形杆菌属、葡萄球菌肠毒素、致病性大肠杆菌属、副溶血性弧菌、肉毒梭菌毒素食物中毒等。我国发生的食物中毒中以沙门菌属、变形杆菌属、葡萄球菌肠毒素所引起的较为常见。

❶ 细菌性食物中毒的特点

（1）季节性强。细菌性食物中毒全年皆可发生，但由于细菌的生长繁殖或产生毒素受温度条件的影响，夏季气温高，细菌易大量繁殖，因此发病高峰多集中在夏秋季节，一般易发生于4—10月，尤其是6—9月发病率较高。

(2)发病率高,病死率低。在各类食物中毒事件中,细菌性食物中毒占全部食物中毒人数的70%～90%,但病死率低于其他类型的食物中毒。常见的细菌性食物中毒的发病特点为发病急、病程短、恢复快、预后好、病死率低。细菌性食物中毒的潜伏期短,一般食入被致病菌或其毒素污染的食品后,24 h内即可发病,呈急剧暴发型,如能及时抢救,一般病程短、恢复快。但李斯特菌等引起的食物中毒的病死率较高,一般为20%～100%,且病程长、病情重、恢复慢。抵抗力低的人群,如老人、儿童和身体衰弱者,发病症状常较为严重。

(3)发病与进食有关。营养丰富、含水量大的食品易被细菌污染,也适合细菌大量生长繁殖。其中动物性食品是引起细菌性食物中毒的主要食品,畜肉类及其制品居首位,禽肉、鱼、乳、蛋类引起的食物中毒也占一定比例。植物性食品,如剩饭、米糕、米粉也易导致食物中毒。节日会餐或食品卫生监督不严时尤易发生食物中毒。此外,细菌性食物中毒也与进食者的机体防御功能低、易感性高有关。一般在同一起食物中毒事件的所有中毒患者,发病前在较短的时间内进食过同一种或几种被污染的食品。

(4)无传染性。细菌性食物中毒的流行病学特征为暴发性,无传染性。

❷ 细菌性食物中毒的类型　　引起细菌性食物中毒的食品主要为动物性食品。细菌性食物中毒按发病机制可分为以下三种类型。

(1)感染型:病原菌随食品进入肠道,在肠道内继续生长繁殖、黏附于肠黏膜或侵入黏膜及黏膜下层,引起肠黏膜的充血、白细胞浸润、水肿、渗出等病理变化。某些病原菌进入黏膜固有层后可被吞噬细胞吞噬或杀灭,死亡的病原菌(如沙门菌属)可释放出内毒素,内毒素可作为致热原刺激体温调节中枢,引起机体体温升高,亦可协同致病菌作用于肠黏膜,使机体出现胃肠道症状。

(2)毒素型:某些病原菌(如葡萄球菌)污染食品后,在食品中大量生长繁殖并产生引起急性胃肠炎反应的肠毒素(外毒素)。多数病原菌产生的肠毒素为蛋白质,对酸有一定的抵抗力,随食品进入肠道后主要作用于小肠黏膜细胞膜上的腺苷酸环化酶或鸟苷酸环化酶,使其活性增强。在该酶的作用下,细胞内的三磷酸腺苷(ATP)或三磷酸鸟苷(GTP)脱去两个磷酸并环化为环磷酸腺苷(cAMP)或环磷酸鸟苷(cGMP)。细胞内的cAMP或cGMP为刺激分泌的第二信使,其浓度升高可导致分泌功能改变,抑制钠和水的吸收而使Cl^-的分泌亢进,使Na^+、Cl^-、水在肠腔潴留而导致腹泻。

(3)混合型:某些病原菌(如副溶血性弧菌)进入肠道后除侵入肠黏膜引起炎性反应外,还产生引起急性胃肠道症状的肠毒素。这类病原菌引起的食物中毒是致病菌对肠道的侵入及其产生的肠毒素的协同作用。

❸ 细菌性食物中毒发生的原因

(1)食品被致病菌污染。食品在生产、加工、运输、贮存、销售等过程中受到致病菌污染的机会很多,食品常常由于采购疏忽(食品不新鲜或为病死牲畜、禽肉)、保存不善(各类食品混杂存放或贮存条件差、贮存时间过长、昆虫叮爬污染等致使食品腐败变质)、从业人员带菌污染、操作污染、工具容器使用前不清洗消毒污染和二次污染(熟食又受到带菌从业人员或带菌害虫的污染)或剩余食品处理不当等原因而造成污染。

(2)致病菌大量生长繁殖或产生毒素。合适的温度、食品中充足的水分、适宜的pH以及营养条件可使食品中的致病菌大量生长繁殖并产生毒素,食用后引起中毒。

(3)烹饪不当或食品交叉污染。食品在加工过程中因肉块过大、加热不够,被污染的食品未经烧熟煮透或凉拌菜等原因造成没有烧熟煮透,或者在烹制过程中生熟不分等保存不当造成生熟食品交叉污染。

❹ 细菌性食物中毒的预防和处理

(1)严格遵守卫生制度。食品加工、贮存和销售过程要严格遵守卫生制度,严防食品被病原体污染,食具、容器、砧板、刀具等应严格生熟分开使用,做好消毒工作,避免生熟交叉污染和二次污染。

生产场所、厨房、食堂要有防蝇、防鼠设备。餐饮从业人员应严格遵守个人卫生制度,认真执行就业前体检和录用后定期体检制度,应经常接受食品卫生教育,养成良好的个人卫生习惯。患化脓性疾病和上呼吸道感染的患者,在治愈前不应参加接触食品的工作。

(2)控制环境温度,防止细菌繁殖及外毒素的形成。绝大部分致病菌生长繁殖的适宜温度为 20～40 ℃,在 10 ℃以下繁殖减弱,低于 0 ℃多数细菌不能繁殖和产毒。因此,食品应存放在低温和通风阴凉处,以控制细菌繁殖和毒素的形成。食品不要在常温下存放太长时间,一般熟食在 10 ℃以上存放时间不要超过 4 h,带肉馅的食品在常温下存放不要超过 2 h。食品中加盐量达 10% 也可控制细菌繁殖及形成毒素。控制食品的水分和酸碱度也能很好地控制细菌的繁殖。

(3)彻底杀灭细菌。食品食用前彻底加热以杀灭病原体及破坏毒素是防止食物中毒的关键措施。要保证杀菌温度与时间,食用前一定要把食品烧熟、煮透,存放的食品在食用前都必须重新加热灭菌。为彻底杀灭肉中的病原体,肉块不应太大,并务必使内部温度达到 80 ℃以上,持续 12 min;蛋类应彻底煮熟。

(二)沙门菌属食物中毒

❶ **病原** 沙门菌属食物中毒是一种常见的细菌性食物中毒,细菌性食物中毒中 80% 以上是沙门菌属食物中毒。沙门菌属是一群寄生于人和动物肠道的革兰染色阴性杆菌,需氧或兼性厌氧,种类繁多,已发现的约有 2000 个血清型。由寄生于人或动物肠道中的革兰阴性杆菌组成,对人和动物都有致病性,其中以鼠伤寒沙门菌、肠炎沙门菌和猪霍乱杆菌最常见。沙门菌属食物中毒的发病机制主要是由于大量活的沙门菌随食品进入消化道,并在肠道繁殖,经肠系膜淋巴组织进入血液循环,出现菌血症,引起全身感染,即感染型中毒。当细菌被肠系膜、淋巴结和网状内皮细胞破坏时,沙门菌体就释放出内毒素,导致人体中毒,并随之出现临床症状,为毒素型中毒。

沙门菌属生长繁殖的适宜温度为 35～37 ℃,适宜 pH 为 6.8～7.8,对外界环境抵抗力较强,水中可生存 2～3 周,在粪便中或冰水中可生存 1～2 个月,在食盐含量为 12%～19% 的咸肉中可生存 75 天,在土壤中可过冬,在禽蛋、鸡和鸭中也可存活数月。沙门菌属不耐热,60 ℃经 15～30 min、70 ℃加热 5 min 或者 100 ℃立即被杀灭。水经氯化物处理 5 min 可杀灭其中的沙门菌。由于沙门菌属不分解蛋白质,食品被污染后感官性状无明显变化,极易引起食物中毒。

❷ **中毒原因** 沙门菌在自然界中分布很广,人和动物均可带菌。主要的污染源是人和动物肠道的排泄物。正常人体肠内带菌率在 1% 以下,肉类食品生产者带菌率可高达 10% 以上,正常畜禽如猪的带菌率为 2%～15%,病猪的带菌率为 70%。沙门菌属食物中毒全年均有发生,但以 6～9 月夏秋季节多见。由于沙门菌不分解蛋白质,受污染的食品通常没有明显的感官性状的变化,所以,其危害性更大。肠炎沙门菌在合适的条件下可在牛奶或肉类中产生肠毒素,肠毒素为蛋白质,在 50～70 ℃可耐受 8 h,不被胰蛋白酶和其他水解酶所破坏,并对酸碱有抵抗力。

(1)肉类食品的生前感染和宰后污染:生前感染是指家畜、家禽在被宰杀前已感染沙门菌;宰后污染指家畜、家禽在宰杀后被带沙门菌的粪便、容器、污水等所污染。生前感染是肉类食品中沙门菌的主要来源。

(2)蛋类沙门菌的来源:蛋类污染沙门菌也有两个途径,其一为卵巢内污染,即家禽卵巢内带沙门菌,在蛋壳未形成前已被污染,属直接污染蛋液;其二为家禽泄殖腔带有沙门菌,产蛋过程中蛋壳表面被沙门菌污染,在适当条件下沙门菌可通过蛋壳的气孔侵入蛋内,使蛋液带菌。

(3)奶中沙门菌的来源:患沙门菌病的奶牛的奶中可能带菌,即使健康奶牛的奶在挤出后亦可受到带菌奶牛粪便或其他污染物的污染,故未经彻底消毒的鲜奶可引起沙门菌食物中毒。

(4)熟制品中沙门菌的来源:烹调后的熟制品如熟肉、卤肉、动物内脏可再次受到带菌容器、烹调工具和食品从业带菌者的污染。

❸ **中毒机制及症状** 沙门菌属食物中毒是因为人体摄入了大量活菌,活菌进入消化道后,附着

于肠黏膜上，引起肠黏膜炎症、水肿、出血，同时释放内毒素，因此而引起发热，肠蠕动增加而发生呕吐和腹泻等胃肠炎症状，属于混合型细菌性食物中毒。主要症状为急性胃肠炎。

潜伏期一般为 12～24 h，短者数小时，长者 2～3 天。主要症状为发病初期全身症状明显，如头晕、头痛、恶心和寒战，随后出现呕吐、腹痛、腹泻。腹泻为水样便，一天 7～10 次。一般伴有发热，体温较高，可达 39～40 ℃，持续 2～3 天。重症患者可出现寒战、抽搐甚至昏迷，病程较长，持续 3～5 天，预后一般良好。但老人、体质差的重症患者若抢救不及时也可引起死亡。

❹ 预防措施

(1)防止沙门菌污染食品。采取积极措施，对肉禽蛋类食品进行严格卫生检查，不让带有沙门菌病的畜禽肉进入市场，严禁采购病死畜禽。加强家禽、家畜的饲养管理，预防传染病。做好家畜、家禽的宰前卫生检疫，发现病畜和病禽后严格按照有关卫生条例和规定处理，禁止食用病畜、病禽。食品从业人员应定期进行带菌检查，一经发现其带菌，立即调离岗位。彻底消灭食堂、厨房、食品贮存室等处的鼠、蝇和蟑螂，防止畜禽肉类等动物性食品受到污染。食品存放和加工时应做到生熟分开。

(2)控制沙门菌繁殖。食品低温贮存是控制沙门菌繁殖的重要措施，动物性食品不要放置很久，暂时不食用的食品要低温贮存，应放置在 10 ℃ 以下的低温环境中贮存，以控制细菌繁殖。食品企业、饮食行业、集体食堂和食品销售网点均应配备冷藏设备，并按照食品低温保存的卫生要求贮存食品。

(3)杀灭病原菌。食品在食用前充分加热以杀死病原菌是预防沙门菌属食物中毒的关键措施。食品在烹调时要烧熟煮透，彻底杀死病原菌，同时严格执行生熟食品分开制度，防止发生交叉污染。加热灭菌的效果与加热温度、持续时间、加热方式、食品体积、沙门菌的类型以及污染程度等许多因素有关。猪霍乱沙门菌在 75 ℃ 的温度下 2～3 min 可被杀灭，鼠伤寒沙门菌在 80 ℃ 的温度下 10 min 可被杀灭。为彻底杀灭肉类中可能存在的各种沙门菌，食品要煮熟、煮透，保证肉块中心部位温度至少达到 80 ℃。鸡蛋煮沸时间为 8 min，鸭蛋煮沸时间为 10 min。剩饭菜在食用前应充分加热，还应注意饮食、饮水卫生。

(三)病原性大肠杆菌食物中毒

❶ 病原 病原性大肠杆菌为革兰阴性杆菌，属于肠道正常菌群，一般不致病。多数菌株有周身鞭毛，能发酵乳糖及多种糖类，产酸产气，在自然界生活能力强，在土壤和水中可存活数月。大肠杆菌抗原结构复杂，主要有 O、H 和 K 三类抗原。某些菌株毒力较强，能直接引起食物中毒，通常表现为急性胃肠炎，通常将这些菌株称为致病性大肠杆菌。引起食物中毒的致病性大肠杆菌分为肠产毒性大肠杆菌(ETEC)、肠侵袭性大肠杆菌(EIEC)、肠致病性大肠杆菌(EPEC)、肠出血性大肠杆菌(EHEC)。

肠产毒性大肠杆菌(ETEC)：散发性或暴发性腹泻，婴儿和旅游者腹泻的病原菌。致病物质为不耐热肠毒素(LT)和耐热肠毒素(ST)两种：LT 经加热 60 ℃、30 min 破坏，ST 经加热 100 ℃、30 min 破坏。其毒力因子包括菌毛和毒素。

肠侵袭性大肠杆菌(EIEC)：较少见，主要侵犯儿童和成人。似细菌性痢疾，又称志贺菌样大肠杆菌，不产生肠毒素，无菌毛。

肠致病性大肠杆菌(EPEC)：流行性婴儿腹泻的主要病原菌。不产生肠毒素，可产生志贺菌样毒素。

肠出血性大肠杆菌(EHEC)：主要感染儿童及老人。主要血清型是 $O_{157}:H_7$ 和 $O_{26}:H_{11}$，可产生志贺菌样毒素，有极强的致病性，主要感染 5 岁以下儿童。临床特征是出血性结肠炎，剧烈的腹痛和便血，严重者出现溶血性尿毒症。

致病性大肠杆菌除血清分型外，在形态、生化反应等方面与一般大肠杆菌相似，难以鉴别。大肠杆菌 $O_{157}:H_7$ 是出血型结肠炎的病原菌，1982 年在美国出现两起出血型结肠炎病例，1996—1997 年在日本受感染6000余人,大多为6～12岁儿童,是由于牛乳消毒不彻底造成的。

❷ **食物中毒原因** 致病性大肠杆菌的传染源是人和动物的粪便。自然界的土壤和水因粪便污染而成为次级污染源。易被致病性大肠杆菌感染的食品有肉类、水产品、豆制品、蔬菜及鲜乳。这些污染食品经过加热烹调,其中的致病性大肠杆菌一般都能被杀死,但在存放过程中仍有可能被再度污染。因此要注意熟食的存放卫生,尤其要避免熟食直接或间接地与生食接触。对于凉拌食品的食材要充分洗净,并且最好不要大量食用,以免摄入过量的活菌引起中毒。

❸ **中毒机制及症状** 肠致病性大肠杆菌和肠侵袭性大肠杆菌引起的症状与志贺菌引起的痢疾相似,潜伏期较短,通常在进食后4～10 h突然发病,表现为腹痛、腹泻、呕吐、发热、大便呈水样,有时伴有脓血和黏液,肠产毒性大肠杆菌引起的症状与霍乱相似,表现为腹痛、腹泻、呕吐、发热、大便呈米泔水样,但无脓血。最为严重的是肠出血性大肠杆菌引起的食物中毒,症状为腹痛、腹泻、呕吐、发烧、大便呈水样,严重脱水,而且大便出血,还易引发出血性尿毒症、出血性贫血症、肾衰竭等并发症,患者死亡率为3%～5%。此病全年可发生,以5—10月多见。

肠致病性大肠杆菌存在于人和动物的肠道中,健康成人和儿童带菌率为2%～8%,腹泻患者为19.5%,猪、牛、羊一般在10%以上。受人、家畜和家禽粪便污染的土壤和水源也常带有该菌。食品受到水和带菌者污染、生熟交叉污染和熟食品二次污染均可引起食物中毒。不同的中毒机制导致不同的临床表现。

(1)急性胃肠炎型:急性胃肠炎型中毒是致病性大肠杆菌食物中毒的典型症状。主要是肠产毒性大肠杆菌和肠致病性大肠杆菌引起。潜伏期一般为10～15天,短者6 h。患者可有发热(38～40℃)、头痛等症状。典型表现为腹泻、上腹痛和呕吐。粪便呈米汤样或水样,每日4～5次。吐、泻严重者可脱水,病程3～5天。

(2)急性菌痢型:潜伏期一般为48～72 h。主要是肠侵袭性大肠杆菌引起。主要表现为血便、脓黏液血便、里急后重、腹痛,部分患者有呕吐。发热38～40℃,可持续3～4天。病程1～2周。

(3)出血性结肠炎型:出血性结肠炎型中毒主要病原菌是大肠杆菌$O_{157}:H_7$。中毒前驱症状为腹部痉挛性疼痛和短时间的自限性发热、呕吐,1～2天内出现非血性腹泻,后导致出血性结肠炎,严重腹痛和便血。

❹ **预防措施** 预防措施主要是防止污染。致病性大肠杆菌食物中毒是由于食品带有大量活菌,因此,防止食品带菌是预防关键。具体措施如下。

(1)加强水源卫生管理,防止水源污染。

(2)带菌者和腹泻患者是主要传染源,一经发现带菌者,不得让其从事直接接触食品的工作。

(3)严格执行食品卫生操作规程,防止生熟交叉污染。

(四)肉毒梭菌毒素食物中毒

❶ **病原** 肉毒梭菌为革兰阳性杆菌,周身有鞭毛,芽孢呈椭圆形,厌氧。生长繁殖和产生毒素的适宜温度为18～30℃。当pH<4.5或pH>9.0时,或当环境温度低于15℃或高于55℃时,该菌不能繁殖,也不能产生毒素。加入食盐或提高食品的酸度能抑制肉毒梭菌芽孢的形成和毒素的产生,但不能破坏已经形成的毒素。该菌芽孢抵抗力强,干热180℃经5～10 min、湿热100℃经5 h、高压蒸汽121℃经30 min才能将其杀死。肉毒梭菌毒素对酸的抵抗力特别强,胃酸溶液24 h内不能将其破坏,故可被胃肠道吸收,损害身心健康。肉毒梭菌毒素是一种神经毒素,为已知的最剧烈毒物,毒性比氰化钾强一万倍。肉毒梭菌毒素由胃肠道吸收后,经淋巴和血行扩散,作用于颅脑神经核和外周神经肌肉接头以及自主神经末梢,阻碍乙酰胆碱释放,影响神经冲动的传递,导致肌肉的松弛性麻痹。

肉毒梭菌在自然界分布广泛,土壤中常可检出,偶亦存在于动物粪便中。食物中毒属毒素型,根据所产生毒素的抗原性不同,肉毒梭菌分为A、B、Ca、Cb、D、E、F、G 8型,能引起人类疾病的有A、B、

E、F 型,其中以 A、B 型常见。肉毒梭菌属于厌氧菌,在厌氧环境中能强烈分泌肉毒梭菌毒素,引起特殊的神经中毒症状,致残率、病死率极高,肉毒梭菌毒素不耐热,80 ℃经 30 min 或 100 ℃经 10 min 即可破坏。在 pH>9.0 的碱性溶液中也易破坏。肉毒梭菌毒素性质稳定,是目前已知的化学毒物和生物毒素中毒性最强的一种,如引起食物中毒,死亡率很高。肉毒梭菌毒素食物中毒事件在世界各地均有发生。A 型菌主要分布于山区和荒地,B 型菌主要分布于草原或耕地,E 型菌主要分布于土壤、湖海淤泥中,F 型菌分布于欧亚、美洲沿海区域。我国以西北地区为高发区。肉毒梭菌毒素食物中毒全年均可发生,但多数发生在 3—5 月,其次为 1—2 月。

❷ **食物中毒原因**　引起肉毒梭菌毒素食物中毒的食品种类在不同地区因饮食习惯、膳食组成和制作工艺的不同而有差别,在我国多为食用了受到污染的发酵豆、谷类制品等植物性食品引起,如臭豆腐、豆豉、豆酱、面酱、酱菜和凉拌菜等,少部分由腊肉、熟肉等肉类和罐头食品引起。在欧美各国多为火腿、腊肠、鱼、蔬菜及家庭制作的水果罐头引起。我国由动物性食品引起的肉毒梭菌毒素食物中毒很少见,常见的为家庭制作的臭豆腐、豆瓣酱、豆豉等植物性食品引起的。

食品中的肉毒梭菌主要来源于带菌土壤、尘埃及粪便。在家庭自制发酵食品、罐头食品或其他加工食品中,可因下列原因使肉毒梭菌芽孢成为繁殖体并产生毒素而引起食物中毒。具体原因:制作过程中加热的程度和时间不够而未将肉毒梭菌芽孢杀灭;密闭环境中发酵或装罐;发酵温度较高;食品的含盐量低于 8%,或 pH 4.7～7.6,或有合适的水分;食用前未彻底加热,所形成的毒素未被破坏。

❸ **中毒机制及症状**　肉毒梭菌毒素中毒是神经型食物中毒,其症状主要是神经系统症状,以对称性颅神经损害的症状为特征。如视物模糊、眼睑下垂、复视、瞳孔散大、言语障碍、吞咽困难、呼吸困难,继续发展可由呼吸肌麻痹引起呼吸功能衰竭而死亡。潜伏期为数小时至十余天,一般为 1～4 天,最长可超过 30 天,病程一般 1～4 天,一般无后遗症,婴儿肉毒梭菌毒素中毒大多持续 1～3 个月会自然康复,重症者可因呼吸肌麻痹导致猝死。

肉毒梭菌毒素食物中毒是毒素型食物中毒,肉毒梭菌毒素是一种神经毒素,中毒机制为肉毒梭菌毒素可抑制神经传导介质乙酰胆碱的释放,而导致肌肉麻痹,重症者也可影响颅神经。肉毒梭菌毒素中毒的病死率较高,是细菌性食物中毒中最严重的一种。

❹ **预防措施**

(1)防止污染食品。肉毒梭菌及芽孢常存在于土壤和动物粪便中,食品加工前应对食品原料进行清洁处理,除去泥土和污物,用清水充分清洗,防止肉毒梭菌对食品的自然污染。罐头食品生产应严格灭菌,贮存过程中发生漏气或破裂时不得食用。制作发酵食品应彻底蒸煮灭菌。

(2)控制繁殖。食品加工后不要在较高温度和厌氧条件下存放,防止其污染。原料和加工后的食品应迅速冷却并在低温环境中贮存,避免贮放于高温或缺氧环境,防止肉毒梭菌芽孢变成繁殖体,控制其繁殖及产生毒素。制作发酵食品时,要对原料进行彻底蒸煮,以杀死肉毒梭菌芽孢。罐头食品在生产中也要彻底灭菌。

(3)加热破坏毒素。肉毒梭菌毒素不耐热,食用可疑食品前加热 80 ℃经 30 min 或 100 ℃经 10 min,可彻底破坏毒素。

(五)副溶血性弧菌食物中毒

❶ **病原**　副溶血性弧菌为革兰阴性杆菌,呈弧形、杆状、丝状等多种形态,无芽孢,在 30～37 ℃、pH 为 7.4～8.2、含盐 3%～4%的培养基上和食品中生长良好;无盐条件下不生长,淡水中生存期不超过 2 天,但在海水中可生存 47 天以上,故也称为嗜盐菌。该菌不耐热,56 ℃加热 5 min,90 ℃加热 1 min,或以 1%食醋处理 5 min 均可将其杀灭。

副溶血性弧菌的某些菌株在特定条件下可产生耐热的溶血毒素,能溶解人或家兔细胞,这一现象称"神奈川现象"。

❷ **食物中毒原因**　副溶血性弧菌在沿海水域的海水中以及鱼贝类海产品中的检出率较高,其引起的食物中毒是我国沿海地区常见的食物中毒。该种食物中毒于每年 6 月开始出现,7 月大量增加,8—9 月则为高发季节。男女老幼均可发病,但以青壮年为多,病后免疫力不强,可重复感染。

副溶血性弧菌广泛存在于海水、海产品和海底沉积物中。引起副溶血性弧菌食物中毒的食品主要为海产鱼虾贝类,其次为肉类、家禽和咸蛋等,少数为咸菜、酱菜、熟菜和面食等。该菌在日本食物中毒中占最大的比例,与日本人喜食海产品有关。生食海产品或食用凉拌菜及未烧熟煮透的海鱼虾,或者烧熟放置时间较长、食前又未充分加热以及生熟食品的交叉污染是引起副溶血性弧菌食物中毒的主要原因。

食品被污染的原因:首先是海水污染,海水及海底沉积物中副溶血性弧菌可直接污染海产食品,还可通过污染海域附近的塘、河、井水,使该区域淡水鱼、虾、贝也受到污染;其次是带菌者污染,一般健康成人带菌率为 0.3%,渔民为 34.8%,有肠道病史者为 31.6%,带菌者在食品加工、烹调等环节中可污染食品;最后是生熟交叉污染,食品贮存、加工、烹调等环节中,由于生熟不分,通过砧板、炊具、容器、抹布等污染熟食或凉拌菜,造成生熟交叉污染。

副溶血性弧菌食物中毒有明显的地区性和季节性,占日本食物中毒的第一位。沿海地区发生较多,夏秋季节海产品带菌率高,食物中毒发病率也高。

❸ **中毒机制及症状**　临床症状有三种类型,即毒素型、感染型和混合型急性胃肠炎。毒素型中毒由副溶血性弧菌产生的类似霍乱毒素的肠毒素引起;感染型中毒是由于大量活菌侵入造成的;混合型中毒则是由于上述两种类型的协同作用所致,潜伏期为 $11\sim18$ h,短者 $4\sim6$ h,长者可达 32 h,中毒症状为上腹部阵发性绞痛,继而腹泻,粪便为洗肉水样血水便,每天 $5\sim10$ 次,也可转为带少量黏液和血,易被误诊为急性痢疾。恶心、呕吐常在腹泻之后出现。发热,体温在 $37.5\sim38.5$ ℃。病程一般 $2\sim4$ 天,预后良好。

❹ **预防措施**　副溶血性弧菌食物中毒的预防应抓住防止污染、控制繁殖和杀灭病原菌 3 个主要环节,其中控制繁殖和杀灭病原菌尤为重要。

(1)防止污染。海产品在冷冻贮存前,应用淡水充分冲洗干净,去除大部分细菌和污物;接触过海产品的炊具、容器、水池及餐饮从业人员的手等应洗刷干净,避免污染其他食品。

(2)控制繁殖。应采用低温贮存各种食品,尤其是海产食品及各种熟制品。

(3)杀灭病原菌。海产品是引起副溶血性弧菌食物中毒的主要污染来源。海产品在被捕获后,接触海产品的用具、容器和从业人员的手,要及时冲洗和消毒,防止交叉污染。副溶血性弧菌不耐低温,在 10 ℃以下不能繁殖,在 $2\sim5$ ℃时逐渐死亡。因此食品应保存在 4 ℃以下冰箱中。

副溶血性弧菌也不耐酸,如用海产品做凉拌菜时,应将其置于食醋中浸泡 10 min 或在 100 ℃沸水中漂烫数分钟以杀死病原菌,然后再加料拌食。鱼、虾、蟹、贝类等海产品应烧熟煮透,蒸煮时需加热到 100 ℃并持续 30 min。

(4)杀灭病原体。病畜病禽带菌率较高,食前须经高温彻底杀灭该菌。存放时间稍长的熟食在食前应回锅彻底加热灭菌。

(六)金黄色葡萄球菌食物中毒

❶ **病原**　葡萄球菌属为革兰阳性球菌,需氧或兼性厌氧,少数专性厌氧。产肠毒素的葡萄球菌有两种典型的菌种,即金黄色葡萄球菌和表皮葡萄球菌,其中以金黄色葡萄球菌致病力最强。金黄色葡萄球菌呈葡萄状排列,多为致病菌,可引起化脓性病灶和败血症,其肠毒素能引起急性胃肠炎。$28\sim38$ ℃均能生长,致病菌最适温度为 37 ℃,适宜 pH 为 $4.5\sim9.8$,最适为 7.4,耐盐性强,能在含 $10\%\sim15\%$ 的氯化钠培养基上生长。葡萄球菌无鞭毛,不能运动;无芽孢,除少数菌株外一般不形成荚膜,抵抗力较强,耐干燥可达数月,对热具有较强的抵抗力,加热 80 ℃经 30 min 才能杀灭。

葡萄球菌肠毒素目前已发现的有 A、B、C、D、E 五型,A 型毒力最强,摄入 1 μg 即能中毒。葡萄球菌产生的毒素是一种蛋白质,耐热性强。100 ℃经 2 h 加热可破坏毒素。一般的烹调温度仍可引起中毒。金黄色葡萄球菌广泛分布于空气、水、土壤和物品上,如上呼吸道感染者的鼻腔带菌率为 83.3%,而健康人带菌率也达到 20%～30%,是常见的化脓性球菌之一,食品受其污染的机会很多。

❷ **食物中毒原因**　葡萄球菌广泛分布于自然界,如空气、土壤和水中。其传染源主要是人和动物的鼻腔、咽喉、皮肤、头发及化脓性病灶,例如患有化脓性皮肤病和疮疖或急性呼吸道感染以及口腔、鼻咽炎症等的患者,患有乳房炎的乳牛的乳及其制品和带有化脓性感染的畜禽肉等。引起中毒的原因主要是致病性葡萄球菌污染食品后,在适宜条件下迅速繁殖产生了大量肠毒素。

引起葡萄球菌肠毒素食物中毒的食品必须具备以下条件:食品被大量产肠毒素的葡萄球菌污染;污染后的食品放置于适合产毒的温度下;有足够的潜伏期;食品的成分和性质适于细菌生长繁殖和产毒。

食品存放温度在 37 ℃内,温度越高,产生肠毒素需要的时间越短。一般 37 ℃、12 h 能产生足够的中毒剂量肠毒素,18 ℃、3 天能产生足以引起中毒的剂量。当通风不良、氧分压降低时肠毒素易于形成。一般含蛋白质丰富、水分多、含有一定淀粉或含油脂较多的食品受葡萄球菌污染后易形成肠毒素。引起中毒的食品主要有乳、肉、蛋、鱼类及其制品等各种动物性食品,糯米凉糕、凉粉、剩饭和米酒等也曾引起过中毒。

影响葡萄球菌肠毒素形成的因素首先是食品污染程度,食品中葡萄球菌污染越严重,该菌繁殖越快,越易形成肠毒素。其次是食品存放温度及环境,产生肠毒素的适宜 pH 为 6.0～7.2,适宜温度为 20～37 ℃,温度越高,产生肠毒素越快;通风不良,氧分压越低,越易产生肠毒素;放置时间越长,产生肠毒素越多。一般在 37 ℃左右 12 h 即可产生足以引起中毒的肠毒素,18 ℃左右则需约 3 天;在 20%～30% CO_2 的环境中,如有糖类存在,则有利于肠毒素的产生。最后是食品组分,含水分、蛋白质和淀粉多的食品(如奶油蛋糕、冰激凌等)或含油脂多的食品(如荷包蛋、油炸鱼等)有利于肠毒素的产生。

❸ **中毒机制及症状**　葡萄球菌肠毒素中毒后会引起呕吐、腹泻等急性胃肠炎症状。葡萄球菌食物中毒是由葡萄球菌繁殖过程中分泌到菌细胞外的肠毒素引起,是典型的毒素型食物中毒。一般潜伏期短,2～4 h,最短为 1 h,最长为 6 h。主要症状为恶心、剧烈而频繁呕吐,同时伴有上腹部剧烈疼痛,腹泻为水样便。体温一般正常,偶有低热。因剧烈而频繁的呕吐加之腹泻,可致虚脱和严重脱水。病程一般较短,1～2 天即可恢复,预后一般良好。

葡萄球菌肠毒素中毒机制目前尚未完全阐明。有研究表明,葡萄球菌肠毒素对肠黏膜细胞无直接破坏作用,而以完整的分子经消化道吸收入血,到达中枢神经后刺激呕吐中枢,导致以呕吐为主要症状的食物中毒。葡萄球菌肠毒素也可通过对小肠黏膜细胞上腺苷酸环化酶的激活作用,使细胞内环化腺苷酸浓度升高,引起黏膜细胞分泌功能改变,使 Na^+、Cl^-、水在肠腔内潴留,胃肠运动加快而导致腹泻。

❹ **预防措施**

(1)防止葡萄球菌污染食品。要保持食品的新鲜清洁,各种易腐食品应在较低的温度下贮存和冷藏,贮存时间不要过长,且食前必须充分加热。避免带菌人群和动物对食品的污染,例如,患口腔疾病、手部化脓或患上呼吸道感染等带菌者,须暂时调离食品加工、饮食服务和营养保育等工作岗位,防止葡萄球菌带菌者污染食品。食品企业的工作人员除经常注意个人卫生和手的清洁外,要定期进行健康检查。对于患有化脓性创伤、疮疖及皮肤病的人员,在病未治愈之前不能直接接触食品和从事食品工作。

(2)防止肠毒素的产生。低温保藏、通风良好和缩短贮存时间是防止葡萄球菌产生肠毒素的重要措施。乳制品及糕点应放置在低温环境并及时出售。剩饭应及时放置低温(5 ℃以下)或阴凉通风处,且不宜超过 4 h。由于一般烹调温度不能破坏肠毒素,所以为预防葡萄球菌肠毒素食物中毒,应在肠毒素形成之前加热,因为葡萄球菌本身对热是敏感的。经过烹调加工消毒的熟肉制品、乳制品、糕点、米饭等,要严格防止在贮存、销售过程中被葡萄球菌二次污染并产生肠毒素。

患有化脓性疾病和乳房炎的奶牛,所挤出的乳汁不能使用。患慢性乳房炎的奶牛,挤出的牛乳经消毒后可以食用。屠宰患化脓性疾病的畜禽时,需将病变部位去除后,按食用肉条件进行高温处理,以熟肉供应市场。

(七)变形杆菌食物中毒

❶ **病原**　变形杆菌食物中毒是我国常见的食物中毒之一,其致病菌——变形杆菌属肠杆菌科,为多形态的革兰阴性杆菌,引起食物中毒的变形杆菌主要是普通变形杆菌、奇异变形杆菌、摩尔根氏变形杆菌 3 种,其中奇异变形杆菌可引起大多数人类感染。变形杆菌属腐败菌,一般不致病,需氧或兼性厌氧,其生长繁殖对营养要求不高,属低温菌,在 4～7 ℃低温贮存的食品中可繁殖。变形杆菌广泛分布于自然界,在土壤、污水和垃圾中均有发现,是健康人正常粪便中的菌群。该菌属耐热性不强,加热 55 ℃经 1 h,100 ℃数分钟均可被杀灭。

❷ **食物中毒原因**　食品中的变形杆菌主要来自外界的污染。变形杆菌在自然界分布广泛,在土壤、污水和动植物中均可检测出该菌。在人和动物的肠道中也常有存在,健康人肠道带菌率为1.3%～4%,腹泻患者肠道带菌率高达 13%～52.0%。

引起中毒的食品主要是动物性食品,如熟肉类、熟内脏、熟蛋品、水产品等,豆制品、凉拌菜、剩饭、病死的家畜肉也引起过中毒。生的肉类和内脏带菌率较高,往往是污染源,在烹调过程中,处理生熟食品的工具、容器未严格分开使用,生熟交叉污染,使熟食品受到重复污染(熟后污染),或者操作人员不讲卫生,通过手污染食品。被污染的食品在 20 ℃以上放置较长时间,使变形杆菌大量繁殖,食用前又未经再次加热,则极易引起食物中毒。

变形杆菌和沙门菌一样,不分解蛋白质,但可分解多肽,所以当熟肉只带有大量变形杆菌时,其感官性状可能没有腐败的迹象,但食用后可引起食物中毒,在进行食品卫生鉴定时,对此应予注意。

❸ **中毒机制及症状**　变形杆菌食物中毒的临床症状可分为三种类型,即急性胃肠炎型、过敏型和同时具有上述两种类型临床表现的混合型。

急性胃肠炎型有两种发病机制:由大量活菌侵入肠道引起的感染型急性胃肠炎和由变形杆菌产生的肠毒素引起的毒素型急性胃肠炎。发病机制基本类似于沙门菌食物中毒。过敏性组胺中毒是由于摩尔根氏变形杆菌具有脱羧酶,可使组氨酸脱羧形成组胺。一般潜伏期为 12～16 h,短者 1～3 h,最长达 60 h。主要症状为恶心、呕吐、头晕、头痛、乏力、脐周边阵发性剧烈腹痛、腹泻,腹泻为水样便。一天数次至 10 余次。体温 37.8～40 ℃,但多在 39 ℃以下。病程较短,为 1～3 天,一般预后良好。

❹ **预防措施**　变形杆菌食物中毒的预防原则:防止污染、控制细菌繁殖和食前彻底加热杀灭病原菌。特别要高度重视厨房、餐厅的卫生工作,严格做好炊具、食具及食品的清洁卫生,禁食变质食品,避免各种因素对食品造成污染,防止带菌者污染食品和生熟交叉污染,切实做好食品的冷藏保存。食品在烹调时应充分加热,保证烧熟煮透,彻底灭菌。如果熟食食品存放时间稍长,食前应再次彻底加热灭菌。食品应充分加热,烹调后不宜放置过久,凉拌菜须严格进行卫生操作,各种用具要经常清洗消毒。

(八)蜡样芽孢杆菌食物中毒

❶ **病原**　蜡样芽孢杆菌为革兰阳性、需氧或兼性厌氧的芽孢杆菌,有鞭毛,无荚膜。一般生长 6 h 后即形成芽孢,是条件致病菌。该菌生长的适宜温度为 28～37 ℃,10 ℃以下不繁殖。其繁殖体不耐热,100 ℃经 20 min 加热可被杀死。

蜡样芽孢杆菌有产生和不产生肠毒素的菌株。产生的肠毒素有腹泻毒素和呕吐毒素两种。腹泻毒素引起腹泻。45 ℃保持 30 min 或 56 ℃保持 5 min 可使其失活。几乎所有产肠毒素的蜡样芽孢杆菌可在多种食品中产生此种肠毒素。呕吐毒素引起呕吐,为低分子耐热肠毒素。126 ℃保持 90 min 不被破坏。呕吐毒素常在米饭类食品中形成。

❷ 中毒原因 蜡样芽孢杆菌食物中毒所涉及的食品种类很多,有肉制品、乳制品、调味汁、凉拌菜、米粉和米饭等。在我国引起该菌食物中毒的食品主要是米饭与淀粉类制品,而欧美一些国家大多由甜点心、凉拌菜和乳、肉类食品引起。

蜡样芽孢杆菌在自然界分布广泛,常存在于土壤、灰尘、腐草和空气中。食品在加工、运输、贮存和销售过程中,如不注意卫生条件很易受到污染。该菌的主要污染源是灰尘和土壤,也可通过苍蝇、蟑螂、不洁的用具和容器传播。

引起蜡样芽孢杆菌食物中毒的食品大多数无腐败变质现象,除米饭有时微黏,入口不爽或稍有异味外,大多数食品的感官性状正常。这种现象的产生很可能与该菌主要分解糖类的特性有关。

❸ 中毒机制及症状 蜡样芽孢杆菌食物中毒的发生为大量活菌侵入肠道及其产生的肠毒素对肠道的共同作用,属于混合型细菌性食物中毒。蜡样芽孢杆菌食物中毒的临床症状有两种类型,呕吐型胃肠炎和腹泻型胃肠炎。

呕吐型胃肠炎主要是由耐热肠毒素引起的,食品中的活菌量越多,产生的肠毒素越多,活菌还有促进中毒发生的作用。因此,呕吐型食物中毒,除毒素的因素外,细菌活菌体也起一定的作用,往往是由剩米饭和炒米饭所引起。潜伏期短,一般 1～5 h,以恶心、呕吐、腹痛为主要症状,腹泻及体温升高者少见。此外,也可见头晕、四肢无力、口干等症状,预后良好。

腹泻型胃肠炎主要是由不耐热肠毒素所引起。潜伏期较长,平均为 10～12 h,以腹痛、腹泻为主,偶有呕吐或发热,病程 16～36 h,预后良好。

❹ 预防措施 土壤、尘埃、空气常是蜡样芽孢杆菌的污染源,昆虫、苍蝇、鼠类、不洁的容器及烹调用具皆可传播该菌。为防止食品受其污染,饭店餐饮行业、食品企业必须严格遵守卫生管理制度,做好防蝇、防尘等各项卫生工作。因蜡样芽孢杆菌在 16～50 ℃均可生长繁殖并产生毒素,所以乳类、肉类及米饭等食品要求在低温条件下存放,剩饭及其他熟食品在食用前必须彻底加热,一般应 100 ℃加热 20 min。食品加工过程中必须严格执行良好操作规范(GMP),做好防蝇、防鼠、防尘等各项卫生工作,降低本菌的污染率和污染量。

(九)椰毒假单胞菌酵米面亚种食物中毒

❶ 病原 椰毒假单胞菌酵米面亚种食物中毒传统上称为酵米面食物中毒。椰毒假单胞菌酵米面亚种曾称为酵米面黄杆菌,为革兰阴性、无色透明的小杆菌,专性厌氧,无芽孢;生长温度为 25～37 ℃。最适 pH 为 7.0 左右。菌体本身抵抗力弱,56 ℃经 5 min 即可被杀死,但它在食品中会产生强烈的外毒素。

椰毒假单胞菌酵米面亚种能产生米酵菌酸和毒黄素两种外毒素。米酵菌酸对人和动物均有强烈的毒性作用,是引起食物中毒和死亡的主要因素。米酵菌酸对热稳定,一般烹调、蒸煮方式均不能将其破坏。毒黄素为一种水溶性色素,耐热,不被一般烹调方法破坏,具有抗生素作用。

❷ 中毒原因 中毒食品与居民的饮食习惯有关,我国传统中毒食品是家庭自制的酵米面(发酵的玉米、糯玉米、黄米、高粱、变质银耳等)。中毒原因主要是酵米面制成后,在晾晒及贮存过程中椰毒假单胞菌酵米面亚种产生了外毒素。一般的烹调方法不易破坏外毒素。

❸ 中毒机制及症状 椰毒假单胞菌酵米面亚种食物中毒是其外毒素米酵菌酸和毒黄素所致的毒素型食物中毒。

椰毒假单胞菌作用于细胞线粒体内膜,与 ADP 载体形成复合物,阻止 ADP 的转移,破坏线粒体的功能。该毒素还作用于巯基酶类,使其部分失去活性。主要损害脑、肝、肾、心等实质性脏器,引起一系列病理变化。毒黄素作用于细胞呼吸链系统,对细胞产生毒性作用。

潜伏期一般为5～9 h,长者可达48 h以上。其潜伏期的长短,病情及预后好坏与摄入的毒素量有关。

由于多种脏器受到毒素侵害,临床症状也有多种类型,如脑型、肝型、肾型及混合型等。发病初期表现为胃部不适、恶心、呕吐,呕吐物多为棕褐色,并伴有腹胀、腹痛、腹泻,随后出现脑、肝、胃或多种脏器损伤的症状。如脑型患者表现为头晕、头痛、嗜睡、抽搐以至昏迷;肝型患者表现为肝功能异常、肝肿大、黄疸等,严重者出现肝昏迷而死亡;肾型患者可表现为少尿、无尿或血尿,重者肾功能衰竭。

❹ **预防措施**　在流行区域进行广泛宣传,不制作、不食用酵米面,或现吃现做,不贮存。

注意银耳生产中的卫生要求及收获管理,发现烂银耳要及时剔出并进行销毁,收获的银耳应立即晒干或烘干。

注意保管好粮食,变质严重的粮谷不宜做淀粉、加工粉条等,应做其他综合利用。

（十）小肠结肠炎耶尔森菌食物中毒

❶ **病原**　小肠结肠炎耶尔森菌为革兰阴性杆菌,需氧或兼性厌氧,无芽孢、荚膜。该菌耐低温,0～5 ℃也能生长繁殖,属低温菌,具有侵袭性并能产生耐热肠毒素,是引起人类食物中毒和小肠结肠炎的重要病原菌,其产毒的温度范围为4～35 ℃。

小肠结肠炎耶尔森菌为人畜共有菌,广泛存在于人和动物肠道中。

❷ **中毒原因**　引起中毒的食品主要是动物性食品,如乳、肉类等。尤其是0～5 ℃低温运输或贮存的食品。

❸ **中毒机理及症状**　小肠结肠炎耶尔森菌食物中毒的发生是该菌的侵袭性以及产生的肠毒素共同作用的结果。侵袭的靶组织是小肠和结肠;其产生的耐热性肠毒素可通过激活肠黏膜细胞膜上的腺苷酸环化酶的活性而致肠黏膜细胞分泌功能发生改变,终致腹泻。

潜伏期较长,一般3～7天。多见于1～5岁幼儿。主要表现为腹痛、腹泻和发热。体温38～39.5 ℃。病程短者2～5天,长者可达2周。该菌也可引起结肠炎、阑尾炎、肠系膜淋巴结炎、关节炎及败血症等。

❹ **预防措施**　预防方法参考沙门菌食物中毒部分。与大多数病原菌不同,该菌为低温菌,在冰箱冷藏的熟食品,食用前一定要加热。

（十一）产气荚膜梭菌食物中毒

❶ **病原**　产气荚膜梭菌又称魏氏梭菌。产气荚膜梭菌是一种广泛分布于自然界及人和动物肠道中的厌氧芽孢梭菌,为革兰阳性杆菌,无鞭毛,不运动,厌氧但不严格。其生长繁殖的适宜温度为37～45 ℃,该菌除能产生外毒素外,还产生多种侵袭酶,其荚膜也构成强大的侵袭力,是气性坏疽的主要病原菌。

根据其产生外毒素的种类不同,将其分为A、B、C、D、E五型。A、C型可对人类致病,其中A型最为常见,引起人类气性坏疽和食物中毒,C型可致坏死性肠炎。

❷ **中毒原因**　中毒以夏秋高温季节多见。

中毒食品主要是动物性食品,如鱼、肉、禽等,也有植物蛋白质性食品。

中毒原因主要是食用前1天或数小时前食品被预先烧煮,在室温下放置,食用前不再加热或加热不彻底。

❸ **中毒机制及症状**　大量产气荚膜梭菌活菌随食品进入肠道,在小肠的碱性环境中形成芽孢并释放肠毒素,该毒素在小肠经胰蛋白酶作用,断裂部分多肽链后活化,活化的肠毒素与小肠黏膜细胞上的受体结合,整段肠毒素肽链嵌入细胞膜,使细胞膜代谢受影响,通透性改变,进而离子及大分子流失,终致细胞死亡。该肠毒素作用部位是十二指肠和空肠。潜伏期一般为8～20 h。主要症状为腹痛、水样便腹泻并有大量气体产生。少有恶心、呕吐及发热。大多1～2天内恢复,预后良好。

❹ 预防措施

（1）加强对肉类等动物性食品的卫生管理，控制污染源。

对食品从业人员定期进行肠道带菌检查，肠道传染病患者及带菌者不得从事接触食品的工作。严格执行家畜和家禽在屠宰、加工、运输、贮存、销售各个环节的卫生管理，防止受该菌的污染。

（2）加工、处理后的瘦肉制品应快速降温，低温贮存，存放时间应尽量缩短。

（3）食用前肉类等动物性食品需充分加热，烧熟煮透，彻底杀灭产气荚膜梭菌。

（十二）李斯特菌食物中毒

❶ 病原　李斯特菌是革兰阳性杆菌，兼性厌氧、无芽孢，有格氏李斯特菌、单核细胞增生李斯特菌、默氏李斯特菌等 10 个菌株。引起食物中毒的主要是单核细胞增生李斯特菌，它能致病和产生毒素。该菌营养要求不高，生长的温度范围为 2～45 ℃，对理化因素、碱和盐抵抗力强，能耐受较高的渗透压。在土壤、粪便、青贮饲料和干草内能长期存活，在 pH 9.6、氧分压略低的条件下生长良好，在 pH 3.8～4.4 能缓慢生长，在含盐 6.5% 的肉汤中生长良好，在 −20 ℃ 可存活一年。该菌对热较敏感，在 58～59 ℃经 10 min 可被杀灭。

李斯特菌广泛分布在土壤、污水、动物粪便、蔬菜、青贮饲料及其他多种食品中，部分人体内也可带有此菌。

❷ 食物中毒原因　春季可发生，而发病率在夏秋季节呈季节性增长。单核细胞增生李斯特菌可在鲜奶及乳制品、新鲜和冷冻的肉类及制品、水产品以及水果蔬菜产品中存在，尤以在冰箱中保存时间过长的乳制品、肉制品中多见。人若摄入被污染的食品可能引起李斯特菌食物中毒，85%～90% 的病例是由被污染的食品引起的。

单核细胞增生李斯特菌广泛分布在土壤、地表水和污水、健康带菌者和动物的粪便、蔬菜、青贮饲料以及多种食品中。1988 年，WHO 调查结果表明，健康人粪便中单核细胞增生李斯特菌的携带率为 0.6%～16%，肉及其制品中李斯特菌的检出率为 30%，家禽为 15%，乳制品为 5%～15%，水产品为 4%～8%。由于该菌能在冷藏条件下生长繁殖，将食品放在冰箱冷藏不能抑制它的繁殖。李斯特菌食物中毒的原因主要是食品受到该菌污染，并且未经煮熟、煮透而食用，或冰箱内冷藏的熟食品、消毒牛奶、奶制品取出后直接食用。

❸ 中毒机制及症状　李斯特菌引起食物中毒的机制主要是大量李斯特菌活菌进入肠道，附着及进入肠细胞和巨噬细胞，此外也与李斯特菌溶血素 O 有关。

由李斯特菌引起的食物中毒的临床表现一般有两种类型：侵袭型和腹泻型。侵袭型的潜伏期为 2～6 周。患者开始常有胃肠炎的症状，最明显的表现是败血症、脑膜炎、脑脊膜炎、发热，有时可引起心膜炎。孕妇、新生儿、免疫缺损的人为易感人群，少数轻症患者仅有流感样表现。病死率高达 20%～50%。腹泻型患者的潜伏期一般为 8～24 h，主要症状为恶心、呕吐、腹泻、腹痛、发热。除老幼体弱者外，一般恢复很快。

❹ 预防措施　由于单核细胞增生李斯特菌具有在冷藏条件下大量繁殖的特点，因此人们在日常的食品加工过程中，一定要防止交叉污染，保证食品在放置冰箱冷藏之前，不被该菌污染。冰箱冷藏保存的食品，其存放时间不宜超过 1 周，同时需定期对冰箱进行有效的消毒。食用冷藏熟肉制品、直接入口的方便食品及牛乳时应烧熟煮透，牛乳最好煮沸后食用，对肉、乳制品，凉拌菜及盐腌食品要特别注意。

（十三）志贺菌食物中毒

❶ 病原　志贺菌属也称痢疾杆菌，为革兰阴性杆菌，无荚膜，无鞭毛，不形成芽孢，需氧或兼性厌氧，对营养要求不高，包括痢疾志贺菌（A 群）、福氏志贺菌（B 群）、鲍氏志贺菌（C 群）和宋内志贺菌（D 群）4 个血清群。志贺菌在 10～40 ℃温度范围内可生长，最适温度约为 37 ℃，最适 pH 为 7.2，在 10～37 ℃水中可生存 20 天，在牛乳、水果和蔬菜中可以生存 1～2 周，粪便中（15～25 ℃）可生存

10天,在冰块中可存活数月。该菌抵抗力较弱,如有大肠杆菌或其他产酸菌活动时,数小时便可死亡,加热58～60 ℃经过10～30 min即死亡,光照下30 min可被杀死。志贺菌可产生耐热性肠毒素(内毒素)和神经毒素(外毒素)。肠毒素可引起腹泻、白细胞减少、发热、肝糖原下降等;神经毒素不耐热,经80 ℃加热1 h即被破坏,主要作用于小血管,使患者出现神经症状。

❷ **食物中毒原因**　志贺菌食物中毒多发生于7—10月。引起志贺菌中毒的食品主要是凉拌菜。带菌者或患有痢疾的食品从业人员的手接触食品是污染食品的主要因素。熟食品被污染后,存放在较高的温度下,志贺菌可大量繁殖并产生毒素,食后会引起中毒。

❸ **中毒机制及症状**　一般认为该感染型食物中毒是大量志贺菌活菌侵入肠道引起的。志贺菌是侵入性细菌,只需千个、百个,甚至几个就可能引起疾病发生,菌体进入体内后侵入空肠黏膜上皮细胞繁殖,产生外毒素,菌体破坏后产生内毒素作用于肠壁、肠壁黏膜和肠壁自主神经。

潜伏期一般为10～24 h,短者6 h,发病时患者临床表现为剧烈的腹痛、呕吐及频繁的腹泻,并伴有水样便,粪便中混有血液和黏液,有里急后重、恶寒、发热等症状,体温高者可达40 ℃以上,有的患者可出现痉挛。

❹ **预防措施**　同沙门菌食物中毒。

任务检验

❶ **选择题**

(1)引起沙门菌食物中毒的主要原因是(　　)。

A.家畜、家禽　　　　　　B.海产品　　　　　　C.人的化脓性伤口　　　D.苍蝇

(2)在我国引起肉毒梭菌毒素中毒最多见的食品是(　　)。

A.豆制品　　　　　　B.肉制品　　　　　　C.谷类制品　　　　　　D.自制发酵食品

(3)引起副溶血性弧菌中毒的常见食品是(　　)。

A.奶类　　　　　　B.肉类　　　　　　C.海产品　　　　　　D.发酵食品

(4)志贺菌是(　　)。

A.有鞭毛的菌　　　　　　　　　　　B.革兰阳性菌

C.革兰阴性菌　　　　　　　　　　　D.以上说法都不对

(5)肉毒梭菌引起食物中毒是由(　　)引起的。

A.肉毒梭菌本身　　　　　　　　　　B.其产生的外毒素即肉毒毒素

C.肉毒梭菌生长快　　　　　　　　　D.食品腐败

(6)引起蜡样芽孢杆菌食物中毒最常见的食品是(　　)。

A.米饭、米粉　　　　　B.水果　　　　　C.蛋类　　　　　D.腐败肉类

(7)金黄色葡萄球菌肠毒素中毒是由(　　)引起。

A.金黄色葡萄球菌污染的食品

B.金黄色葡萄球菌肠毒素污染的食品

C.化脓性球菌污染的食品

D.金黄色葡萄球菌在肠道内大量繁殖

(8)以下不属于致病菌的是(　　)。

A.酵母菌　　　　　　B.肉毒梭菌　　　　　　C.金黄色葡萄球菌　　　D.沙门菌

(9)由于(　　)能在2～7 ℃的冰箱冷藏环境下生长繁殖,因此将受污染的熟食品冷藏后直接取出食用易造成食物中毒,被称为冷藏食品安全的"杀手"。

A.李斯特菌　　　　　B.肉毒梭菌　　　　　C.变形杆菌　　　　　D.产气荚膜梭菌

(10)人和动物的化脓性感染部位常成为食品的污染源,是因为含有(　　)。因此患上呼吸道感

扫码看答案

染或手部化脓者,须暂时调离餐饮加工和服务岗位。

A. 副溶血性弧菌　　　B. 链球菌　　　　C. 金黄色葡萄球菌　　D. 沙门菌

(11)(多选)下列属于细菌性食物中毒的预防措施的有(　　)。

A. 防止食品污染　　　　　　　　　B. 控制细菌繁殖及毒素形成

C. 食前彻底加热,杀灭病原菌及破坏毒素　　D. 隔离中毒者,控制传染源

(12)(多选)细菌性食物中毒的诊断包含(　　)。

A. 实验室诊断　　　　　　　　　　B. 临床表现

C. 流行病学调查　　　　　　　　　D. 病理学检测

(13)(多选)沙门菌食物中毒具有以下哪些特点?(　　)

A. 主要发生在 5—10 月　　　　　　B. 病死率高

C. 发病率高　　　　　　　　　　　D. 主要是感染性中毒

(14)(多选)预防副溶血性弧菌中毒的措施包括(　　)。

A. 防止生熟交叉污染　　　　　　　B. 防止从业人员对食品的污染

C. 低温冷藏食品　　　　　　　　　D. 避免生食

(15)(多选)引起食物中毒的致病性大肠杆菌分为(　　)。

A. 肠毒素性大肠杆菌　　　　　　　B. 肠致病性大肠杆菌

C. 肠侵袭性大肠杆菌　　　　　　　D. 肠出血性大肠杆菌

(16)(多选)以下(　　)是病原性大肠杆菌食物中毒的临床表现类型。

A. 急性胃肠炎型　　　B. 急性菌痢型　　　C. 出血性肠炎　　　　D. 霍乱型

❷ 判断题

(1)细菌性食物中毒好发于每年 5—10 月。(　　)

(2)沙门菌最容易污染的是豆类及其制品。(　　)

(3)引起细菌性食物中毒的食品主要为动物性食品,细菌性食物中毒按发病机制可分为以下三种类型:感染型、毒素型、混合型。(　　)

(4)葡萄球菌肠毒素和河豚毒素对热不稳定。(　　)

(5)沙门菌食物中毒临床上有五种类型,即胃肠炎型、类霍乱型、类伤寒型、类感冒型和败血症型,其中胃肠炎型最为常见。(　　)

子任务二　真菌性食物中毒及预防

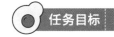 **任务目标**

掌握真菌性食物中毒及其预防。

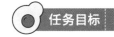 **任务导入**

勃鲁盖尔的画《麦角中毒的受害者》反映出中世纪因麦角中毒而呈现混沌景象的欧洲。当时的人们也不知道是麦角菌在作祟,一边寻找着致病原,另一边不得不接受着无果的事实,迷信地认为这是由圣火灼烧引起的。在圣安东尼统筹下,人们的病情得到控制,因此这种病又被称为"圣安东尼之火病"。

麦角是麦角菌侵入谷壳内形成的黑色和轻微弯曲的菌核,菌核是麦角菌的休眠体。通常多寄生于黑麦上,大麦、小麦、大米、小米、玉米、高粱和燕麦等也可被侵害。麦角毒素是麦角中的主要活性有毒成分,主要是以麦角酸为基本结构的一系列生物碱衍生物,如麦角胺、麦角新碱和麦角毒碱等。

预防麦角毒素中毒的关键在于生产环节，主要是加强田间管理，清除杂草及自生麦，不同作物轮作，选用不带菌核的种子或对麦角菌有抵抗力的农作物品种，清除麦收后留在麦田里的麦角。

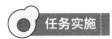 **任务实施**

（一）真菌性食物中毒

真菌性食物中毒是指食用被真菌及其毒素污染的食品而引起的食物中毒，如食用赤霉病麦、霉变甘蔗等引起的中毒。此类食物中毒发病率、死亡率较高，发病的季节性及地区性较明显，且被污染的食品用一般烹调方法加热处理不能破坏其中的真菌毒素。

真菌性食物中毒同其他食物中毒一样，没有传染性，患者不能成为一种传染源去感染别人。真菌性食物中毒往往具有地区性、相对的季节性和波动性等流行特点。

霉菌在谷物或食品中生长繁殖产生有毒的代谢产物，人和动物摄入含有这种毒素物质发生的中毒症称为霉菌毒素中毒症。霉菌毒素中毒具有以下特点：中毒的发生主要通过被霉菌污染的食品；被霉菌毒素污染的食品和粮食用一般烹调方法加热处理不能将其破坏、去除；没有污染性免疫，霉菌毒素一般是小分子化合物，机体对霉菌毒素不产生抗体；霉菌生长繁殖和产生毒素需要一定的温度和湿度，因此中毒往往有明显的季节性和地区性。常见的种类有麦角中毒、赤霉病麦中毒、霉玉米中毒、霉变甘蔗中毒等。

（二）赤霉病麦中毒

赤霉病麦中毒在我国长江流域、东北地区、华北地区较易发生，尤其在春季低温多雨季节更易发生。主要是由于误食赤霉病麦等引起，是一种以呕吐为主要症状的急性中毒。

❶ 有毒成分　引起赤霉病麦中毒的有毒成分为赤霉病麦毒素，这一类毒素中已鉴定的至少有42 种，均属于单端孢霉烯族化合物（trichothecenes），是镰刀菌所产生的霉菌代谢产物。镰刀菌属产生的毒素有多种，具有致吐作用的单端孢霉烯族化合物是引起赤霉病麦中毒的主要成分。该菌在温度 16～24 ℃、相对湿度为 85% 时最适于在谷物中繁殖。

❷ 中毒症状　潜伏期通常为 30 min，短者 3 min，长者可达 1～5 h。轻者仅有头晕、腹胀，较重者出现眩晕、头痛、恶心、呕吐、全身乏力，少数伴有腹痛、腹泻、流涎、颜面潮红。个别重病例可有呼吸、脉搏、体温及血压的波动，四肢酸软、步态不稳，形似醉酒，故称之为"醉谷病"。对于老、幼、体弱或食用病麦量较大者，一般症状较重。一般病程较短，并有自愈趋势，预后较佳。

❸ 预防措施

（1）防止粮食作物在田间或贮存时出现霉变。

（2）已经发生赤霉病的麦子则应尽量设法去除或减少粮食中的病粒或毒素。①分离法：有风分法和水分法。风分法是将麦粒放入风车中，以 89 m/min 的风速吹麦粒，病麦粒重量轻吹得远，可将病麦和正常麦分开；水选法是将麦粒倒入相对密度为 1.16 或 1.18 的盐水中，正常麦粒下沉，病麦相对密度小，漂浮在水面被除去。②碾磨去皮法：当赤霉菌仅侵染麦粒表层，降低出粉率制成精白粉即可明显降低毒素含量。③烹调加工去毒法：一般的烹调加工方法如做成大饼、馒头等不能破坏赤霉病麦毒素，可将病麦面粉做成发酵食品，如醋、酱油等，可有效地去除毒素。

（三）霉变甘蔗中毒

甘蔗盛产于我国广东和广西壮族自治区等地，通常收获后运至北方经过冬天的贮存，于翌年春季才出售。在不良条件下经过冬季的长期贮存，大量的微生物繁殖，甘蔗发生霉变；未成熟即收获的甘蔗，因含糖量较低（约 7.76%），更有利于霉菌生长繁殖而发生霉变。食用保存不当的霉变甘蔗即可引起急性中毒。

❶ 有毒成分　霉变甘蔗质软，瓤部比正常甘蔗色深，呈浅棕色，结构疏松，尖端和断面有白色絮

状或绒毛状菌丝,有酸霉味或酒糟味,有时略带辣味。从霉变甘蔗中分离出的产毒真菌为甘蔗节菱孢菌,其所产生的毒素为 3-硝基丙酸(3-NPA),具有很强的嗜神经毒性,主要损害中枢神经系统。

② 中毒症状 潜伏期较短,最短者仅 10 min,长者达几小时。发病初期头晕、头痛、恶心、呕吐、腹痛或腹泻,部分患者有复视或幻视。重症者出现抽搐,抽搐时四肢强直、屈曲内旋、手呈鸡爪状、牙关紧闭、瞳孔散大、口唇及面部发绀、口吐白沫并呈强直状态,继而昏迷。体温初期正常,几天后升高。重症患者可死于呼吸衰竭,病死率可达 23%。有后遗症者四肢屈曲,呈瘫痪状态,常阵发性痉挛发作,中枢神经受损,造成终身残疾。

③ 预防措施

(1)甘蔗必须成熟后收割,收割后防止受冻。

(2)在贮存过程中防止其霉变。应采取防霉措施,贮存时间不能过长,并定期进行感官性状检查。必要时,可进行霉菌检查及动物实验。

(四)麦角中毒

麦角是麦角菌侵入谷壳内形成的黑色和轻微弯曲的菌核,菌核是麦角菌的休眠体。通常多寄生于黑麦上,大麦、小麦、大米、小米、玉米、高粱和燕麦等也可被侵害。当真菌孢子从土壤中随尘土落入花蕊的子房以后,即在子房中继续繁殖发育形成菌丝,经 2～3 周后在麦穗上形成坚硬的紫黑色菌组织,多呈三棱形,长为 2～4 cm,稍弯曲,为带紫黑色无光泽的瘤状物,形状似动物的角,故称为麦角。当面粉中混入超过 7% 的麦角时,则可能引起急性中毒。

① 有毒成分 麦角毒素是麦角中的主要活性有毒成分,主要是以麦角酸为基本结构的一系列生物碱衍生物,如麦角胺、麦角新碱和麦角毒碱等。

② 中毒症状

(1)麦角的毒性非常稳定,可保存数年之久不受影响,在焙烤时也不会被破坏。氨基酸麦角碱类可直接作用于血管,使其收缩,导致血压升高,并通过压力感受器反射性地兴奋迷走神经中枢,引起心动过缓;大剂量氨基酸麦角碱能损害毛细血管内皮细胞,导致血管栓塞和坏死,并能阻滞肾上腺素能受体,使肾上腺素的升压作用反转;麦角碱还能兴奋子宫平滑肌,使之节律性收缩,大剂量可引起子宫强直性收缩,其中以麦角新碱的作用最强,麦角胺次之。

成人口服麦角的最小致死量为 1 g。人误食被麦角污染的食品后会引起麦角中毒症。医学统计分析结果表明,食用含麦角 1% 以上的粮食即可引起中毒,含量达 7% 即可引起致命性中毒。

(2)麦角中毒的表现分为三种类型,即痉挛型、坏疽型及混合型。

①痉挛型。流行于北欧,主要表现为胃肠道及神经系统的症状,患者自觉疲劳、头晕、周身刺痛感、手脚麻木、四肢无力、胸闷和胸痛,有时出现腹泻,伴有呕吐,常持续数周,继而出现疼痛性抽搐和肢体痉挛,发作常持续几分钟到几小时不等。中毒患者病死率达 10%～20%,幸存者多留有智力障碍等神经系统后遗症。

②坏疽型。主要发生于法国及地中海一带,常因食用了被麦角污染的黑麦面包引起中毒。中毒初期患者四肢忽冷忽热,发热时伴有灼烧般疼痛。此后患者四肢麻木,温度觉、痛觉、触觉消失,皮肤发黑、皱缩、干瘪变硬。严重的病例病情进展快,坏疽部分往往从关节部位自行脱落。指、趾甚至整条肢体或内脏均可出现坏疽。坏疽型麦角中毒如发生在孕妇,除出现肢体坏疽外,还可引起流产。

③混合型。中毒的临床表现兼有痉挛型和坏疽型麦角中毒的特点。

③ 预防措施 预防麦角中毒的关键在于生产环节,主要是加强田间管理,清除杂草及自生麦,不同作物轮作,选用不带菌核的种子或对麦角菌有抵抗力的农作物品种,清除麦收后留在麦田里的麦角。

任务检验

❶ 选择题

(1)霉变甘蔗中分离的毒素为(　　　)。

A. 黄曲霉素　　　　　　B. 赭曲霉素　　　　　　C. 伏马菌素　　　　　　D. 3-硝基丙酸

(2)下列不属于真菌性食物中毒的是(　　　)。

A. 霉变甘蔗中毒　　　　B. 变形杆菌中毒　　　　C. 麦角中毒　　　　　　D. 河豚毒素中毒

(3)引起赤霉病麦中毒的有毒成分为赤霉病麦毒素,均属于单端孢霉烯族化合物(trichothecenes),是(　　　)所产生的霉菌代谢产物。

A. 链球菌　　　　　　　B. 葡萄球菌　　　　　　C. 镰刀菌　　　　　　　D. 弧菌

(4)(多选)麦角中毒的表现可分为以下哪几种类型?(　　　)

A. 痉挛型　　　　　　　B. 毒素型　　　　　　　C. 坏疽型　　　　　　　D. 混合型

(5)(多选)霉菌毒素中毒具有以下哪些特点?(　　　)

A. 中毒的发生主要通过被霉菌污染的食品

B. 被霉菌毒素污染的食品和粮食用一般烹调方法加热处理不能将其破坏去除

C. 没有污染性免疫,霉菌毒素一般都是小分子化合物,机体对霉菌毒素不产生抗体

D. 霉菌生长繁殖和产生毒素需要一定的温度和湿度,因此中毒往往有明显的季节性和地区性

❷ 判断题

(1)赤霉病麦中毒在我国长江流域、东北地区、华北地区较易发生,尤其是秋季干燥季节更易发生。(　　　)

(2)麦角的毒性不稳定,在焙烤时会被破坏。(　　　)

(3)从霉变甘蔗中分离出的产毒真菌为甘蔗节菱孢菌,其产生的毒素为 3-硝基丙酸(3-NPA),具有很强的嗜神经毒性,主要损害中枢神经系统。(　　　)

(4)未成熟即收获的甘蔗,因含糖量较低,更有利于霉菌生长繁殖从而发生霉变。(　　　)

(5)霉变食品中毒主要是真菌毒素引起的中毒,具有传染性。(　　　)

扫码看答案

子任务三　有毒动植物性食物中毒及预防

任务目标

掌握有毒动植物性食物中毒及预防。

任务导入

　　春季到来,雨水充沛,天气闷热,郊外的草丛中易冒出野生蘑菇。蘑菇香味诱人,面对草丛中星星落落的白色、褐色、彩色的野生蘑菇,你会怎么办?有的市民可能会抱着侥幸心理食用部分看似无毒的野生蘑菇,却导致自己被送进了医院。市疾控中心提醒大伙,不要采野生的蘑菇,一旦误食毒蘑菇,后果很严重。毒蘑菇又称毒蕈,蘑菇中毒一年四季都有,以春夏季最为多见。其死亡率居各类毒物中毒事件之首。毒蘑菇所含的毒素非常复杂,经烹调或晒干均不能消除。食用毒蘑菇中毒后,病情凶险,病死率高,且无特效疗法。毒蘑菇与食用菇外观相似,鉴别野生蘑菇是否有毒,目前没有简单易行的鉴别方法,也不要轻信民间或网传的一些没有科学依据的毒蘑菇鉴别方法,预防毒蘑菇中毒的根本方法就是不采摘、不食用野生蘑菇,特别是生长在小区周边草坪及路边、渠边草丛中的野生蘑菇。对于市场上售卖的野生蘑菇,也不要轻易食用。总结起来就是三不法则:不采摘、不食用、不

买卖。此类中毒事件属于有毒植物性食物中毒,每年的春夏季都会出现大量的类似事件,已经成为引起广泛关注的公共卫生问题。

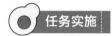 **任务实施**

(一)有毒动植物性食物中毒

有毒动植物性食物中毒是指有些动植物本身含有某种天然有毒成分(如河豚含有河豚毒素,毒蕈含有毒蕈碱等),食用方法不当或被误食或由于贮存条件不当形成某种有毒物质,被人食用后所引起的中毒。

动物性中毒食品可分为 2 类,一是将天然含有有毒成分的动物或动物的某一部分当作食品(如河豚);二是在一定条件下产生大量有毒成分的动物性食品(如鲐鱼)。植物性中毒食品可分为 3 类,一是将天然含有有毒成分的植物或其加工制品当作食品(如大麻油、桐油等);二是加工过程中未能破坏或除去有毒成分的植物性食品(如木薯、苦杏仁等);三是在一定条件下产生了大量有毒成分的植物性食品(如发芽的马铃薯等)。

自然界有毒的动植物种类很多,所含的有毒成分也较复杂,现就一些常见的动植物性食物中毒分别加以介绍。

(二)河豚中毒

河豚又名鲀,有的地方称为腊头鱼、街鱼、乖鱼、龟鱼等,是一种味道鲜美但含有剧毒的鱼类。河豚属无鳞鱼,在海水、淡水中都能生活。河豚中的有毒物质为河豚毒素,毒素含量因品种而异,雄鱼组织的毒素含量低于雌鱼。虽然新鲜的肌肉可视为无毒,但如鱼死后较久,内脏毒素溶入体液中能逐渐渗入肌肉内,仍不可忽视。毒素因季节和部位不同而有差异,在每年的生殖产卵期,即每年春季(2—5 月)含毒素最多,卵巢及肝的毒性最强,极易发生中毒。毒素主要存在于卵巢中,其次肝中也有较多,肾、血液、眼睛、鳃和皮肤中也含有,个别品种在肌肉内也有弱毒。

河豚毒素主要作用于神经系统,阻断神经肌肉的传导。0.5 mg 该毒素能毒死一个体重 70 kg 的成人。该毒素为无色棱柱体,微溶于水,对热稳定,220 ℃以上分解,盐腌或日晒均不能使之破坏,但在 pH 7 以上和 pH 3 以下不稳定。100 ℃加热 4 h 或 120 ℃加热 20～60 min 可使毒素全部破坏。

❶ 中毒原因 多为误食而中毒,有的则因喜食河豚,但未将其毒素除净而引起中毒。

❷ 中毒症状 神经型食物中毒,发病急速而剧烈,最初感觉口渴,唇、舌、手指发麻,然后出现胃肠道症状,四肢麻痹、共济失调、瘫痪、血压及体温下降,重症者因呼吸衰竭窒息致死。

❸ 预防措施

(1)水产收购、加工、供销等部门应严格把关,严禁出售鲜河豚,防止鲜河豚进入市场或混进其他水产品中。

(2)新鲜河豚可统一收购,集中加工,必须严格按操作规程操作,加工时应去净内脏、皮、头,反复冲洗,完全洗净血污,制成盐腌加工品,或者制成罐头(经高温杀菌,毒素破坏),经鉴定合格后方可食用。不新鲜的河豚不得食用,内脏、头、皮等须进行专门处理,不得任意丢弃。出售干制品时,必须经过检测证明其无毒后方可出售。

(3)加强卫生宣传教育,帮助消费者识别河豚,了解河豚有毒并能识别其形状,防止误食。

(4)食用前进行正确、科学的处理。去掉新鲜河豚内脏、头和皮后,肌肉经反复冲洗,加 2%碳酸钠处理 24 h,然后用清水洗净,可使其毒性降至对人体无害的程度。

(三)鱼类引起的组胺中毒

组胺是鱼体中的游离组氨酸经组氨酸脱羧酶催化后形成的一种胺类。鱼类组胺是存在于鱼体中的游离组氨酸,在含有组胺酸脱羧酶的微生物作用下,发生脱羧反应而形成。含有组胺酸脱羧酶的微生物主要有沙门菌属、志贺菌属、链球菌属、产气荚膜梭菌和摩尔根变形杆菌等。含组氨酸较高的鱼类被以上微生物污染后,由于存放条件不佳而自溶,先由鱼体中组织蛋白酶等将组氨酸释放出来,然后经过以上微生物的组氨酸脱羧酶将组氨酸脱去羧基即形成组胺。

当含有组胺酸脱羧酶的微生物污染鱼体后,在适宜条件下,组胺酸被分解脱羧而产生组胺。一般情况下,环境温度在 15~37 ℃,鱼体内盐含量为 3%~5%,pH 在 6~7 和在有氧的情况下,最容易产生组胺。

❶ **中毒原因**　容易形成组胺的鱼主要是海产鱼类中的青皮红肉鱼,如鲣鱼、鲐鱼、秋刀鱼、沙丁鱼、竹荚鱼、金枪鱼等肌肉中含血红蛋白较多,因此组氨酸含量也较高,当受到富含组氨酸脱羧酶的细菌(如摩尔根变形杆菌、组胺无色杆菌、大肠杆菌、链球菌、葡萄球菌等)污染后,可使其中游离组氨酸脱羧形成组胺。这些青皮红肉鱼的特点是活动能力强、皮下肌肉血管系统比较发达、血红蛋白含量高。而青皮白肉鱼则产生组胺很少或不产生。淡水鱼类中除鲤鱼少量产生之外,其余均不产生组胺。

在温度 15~37 ℃,有氧、中性或弱酸性(pH 6.0~6.2)和渗透压不高(盐分 3%~5%)的条件下,易产生大量组胺。当鱼品中组胺含量达到 4 mg/g 时,即可引起中毒。人体摄入组胺达 100 mg 以上时,即易发生中毒,同时也与个人体质的过敏性有关。其他氨基酸脱羧产物如尸胺、腐胺与组胺可发生协同作用,使毒性增强。

❷ **中毒症状**　组胺中毒是一种过敏型食物中毒,主要症状有面部、胸部或全身潮红,头痛、头晕、胸闷、呼吸急促。部分患者出现结膜充血,口唇肿或口、舌、四肢发麻,以及恶心、呕吐、腹痛、腹泻、荨麻疹等。有的患者可出现支气管哮喘,呼吸困难,血压下降。病程大多为 1~2 天,预后良好。

❸ **预防措施**

(1)在鱼类产贮运销各环节进行冷冻冷藏,尤其是远洋捕捞鱼更应注意冷藏,做好鱼类原料的贮藏保鲜,防止鱼类腐败变质。

(2)对在产运过程中受过严重污染或脱冰受热的鲐鱼、鲣鱼等鱼须做组胺含量检测,凡含量超过 100 mg 者不得上市销售,应改进行盐腌加工,使组胺含量降至允许量以下才能上市。

(3)市场供应鲜鱼应采用冷藏柜或加冰保鲜,凡青皮红肉鱼应有较高的鲜度,严禁销售变质鱼。

(4)对体型较厚的鱼,腌制时应劈开背部以利盐分渗入,使蛋白质较快凝固。用盐量不应低于 25%。

(5)消费者选购青皮红肉鱼时,应特别注意鱼的新鲜度和质量。

(四)贝类中毒

由食用某些含毒素的贝类而引起的中毒,因以神经麻痹为主要症状,所以称为麻痹性贝类中毒。贝类是软体动物,本身无毒性。有些贝类由于摄食有毒的藻类而具有毒性,此种贝类含有一种神经毒素,人摄食后易引起中毒。

❶ **中毒原因**　某些无毒可供食用的贝类,在摄取了有毒藻类后被毒化。因毒素在贝类体内呈结合状态,故贝体本身并不中毒,也无生态和外形上的变化。但是,当人们食用这种贝类后,毒素迅速被释放,就会发生中毒。

❷ **中毒症状**　贝类中毒有以下两个种类。

(1)麻痹性贝毒(PSP):该毒素为白色,易溶于水,耐热,胃肠道易吸收。石房蛤毒素是一种神经毒素,对人经口致死量为 0.54~0.9 mg。中毒症状主要表现为突然发病,唇、舌麻木,肢端麻痹,头晕恶心,胸闷乏力等,部分患者伴有低烧,重症者则昏迷,最后因呼吸衰竭而死亡。PSP 广泛存在于世界范围内,包括美国东西两岸,特别是在阿拉斯加有携带大量 PSP 的动物。而且,现已在鲐鱼内脏、龙虾及许多蟹类中也发现了 PSP。

(2)健忘性贝毒(ASP):健忘性贝毒活性成分为软骨藻酸。1987 年首次在加拿大出现此类中毒事件并导致 3 人死亡,中毒者食用了贻贝,表现出肠道症状和神经紊乱,严重的有短暂的记忆丧失现象。这种毒素目前只在北美洲东北、西北海岸被发现。ASP 也是源自一种海洋藻类,已在软体贝类的内脏中有所发现,如蟹类等。这类毒素同时会引起胃肠系统及神经系统中毒的症状,包括短时间失忆,即健忘症。严重时也会引发死亡。

❸ 预防措施

(1)在常发生贝类中毒事件的地区向人们进行卫生宣传教育,不得采集、销售含毒贝类。

(2)建立疫情报告和定期检测制度在贝类生长的水域对水域进行经常性监测,如发现有毒藻类存在时,监测部门应及时通报,禁止捕捞、出售、贩运和食用贝类。在贝类生长的水域采取藻类进行显微镜检查,如有毒的藻类大量存在,即有发生中毒的危险应及时监测。

(3)在贝类生长的水域采取藻类进行显微镜检查,如有毒的藻类大量存在,即有发生中毒的危险,有关部门应定期预报,有关人员应注意收听。

(4)贝类毒素主要聚集于内脏,因此在食用时要彻底清洗,除去内脏,以防中毒。

(5)制定贝类毒素的限量标准。国家标准《农产品安全质量 无公害水产品安全要求》(GB 18406.4—2001)对水产品中的贝类毒素含量进行了规定:麻痹性贝毒限量≤80 μg/100 g,健忘性贝毒限量≤60 μg/100 g。

(五)牲畜腺体中毒

牲畜腺体为分泌生物激素的组织,常用来提取生物制剂治疗疾病,若摄入过多,会扰乱人体正常生理功能而发生中毒现象。动物甲状腺中毒主要是猪、牛、羊甲状腺中毒,尤其是以猪甲状腺中毒最为多见。

❶ 中毒原因 甲状腺是一种内分泌腺,可以分泌激素促进机体的新陈代谢和正常发育,猪的甲状腺在气管与喉头连结处的下方,是成对腺体,左右两侧对称分布。牲畜腺体中毒是由于吃了未摘除甲状腺的猪喉头气管或猪血脖肉(颈口肉),也有误食摘下供制药用猪的甲状腺而中毒。一般认为食用甲状腺 3 g 以上即可引起中毒。甲状腺素化学物理性质较稳定,能耐高温,须加热到 600 ℃左右才能被破坏,所以一般的烹调方法对其毒性无任何破坏作用。

❷ 中毒症状 甲状腺素进入人体后主要作用于人的代谢功能和神经系统,使细胞氧化速度提高,分解代谢加速,增加中枢神经兴奋性,影响下丘脑神经的分泌功能,扰乱机体的分泌活动,使各系统器官间的平衡失调。甲状腺中毒潜伏期为 12～48 h,也有长达 3～4 天。开始表现为头痛、头晕、全身乏力,继而四肢酸痛、心悸、食欲减退、两手胀麻、发热、多汗、恶心、呕吐等,有的还伴有腹痛、腹泻症状,中毒轻者 1 周左右即可恢复。重症患者可出现兴奋、烦躁、失眠、视物不清、痉挛、震颤、肝区痛,也可有狂躁或抑郁等症状,重症患者 2～3 周后才逐渐恢复。

❸ 预防措施 加强兽医卫生检验,屠宰牲畜时应除净其甲状腺。摘除的甲状腺要统一保管,只准药用,不得加工食用。消费者在选购血脖肉时,应仔细检查气管两侧的腺体是否已摘除,最好不要集中食用多量血脖肉,以免中毒。

(六)毒蕈中毒

蕈类又称蘑菇,属真菌的子实体,自古以来就是一种珍贵的食品,具有较高的营养价值和食用价值。在我国蕈类很多,分布范围广阔,其中食用蕈 300 多种,毒蕈约 80 种,其中 10 多种毒蕈剧毒,能致人死亡。毒蕈虽然占的比例小,但因其形态特征复杂及毒蕈与食用蕈不易区别而常常使人误食中毒。

❶ 中毒原因 毒蕈中毒多发生在高温多雨的夏秋季节,往往因采摘野生鲜蕈又缺乏经验而误食中毒,因此多散在发生。毒蕈的有毒成分比较复杂,因此,中毒表现复杂多变,通常为综合症状。

❷ 中毒症状 毒蕈中毒的类型,一般按毒蕈所含有毒成分和中毒表现分为 4 种类型。

(1)胃肠毒素型。含有胃肠毒素的毒蕈很多,比较多见的有褐盖粉褶菌、毒红菇等,其有毒成分尚待研究。中毒主要表现为剧烈腹泻、水样便和阵发性腹痛,一般体温不高,经适当对症处理可迅速恢复,一般无死亡发生。

(2)神经精神型。引起本型的中毒物质至今尚不清楚,一般可分为 4 类,即毒蝇碱、噁唑及噁唑衍生物、色胺类化合物以及致幻素。

(3)溶血毒素型。因食用马鞍蕈(又称鹿花蕈)类引起。其内含有鹿花蕈素,系甲基联氨化合物,它可使大量红细胞被破坏,有强烈的溶血作用,也是一种原浆毒,可作用于肝和肾。中毒潜伏期为 6~12 h,开始为呕吐和腹泻,1~2 天后出现头痛、无力和痉挛,严重的有肝、肾区疼痛,之后出现急性溶血,严重时可引起死亡。给予肾上腺素可以很快恢复。

(4)原浆毒素型。原浆毒素主要有毒肽和毒伞肽两大类,通称毒伞属毒素。此型中毒潜伏期长,病情复杂而凶险,病死率高是该型的特点。临床分期一般分为潜伏期、胃肠炎期、假愈期、内脏损害期、精神症状期以及恢复期。

❸ **预防措施** 广泛宣传毒蕈中毒的危险性,提高广大群众对毒蕈的识别能力,对不认识和未食用过的蕈类,不要采摘和食用,以防止误食中毒。一般肉眼鉴定毒蕈时,以下特征可供参考。

(1)颜色鲜艳,蕈盖上长疣,蕈柄上有蕈环、蕈托。

(2)多生于腐物或粪肥上,不生蛆,不长虫,有腥、辣、苦、酸、臭味。

(3)碰坏后容易变色或流乳状汁液,煮时能使银器或大蒜变黑。

以上这些属于常规的鉴别方法,在日常生活中只有熟悉和掌握各种毒蕈的形态特征和内部结构,再参考当地群众的经验来鉴别毒蕈,才是科学可靠的。

(七)含氰苷类植物中毒

许多高等植物中含有氰苷,引起食物中毒的有杏、桃、李和枇杷等水果的核仁和木薯。杏仁中含有苦杏仁苷,木薯和亚麻籽中含亚麻苦苷。木薯块根中氰苷的含量因栽培季节、品种、土壤和肥料等因素的影响而不同。

❶ **中毒原因** 苦杏仁中毒常发生于儿童生吃水果核仁,或不经医生处方自用苦杏仁治疗小儿咳嗽而引起中毒。木薯中毒主要是由于食用未经合理加工处理的木薯或生食木薯而引起。另外,笋尖氰苷含量高于苦杏仁。氰苷被摄入后,经食品本身酶的作用,分解放出氢氰酸而引起中毒。氢氰酸对人的最低致死量经口测定为 0.5~3.5 mg/kg(体重)。

含氰苷植物的毒性,虽然取决于其氰苷含量,但还与摄取的速度、植物中催化氰苷水解酶的活力以及人体对氢氰酸的解毒能力大小有关。

❷ **中毒症状** 苦杏仁中毒潜伏期为 0.5~5 h,木薯中毒潜伏期为 1~12 h。开始时可能出现口中苦涩、流涎、头晕、头痛、恶心、呕吐、心悸、脉频及四肢软弱无力等症状。重症者胸闷、呼吸困难。严重者意识不清、昏迷、四肢冰冷,最后因呼吸麻痹或心跳停止而死亡。

❸ **预防措施**

(1)向群众尤其是儿童宣传不要生吃各种核仁(特别是苦杏仁、苦桃仁)。用杏仁加工食品时,应反复用水浸泡。加热煮熟或炒透,去其毒性。

(2)推广氰苷含量低的木薯品种,并改良木薯种植方法,尽量在硝酸态氮含量较低的土壤中种植木薯。

(3)木薯在食用前应去皮,水洗薯肉可以溶解氰苷除去部分毒素。在木薯加工中采用切片水浸晒干法(鲜薯去皮、切片、浸水 3~6 天、沥干、晒干),熟薯水浸法(去皮、切片、煮熟、浸水 48 h、沥干、蒸热)和干片水浸法(干薯片水浸 3 天、沥干、蒸熟)等方法,去毒效果良好。

(4)禁止生食木薯。不能喝煮木薯的汤,不得空腹吃木薯,一次不宜吃得太多。

(八)发芽马铃薯中毒

马铃薯(土豆)发芽后可产生较多的有毒生物碱——龙葵素,食后可引起中毒。马铃薯中的龙葵素含量一般为 2～10 mg/100 g,如发芽、皮变绿后可达 35～40 mg/100 g,能引起中毒。龙葵素在幼芽及芽基部的含量最多。当食入 0.2～0.4 g 龙葵素时,就能发生严重中毒。

❶ **中毒原因** 引起发芽马铃薯中毒的主要原因是由于马铃薯贮存不当,使其发芽或部分变黑绿色,烹调时又未能除去或破坏龙葵素,食后便发生中毒。

❷ **中毒症状** 潜伏期为数十分钟至数小时,患者出现舌、咽部麻痒,胃部灼痛及胃肠炎症状以及瞳孔散大,耳鸣等症状,重病者抽搐,意识丧失甚至死亡。

❸ **预防措施** 马铃薯应存放于干燥阴凉处或经辐照处理,以防止发芽。

发芽多或皮肉变黑绿色的马铃薯不能食用。发芽不多者,可剔除芽及芽基部,去皮后水浸 30～60 min,烹调时加醋以破坏残余的毒素。

(九)四季豆中毒

四季豆又叫菜豆、芸扁豆等,属于人们常食用的蔬菜。一般情况下不发生食物中毒,可由于贮存过久,烹调时炒煮不熟透而引起中毒。

❶ **中毒原因** 四季豆中毒是由其所含皂素和植物凝集素所引起。皂素存在于豆荚外层,对消化道黏膜作用后引起充血、肿胀及出血性炎症,最终造成恶心、呕吐、腹泻和腹痛等胃肠道症状。植物凝集素具有凝血作用,该毒素经长时间煮沸后则被破坏。

❷ **中毒症状** 本症潜伏期为数 10 分钟至数小时,一般在 5 h 以内。主要为恶心、呕吐、腹痛和腹泻等胃肠道症状,还伴有头晕、头痛、胸闷、心慌、出冷汗、四肢麻木和畏寒等,体温一般正常。大部分患者白细胞总数和中性粒细胞计数增高。病程为 1～2 天,预后良好。

❸ **预防措施** 烹调四季豆前,先用水浸泡或用开水浸烫,取出再炒煮食用。

(十)鲜黄花菜中毒

鲜黄花菜又名金针菜,是人们常用的一种蔬菜。

❶ **中毒原因** 鲜黄花菜中含有秋水仙碱,秋水仙碱本身无毒,但在体内被氧化成二秋水仙碱。该物质有剧毒,对组织有刺激作用,如在烹调时急炒加热不彻底,容易引起中毒。

❷ **中毒症状** 潜伏期一般为 0.5～4 h,主要为恶心、呕吐、腹痛、腹泻还伴有头痛、头晕、口渴咽干等症状。

❸ **预防措施** 在食用鲜黄花菜时,先用水浸泡或用开水热烫,捞出后再烹调。

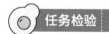 **任务检验**

❶ **选择题**

(1)河豚毒素属于( )。

A. 血液毒　　　　　B. 原浆毒　　　　　C. 神经毒　　　　　D. 肝肾毒

(2)发芽马铃薯中往往产生( ),故食用不当易造成食物中毒。

A. 龙葵素　　　　　B. 氰苷　　　　　C. 皂素　　　　　D. 秋水仙碱

(3)容易形成鱼类组胺中毒的鱼主要是海产鱼类中的( ),如鲭鱼、金枪鱼、沙丁鱼和秋刀鱼等。

A. 青皮红肉鱼　　　B. 青皮白肉鱼　　　C. 无鳞鱼　　　　　D. 有鳞鱼

(4)小孩在吃完杏子后又将杏仁砸开食用,后出现呼吸困难,呼吸不规则,呼气中有苦杏仁味道,可能的中毒致病因子为( )。

A. 毒蛋白　　　　　B. 氰苷　　　　　C. 生物碱　　　　　D. 毒肽类

(5)毒蕈中毒的常见原因为( )。

A. 加热不彻底　　　B. 未加碱破坏有毒成分　　C. 贮存不当　　　　D. 误食

(6)(多选)毒蕈中毒按临床表现可分为(　　　)。

A.胃肠炎型　　　　　B.神经精神型　　　　　C.溶血毒素型　　　　　D.原浆毒素型

(7)(多选)河豚毒素含量最高的组织是(　　　)。

A.肝　　　　　　　　B.卵巢　　　　　　　　C.脑部　　　　　　　　D.肌肉

❷ 判断题

(1)动物性中毒食品可分为两类,一类是将天然含有有毒成分的动物或动物的某一部分当作食品;一类是在一定条件下产生大量有毒成分的动物性食品。(　　　)

(2)河豚毒素主要作用于神经系统,阻断神经肌肉的传导。(　　　)

(3)鲜黄花菜中含有秋水仙碱,秋水仙碱本身无毒,但在体内被氧化成二秋水仙碱,容易引起中毒。(　　　)

(4)在食用鲜黄花菜时,先用水浸泡或用开水热烫,捞出后再烹调。(　　　)

(5)马铃薯应存放于干燥阴凉处或经辐照处理,以防止发芽。(　　　)

(6)许多高等植物中含有氰苷,引起食物中毒的往往是杏、桃、李和枇杷等水果的核仁和木薯。(　　　)

(7)毒蕈中毒的原浆毒素型病死率低。(　　　)

(8)由食用某些含毒素的贝类而引起的中毒,因以神经麻痹为主要症状,所以称为麻痹性贝类中毒。(　　　)

子任务四　化学性食物中毒及预防

任务目标

掌握化学性食物中毒及预防。

任务导入

安徽安庆市宿松县人民政府暨宿松县委宣传部新闻发布官方微博于 2020 年 1 月 21 日早上发布消息称,1 月 20 日 14 时许,宿松县洲头乡罗渡村发生一起疑似因食用含亚硝酸盐物质引起的中毒事件,造成孙某华(男,42 岁,湖北省黄梅县人,厨师)死亡,另外 17 人呈现不同程度的中毒症状,经及时救治,目前病情稳定。事发后,宿松县县委县政府立即启动应急机制,县委县政府主要负责人和相关分管负责人第一时间赶赴现场处置。公安机关、县市监、卫生部门及洲头乡就事发原因正在开展进一步调查,公安机关已对涉事相关人员进行调查。

任务实施

(一)化学性食物中毒

化学性食物中毒即食入化学性中毒食品引起的中毒,主要有以下 4 种。

(1)被有毒有害的化学物质污染的食品。

(2)误指为食品、食品添加剂、营养强化剂的有毒有害的化学物质。

(3)添加非食品级或伪造的禁止使用的食品添加剂、营养强化剂的食品,以及超量使用食品添加剂的食品。

(4)营养素发生化学变化的食品,如油脂酸败。

(二)亚硝酸盐食物中毒

亚硝酸盐食物中毒是指食用了含硝酸盐及亚硝酸盐的蔬菜或误食亚硝酸盐后引起的一种高铁

血红蛋白血症,也称肠原性青紫病。亚硝酸盐为强氧化剂,进入人体后,经消化道吸收入血液,可使血液中的低铁血红蛋白氧化成高铁血红蛋白,从而使血红蛋白失去携带氧的功能,造成组织缺氧而中毒。亚硝酸盐的中毒剂量为 0.3～0.5 g,致死量为 1～3 g。

❶ 中毒原因 亚硝酸盐有以下几种来源。

(1)新鲜的叶菜类蔬菜含有较多的硝酸盐,在硝酸盐还原菌的作用下转化为亚硝酸盐。新鲜蔬菜贮存过久,腐烂蔬菜及放置过久的煮熟蔬菜,亚硝酸盐的含量明显增高。

(2)腌制不久的蔬菜中含有大量的亚硝酸盐,尤其加盐量少于 12%、气温高于 20 ℃ 的情况下,菜中亚硝酸盐的含量增加,第 7～8 天达高峰,一般于腌后 20 天消失。

(3)有些地区的井水中含有较多的硝酸盐及亚硝酸盐,一般称为苦井水。当用该水煮食品,再在不卫生的条件下存放过久,在细菌的作用下可将硝酸盐还原成亚硝酸盐。

(4)食用蔬菜过多,大量硝酸盐进入肠道,对于胃肠功能紊乱、贫血、蛔虫症等消化功能欠佳者,其肠道内的细菌可将蔬菜中的硝酸盐转化为亚硝酸盐,且在肠道内过多形成导致不能及时分解,大量亚硝酸盐进入血液而中毒。

(5)腌肉制品中加入过量硝酸盐及亚硝酸盐。

(6)误将亚硝酸盐当作食盐。

❷ 中毒症状 潜伏期一般为 1～3 h,误食大量亚硝酸盐者仅十几分钟。轻者表现为头晕、头痛、乏力、胸闷、呕吐、嗜睡、腹痛、腹泻,口唇、指甲即全身皮肤、黏膜发绀等。严重者可有心律减慢、心律不齐、昏迷和惊厥,常因呼吸循环衰竭而死亡。

❸ 预防措施

(1)保持蔬菜新鲜,勿食存放过久的变质蔬菜。短时间不要进食大量含较多硝酸盐的蔬菜。

(2)勿食大量刚腌的蔬菜,腌菜时应适量加盐,至少需腌制 15 天再食用。

(3)肉制品中的硝酸盐和亚硝酸盐的用量应严格按国家卫生标准的规定,不可多加。

(4)不喝苦井水,勿用苦井水煮粥,尤其勿存放过夜。

(5)妥善保管亚硝酸盐,防止当成食盐或碱面误食。要有专人保管亚硝酸盐,使用专用容器存放,健全领发登记手续等。

(三)砷化物中毒

砷广泛分布于自然界,几乎所有的土壤中都存在砷。砷元素毒性很小,但其化合物有显著的毒性,常见的三氧化二砷毒性最强。三氧化二砷俗称砒霜、信石、白砒,为白色粉末,无臭无味,较易溶于水。可用于杀虫剂、杀鼠剂、药物、染料工业、皮毛工业及消毒防腐剂等。三价砷的无机化合物是细胞原浆毒,此类砷化物被机体吸收后,可与细胞酶蛋白的巯基结合,从而抑制酶的活性,使细胞代谢发生障碍,造成细胞死亡;也可使神经细胞发生代谢障碍,引起神经系统的功能紊乱;麻痹血管运动中枢并直接作用于毛细血管,导致毛细血管扩张、麻痹和渗出性增高,使胃肠黏膜和其他脏器出现充血和出血,甚至全身出血,并可引起肝细胞变性、脑水肿等。

❶ 中毒原因

(1)误食:误把砒霜当成碱面、食盐或淀粉,或误食含砷农药拌种粮。

(2)滥用含砷杀虫剂(如砷酸钙、砷酸铅)喷洒果树及蔬菜,造成水果、蔬菜中砷的残留量过高。喷洒含砷农药后不洗手即直接进食。

(3)盛放过砷化物的容器、用具或运输工具等用来盛放、加工或运输食品。

(4)食品加工所用的加工助剂(如无机酸、盐、碱等)或添加剂中含砷量过高。

❷ 中毒症状 潜伏期短,仅数十分钟至数小时。中毒后患者口腔、咽部有烧灼感,口渴及吞咽困难,口中有金属味,常表现为剧烈恶心、呕吐(甚至吐出血液和胆汁)、腹绞痛、腹泻(水样或米汤样便,有时混有血)。由于剧烈吐泻而脱水,血压下降,严重者延期休克、昏迷和惊厥,并可发生中毒性

心肌病和急性肾功能衰竭,若抢救不及时,中毒者常因呼吸循环衰竭,肝肾功能衰竭于 1～2 天内死亡。

❸ **预防措施**　严格保管好砷化物、砷制剂农药,实行专人专库管理;盛放过砷化物的容器严禁存放粮食和食品;蔬菜、果树收获前半个月内停止使用含砷农药,防止蔬菜、水果的农药残留量过高;加工食品过程中所使用的酸、碱、食品添加剂等,其含砷量应符合食品添加剂国家标准规定。

(四)锌中毒

锌是人体所必需的微量元素,各种食品均含有微量的锌,但大量摄入时则引起中毒。

❶ **中毒原因**　锌中毒的发生多由于镀锌容器中的锌在酸性食品中溶出进入食品所致,其次是误食大量可溶性盐如氯化锌、硫化锌、硫酸锌、硬脂酸锌等。锌的中毒剂量为 0.2～0.4 g,一次摄入 80 mg 以上的锌盐即可引起急性中毒。锌由容器移入食品中的数量与食品的性质(主要是酸度)、存放时间有关。溶液酸度越高,则锌的溶出量亦越多。

❷ **中毒症状**　锌中毒的潜伏期很短,仅数分钟至数小时,主要为胃肠道刺激症状,表现为恶心、持续性呕吐、上腹部绞痛、腹泻、口中烧灼感及麻辣感,伴有眩晕及全身不适,体温不高。严重中毒者可因剧烈呕吐、腹泻而虚脱。病程短,几小时至 1 天可痊愈。

❸ **预防措施**

(1)禁止使用镀锌容器盛放、煮制、加工、运输和保存酸性食品,如果汁、果酱、番茄酱、酸奶、酸菜及食醋等。锌盐味觉阈值为 15 mg/L,饮水中锌含量达 40 mg/L 时有金属味,57～2280 mg/L 可致呕吐,故发现食品有锌味时应停止食用。

(2)妥善保管各种锌化物,防止误食中毒,严禁用镀锌设备、容器加工、运输酸菜及食醋等。

(五)有机磷农药中毒

有机磷农药是一种农业杀虫剂,具有杀虫效率高,应用范围广,成本低,在植物体内残留时间短,残留量较少的优点。因此其在我国农村广泛使用,对防治粮、棉、蔬菜水果的病虫害,保证农业丰收起着重要作用。但有机磷农药具有毒性,在生产和使用过程中如不注意防护,可发生食物中毒。

常用的有机磷农药有对硫磷、内吸磷、甲拌磷、敌敌畏、敌百虫、乐果、马拉硫磷等。

❶ **中毒原因**　用装过农药的器具盛装酱油、酒、食用油等食品;将有机磷农药与粮食或其他食品混装运输或混放,造成食品污染;食用刚喷洒过有机磷农药的瓜果蔬菜;误食被有机磷农药毒死的畜、禽及水产品;在使用农药过程中,未经洗手就饮食、饮水而引起中毒。

❷ **中毒症状**　有机磷进入人体后,对体内胆碱酯酶的活性产生抑制作用,因其可与胆碱酯酶迅速结合,可形成磷酰化胆碱酯酶,失去催化水解乙酰胆碱的能力,使大量乙酰胆碱在体内蓄积,从而导致以乙酰胆碱为传导介质的胆碱能神经处于过度兴奋状态而出现中毒症状。

中毒的潜伏期一般在 2 h 内,误服农药者立即发病。进食后短期内出现头晕、头痛、恶心、呕吐、多汗、胸闷、视物模糊、无力等症状。中度中毒时出现肌束震颤、瞳孔缩小、轻度呼吸困难、流涎、腹痛、腹泻、步态蹒跚。严重者出现昏迷、呼吸麻痹,甚至肺水肿等。常因呼吸衰竭而死亡。

❸ **预防措施**　加强农药管理,农药要专库存放。严禁农药与食品混装、混放。运输有机磷农药的车、船需经彻底洗净后才能运输包装严密的食品。不用盛放过农药的器具盛装食品。喷洒农药时必须遵守安全间隔期,喷过有机磷农药的水果,谷物在 1 个月内不得食用。在使用农药过程中,严禁饮食、饮水、吸烟,使用后注意用肥皂彻底洗手、洗脸。

(六)甲醇中毒

酒类一般分为蒸馏酒、发酵酒和配制酒等。甲醇中毒多数是由于食用蒸馏酒和配制酒所引起的。

❶ **中毒原因**　蒸馏酒制作所使用的主要原料为粮食、糠麸、谷壳、薯类、硬果类、甜菜、糖蜜和水

果等,经糖化、发酵再蒸馏而制成白酒,酒精含量一般为50%～70%,此外还含有酯类、酸类、甲醇、杂醇油、醛类、氢氰酸等成分。配制酒是以蒸馏酒或食用酒精为原料,加水、糖、食用色素和食用香精等配制而成,其酒精含量较蒸馏酒低。如果制作蒸馏酒的原料成分中含有较多的果酸、木质素或半纤维素等膳食纤维,并且原料出现腐烂等现象,则制成的蒸馏酒中甲醇浓度就较高,足以引起甲醇中毒。另外,一些不法商贩为了牟取暴利,利用工业酒精来兑制白酒,大量销售,造成甲醇中毒,甚至死亡。

❷ **中毒症状** 甲醇有蓄积作用,其毒性很强,特别是视神经较为敏感,摄入4～10 g即可引起严重中毒症状。病初发生头痛、恶心、胃痛、视物模糊等,继而出现呼吸困难、呼吸中枢麻痹、发绀,有时昏迷,甚至死亡;恢复后常出现视物障碍甚至失明。甲醇在体内蓄积引起慢性中毒的症状有眩晕、昏睡、头痛、消化障碍、视物模糊和耳鸣等。

❸ **预防措施**

(1)严禁使用工业酒精或药用酒精来兑制白酒进行销售。

(2)设法降低蒸馏酒中的甲醇含量,如酒精蒸馏中添设甲醇分蒸塔,以除去甲醇;选择糖化能力强但又不产生甲醇的霉菌种代替黑曲霉菌,因为黑曲霉菌能在发酵过程中增加甲醇的含量。

(3)制作配制酒时,使用的蒸馏酒等成分必须符合卫生质量标准。我国规定蒸馏酒、配制酒中甲醇的含量标准:以谷类为原料者甲醇含量不得超过0.04 g/100 mL,以薯干和代用品为原料者甲醇含量不得超过0.12 g/100 mL。

(七)盐酸克伦特罗食物中毒

❶ **中毒原因** 盐酸克伦特罗(非法用于养殖时俗称"瘦肉精"),原本是一种主要用于治疗支气管哮喘的药物,为我国按兴奋剂管制的蛋白同化制剂,国务院《反兴奋剂条例》第十六条将其规定为处方药。20世纪80年代初,美国一家公司意外发现,一定剂量的盐酸克伦特罗添加到饲料中可以明显促进动物生产,增高瘦肉率,随后这一发现在一些国家被用于养殖业。然而,人摄取一定量的"瘦肉精"会导致中毒。

❷ **中毒症状** "瘦肉精"中毒的临床表现为心动过速,面颈、四肢肌肉震颤,头晕、头疼,恶心、呕吐、神经紊乱等症状,严重的还会危及生命,特别是对患有高血压、心脏病的患者,可能会加重其病情导致意外,因此全球禁止将其作为饲料添加剂。

❸ **预防措施** 餐饮企业食品生产销售预防中毒的发生,首先应加强肉类食品原料和成品的采购和验货管理,如果发现猪肉颜色比较深,肉质鲜艳,而后臀圈饱满,脂肪层非常薄,这可能就是服用过"瘦肉精"的猪肉。其次,购买肉类食品原料也应选择正规的食品经营企业,不要在流动摊贩、无证摊贩处购买没有检疫的猪肉和猪内脏。最后,应尽量避免食用猪肝等内脏。

(八)毒鼠强中毒

由于老鼠的肆虐,人们在生活中经常使用杀鼠剂。常用的有敌鼠类如敌鼠钠盐、联苯敌鼠、氯苯敌鼠、杀鼠酮等。中毒多系误食含鼠药杀鼠饵料和被鼠药污染的食品引起。毒鼠强对人、畜的毒性比氰化钾大80倍,可造成二次中毒,我国已将毒鼠强禁用作杀鼠剂。

❶ **中毒原因** 毒鼠强又名没鼠命,化学名为四亚甲基二砜四胺。轻质粉末,熔点为250～254℃,在水中溶解度约为0.25 mg/mL,微溶于丙酮,不溶于甲醇和乙醇。在稀酸和稀碱中稳定。在255～260 ℃分解,但在持续沸腾的水溶液中会加热分解,放出氮、硫的氧化物烟雾。可经消化道及呼吸道吸收,不易经完整的皮肤吸收。

本品对中枢神经系统,尤其是脑干有兴奋作用,主要引起抽搐。本品对γ-氨基丁酸有拮抗作用,主要是由于阻断γ-氨基丁酸受体所致,此作用为可逆性的。

❷ **中毒症状** 多为口服中毒。轻度中毒表现为头痛、头晕、乏力、恶心、呕吐、口唇麻木、酒醉感。重度中毒表现为突然晕倒,癫痫样大发作,发作时全身抽搐、口吐白沫、小便失禁、意识丧失。

❸ **预防措施** 近年来南京、广东、四川相继发生恶性毒鼠强中毒事件,其中南京毒鼠强中毒事件中死亡 42 人。毒鼠强属高毒急性毒性类毒鼠剂,现没有正规厂家生产与登记。市场上销售的毒鼠强多属于假冒厂名、滥设商品名出售的劣品,危害很大。应严格加强生产、销售管理。国家明令禁止使用急性毒性药物作为毒鼠剂。

(九)其他化学性食物中毒

其他常见的化学性食物中毒见表 3-1。

表 3-1 其他常见的化学性食物中毒

中毒名称	中毒原因	中毒症状	预防措施
酸败油中毒	食用已酸败的油脂	潜伏期 0.5~12 h;恶心、呕吐、腹痛、腹泻、无力、头痛、发热、咽痛;病程 1~4 天,无死亡	避免油脂氧化酸败,使用抗氧化剂保存油脂;不食用已酸败的油脂
铅中毒	某些铅化物外表颜色、性状与明矾、小苏打、发酵粉等相似,易误服;瓷器釉含量高,在酸性条件下可溶出铅	潜伏期 0.5~2 h,口腔干燥、咽部干燥、发热、疼痛、流涎、剧烈绞痛、面色苍白、冷汗、大便秘结、色黑、腿部肌肉痛、痉挛、贫血	铅化物单独保管,不与食品混放;盛放过铅化物的容器、用具不得盛放食品,同时避免误食

任务检验

❶ **选择题**

(1)摄入大量亚硝酸钠,可使血红蛋白变成高铁血红蛋白,失去输氧能力,引起( )。

A.营养不良　　　　　B.肠源性青紫症　　　　　C.腹泻　　　　　D.腐败变质

(2)有机磷农药中毒具有( )毒性。

A.肾　　　　　B.神经　　　　　C.内分泌　　　　　D.血液

(3)有机磷农药中毒的主要机制为( )。

A.抑制胆碱酯酶的活性　　　　　B.抑制己糖激酶活性

C.抑制琥珀酸脱氢酶活性　　　　　D.抑制柠檬酸合成酶活性

(4)"水俣病"是典型的( )中毒案例。

A.汞　　　　　B.镉　　　　　C.砷　　　　　D.铅

(5)肉制品中加入的亚硝酸盐属于( )。

A.防腐剂　　　　　B.着色剂　　　　　C.发色剂　　　　　D.抗氧化剂

(6)亚硝酸盐食物中毒的主要临床表现为( )。

A.红肿　　　　　B.消化道出血　　　　　C.中枢神经损伤　　　　　D.组织缺氧

(7)饮用散装劣质酒导致人体酒精中毒的成分主要是( )。

A.甲醇　　　　　B.乙醇　　　　　D.琥珀酸　　　　　D.酒石酸

(8)(多选)下列能引起化学性食物中毒的是( )。

A.黄曲霉素　　　　　B.河豚毒素　　　　　C.苦井水　　　　　D.甲醇

(9)(多选)以下属于化学性食物中毒的是( )。

A.食用含"瘦肉精"的肉类导致的中毒　　　　　B.食用过量锌导致的中毒

C.亚硝酸盐误食为食盐导致的中毒　　　　　D.有机磷农药污染蔬菜导致的中毒

❷ **判断题**

(1)化学性食物中毒好发于每年 5—10 月。( )

扫码看答案

93

（2）亚硝酸盐食物中毒是指食用了含硝酸盐及亚硝酸盐的蔬菜或误食亚硝酸盐后引起的一种高铁血红蛋白血症，也称肠源性青紫症。（　　）

（3）腌制不久的蔬菜中亚硝酸盐含量较少。（　　）

（4）防止亚硝酸盐中毒，应妥善保管亚硝酸盐，防止当成食盐或碱面误食。（　　）

（5）砷元素毒性很小，但其化合物有显著的毒性。常见的三氧化二砷毒性最强。（　　）

（6）三价砷的无机化合物是细胞原浆毒。（　　）

（7）滥用含砷杀虫剂（如砷酸钙、砷酸铅）喷洒果树及蔬菜，会造成水果、蔬菜中砷的残留量过高。（　　）

（8）摄入食品中微量的锌会引起食物中毒。（　　）

（9）锌中毒的发生多由于镀锌容器的锌在酸性食品中溶出进入食品所致。（　　）

（10）酒类一般分为蒸馏酒、发酵酒和配制酒等。甲醇中毒多数是由于食用蒸馏酒和配制酒所引起的。（　　）

子任务五　食物中毒的调查与处理

任务目标

掌握食物中毒的调查与处理方法。

任务导入

《中华人民共和国食品安全法》规定："食品安全，指食品无毒、无害，符合应当有的营养要求，对人体健康不造成任何急性、亚急性或者慢性危害。"这是我国法律对食品的基本要求。食品安全直接关系人们的生命安全和健康，影响着一个国家的经济发展，已成为影响农业和食品工业竞争力的关键因素，并在某种程度上约束了我国农业和农村经济产品结构与产业结构的战略性调整。食品安全还有"量"和"质"的区分，对于经济不发达国家和地区，食品供应量不足，无法满足民众的温饱问题，这就是食品安全的"量"的问题；在解决了供应量的问题后，由于有毒、有害物质对人类健康的损害，可能会造成公共安全问题，这就是食品安全"质"的问题。目前我国正处于量的需求得到基本满足、质的需求进一步提高的阶段。当遇到食物中毒公共突发事件时，如何迅速正确做好应急处理措施成为关键。

任务实施

（一）做好食物中毒事故调查处理前的经常性准备

❶ 建立制度、明确职责

（1）明确卫生监督、疾病预防控制、医疗机构三方面职责。

（2）开展食物中毒事故调查处理的监督和技术培训。

（3）做好食物中毒事故发生后的组织协调工作。

❷ 经费和各类急救物资的保障　做好食物中毒事故调查和控制需要的人员、交通、调查和采样设备的经常性准备工作，使食物中毒事故调查和采样设备随时能满足需要。

（二）建立食物中毒事故报告制度

❶ 一般报告制度

（1）发生食物中毒或疑似食物中毒事故的单位和接收食物中毒或者疑似食物中毒患者进行治疗

的单位,应当及时向所在地人民政府卫生行政部门报告食物中毒事故的单位、地址、时间、中毒人数、可疑食品等有关内容。

(2)县级以上地方人民政府卫生行政部门接到食物中毒或者疑似食物中毒事故的报告时,应当及时填写"食物中毒事故报告登记表",并报告同级人民政府和上级卫生行政部门。

(3)每起食物中毒事故都应在接到食物中毒事故报告后一个月内填报"食物中毒事故调查报告表",分别报上级、省级卫生行政部门和指定机构。一个月内未调查终结要继续进行补报。

❷ **紧急报告制度**

(1)中毒人数超过30人时,应当于6 h内报告同级人民政府和上级人民政府卫生行政部门。

(2)中毒人数超过100人或死亡1人以上时,应当于6 h内上报卫生行政部门,并同时报告同级人民政府和上级人民政府卫生行政部门。

(3)中毒事故发生在学校、地区性或者全国性重要活动期间时,应当于6 h内上报卫生行政部门,并同时报告同级人民政府和上级人民政府卫生行政部门。

(4)其他需要实施紧急报告制度的食物中毒事故。

❸ **食物中毒事故报告的管理**

(1)县级以上地方各级人民政府卫生行政部门接到跨辖区的食物中毒事故报告,应当通知有关辖区的卫生行政部门,并同时向共同的上级人民政府卫生行政部门报告。

(2)县级以上地方各级人民政府卫生行政部门应当在每季度末,汇总和分析本地区食物中毒事故发生情况和处理结果,并及时向社会公布。

(3)省级人民政府卫生行政部门负责汇总分析本地区全年度食物中毒事故发生的情况,并于每年11月10日前上报指定机构。

(4)地方各级人民政府卫生行政部门应当定期向有关部门通报食物中毒事故发生的情况。

(5)任何单位和个人不得干涉食物中毒或者疑似食物中毒事故的报告。

(6)在水灾、地震等自然灾害情况下,应按照重大疫情报告制度进行报告。

(三)食物中毒诊断标准及技术处理原则

❶ **食物中毒现场调查处理的基本要求**

(1)尽快查明食物中毒暴发事件发病原因;

(2)提出和采取控制食物中毒的措施;

(3)协助医疗机构对中毒患者进行救治;

(4)收集对违法者实施处罚的证据;

(5)提出预防类似事件再次发生的措施和建议;

(6)积累食物中毒资料,为制定食品卫生政策措施提供依据。

❷ **食物中毒诊断标准**

(1)中毒患者在相近的时间内均食用过某种共同的中毒食品,未食用者不中毒。停止食用中毒食品后,发病很快停止;

(2)潜伏期较短,发病急剧,病程亦较短;

(3)所有中毒患者的临床表现基本相似;

(4)一般无人与人之间的直接传染;

(5)从中毒食品和中毒患者的生物制品中检出能引起与中毒临床表现一致的病原体;

(6)中毒食品的确定应尽可能有实验室诊断资料,由于采样不及时或已用药或其他技术上的原因而未能取得实验室诊断资料时,可判定为原因不明的食物中毒。

❸ **食物中毒处理总则**

(1)及时报告当地卫生行政部门。

（2）对患者采取紧急处理。

①停止食用中毒食品；

②采集患者的血液、尿液、吐泻物等样本，以备送检；

③进行急救处理，包括催吐、洗胃和洗肠；

④对症治疗和特殊治疗，如纠正水和电解质失衡，使用特效解毒药，防止心、脑、肝、肾损伤等。

（3）对中毒食品进行控制处理。

①保护现场，封存中毒食品或疑似中毒食品；

②采集剩余可疑中毒食品以备送检；

③追回已售出的中毒食品或疑似中毒食品；

④对中毒食品进行无害化处理或销毁。

（4）根据不同的中毒食品，对中毒场所采取相应的消毒处理。

（四）食物中毒事故调查处理程度与方法

发生可疑食物中毒事故时，卫生行政部门应按照《食物中毒事故处理办法》《食物中毒诊断标准及技术处理总则》《食品卫生监督程序》的要求及时组织和开展对患者的紧急抢救、现场调查和对可疑食品的控制、处理工作，同时注意收集与食物中毒事故有关的违反《中华人民共和国食品安全法》的证据，做好对肇事者追究法律责任的证据收集工作。

❶ 报告登记

（1）对报告食物中毒的发病情况应详细进行记录；

（2）通知报告人保护现场，留存患者的粪便、呕吐物及可疑食品，以备取样送检；

（3）立即向主管领导汇报食物中毒事故报告登记情况。

❷ 组织开展现场调查

（1）成立调查组。接到发生食物中毒事故的报告后，迅速组织有关人员携带采样器材和协助抢救的物品前往现场。

（2）开展现场卫生学调查。调查人员在协助抢救患者的同时，应向患者详细了解有关发病情况，包括各种症状、体征及治疗情况，重点观察与询问患者的主要症状、发病经过、呕吐物和排泄物的性状；详细登记发病时间、可疑餐次（24～48 h 进餐食谱逐项询问填写，以便确定可疑食品；无可疑餐次应调查发病前 72 h 内的进餐食谱情况）的进餐时间、食用量等。在做此项调查时，需对同单位或同生活区的部分健康人进行膳食史调查作为对照。

（3）对可疑中毒食品的加工过程进行调查。

❸ 样品的采集与检验

（1）样品的采集。

①按患者出现的临床症状和检验目的选择样品种类，一般应包括患者的呕吐物、血液、尿液、剩余食品、食品容器和加工用具表面涂抹等，条件允许的情况下还应采集患者的粪便和直接接触食品人员的手涂抹、肛擦拭子等。

②样品应按照无菌采样方法采集。备检验样品应置冰箱内冷藏。

③对一起发病的规模较大的食物中毒事故一般应采集 10～20 名具有典型临床症状的患者的检验样品，同时应采集部分有相同进食史但未发病者的同类样品作为对照。

④对可疑中毒食品样品采用简易动物毒性试验进行现场毒性（力）鉴定试验。

（2）样品的实验室检验。

①应在最短的时间内将样品送往实验室进行检验，不能及时送样时应将样品进行冷藏。

②结合患者临床表现和流行病学特征，推断导致食物中毒发生的原因和毒物的性质，从而选择检验项目。

③实验室在收到有关样品后应在最短时间内开始检验,检验结果的报告一般最迟不得超过5天。当估计到实验室检验条件不足时,应果断请求上级机构或有条件的部门予以支持。

④为检测样品的毒(性)力,可在进行样品检验的同时进行动物实验。

(3)调查资料的技术分析。

①确定病例。

②对病例进行初步流行病学分析。a.按病例发病时间绘制病例发病的流行曲线;b.绘制病例发病场所或地点分布图,分析病例发病地区分布特点及其联系,确定可能的发病场所或地点。

③分析事件发生的可能原因。

(4)综合判断:在获取现场卫生学调查的资料和实验室检验结果后,结合临床表现、流行病学资料、可疑食品加工制作情况和实验室检验结果进行汇总分析,按各类食物中毒诊断标准的判定依据和原则做出综合判定。

❹ 事件控制和处理

(1)尽快采取控制或通告停止销售、食用可疑中毒食品等相应措施,防止食物中毒的进一步蔓延和扩大。

(2)当调查发现食物中毒范围仍在扩展时,应向当地政府报告。发现中毒范围超出本辖区范围时,应通知有关辖区的卫生行政部门,并向共同的上级卫生行政部门报告。

(3)根据事件控制情况的需要,建议政府组织卫生、医疗、医药、公安、工商、交通、广播电视等部门采取相应的控制和预防措施。

(4)按有关法律、法规规定对有关食品和单位进行处理。

(5)根据中毒原因和致病因素对中毒场所及有关的食品加工环境、物品提出消毒和善后处理意见。

(6)调查工作结束后撰写食物中毒调查专题总结报告,留存作为档案备查并按规定报告。

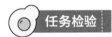 **任务检验**

❶ 单选题

(1)一旦发现疑似食源性疾病(包括食物中毒)的个案或事件,医疗机构需按照《中华人民共和国食品安全法》的要求上报( )。

    A. 当地疾病预防控制中心   B. 当地卫生行政部门

    C. 市级疾病预防控制中心   D. 省级疾病预防控制中心

(2)一旦发现疑似食源性疾病(包括食物中毒)的个案或事件,最先由( )按照《中华人民共和国食品安全法》的要求进行上报。

    A. 所在地疾病预防控制中心   B. 接诊医师

    C. 医疗机构   D. 哨点医院和所在地疾病预防控制中心

(3)中毒人数超过30人时,应当于( )内报告同级人民政府和上级人民政府卫生行政部门。

    A. 6 h   B. 7 h   C. 8 h   D. 9 h

(4)中毒人数( )时,应当于6 h内上报卫生行政部门,并同时报告同级人民政府和上级人民政府卫生行政部门。

    A. 超过100人或死亡1人以上   B. 超过90人或死亡1人以上

    C. 超过80人或死亡1人以上   D. 超过70人或死亡1人以上

(5)(多选)根据《食物中毒事故处理办法》要求,及时填写"食物中毒事故报告登记表",报告及记录中毒事故哪些有关内容?( )

    A. 发生单位及地址

B. 发病时间、中毒人数、死亡人数

C. 可疑中毒食品及进食时间、进食人数

D. 患者中毒表现、就诊或所处地点、救治措施及患者情况

(6)（多选）发生食物中毒时应急措施正确的是（　　　）。

A. 立即停止食用可疑食品　　　　　　B. 呕吐物或粪便及时清理冲洗掉

C. 观察患者精神状态　　　　　　　　D. 根据情况使用催吐法

(7)（多选）预防食物中毒，以下做法正确的是（　　　）。

A. 做好各项卫生

B. 不采购来历不明、不能提供相应产品标签的散装食品

C. 做好"防鼠、防蝇、防尘"

D. 消毒物品及杀虫剂可放置于厨房仓库

❷ 判断题

(1)中毒发生在学校、地区性或者全国性重要活动期间时，应当于 6 h 内上报卫生行政部门，并同时报告同级人民政府和上级人民政府卫生行政部门。（　　　）

(2)对患者进行调查时应注意调查和分析发病者与未发病者进食的食品的差别。（　　　）

(3)食物中毒时患者吃剩的食品不要急于倒掉，以便卫生部门采样检验，为确定食物中毒提供可靠的依据。（　　　）

(4)对影响特别重大的食物中毒事件由国务院卫生行政部门报国务院批准后可确定为特别重大食物中毒事件。（　　　）

(5)中毒事故发生在学校、地区性或者全国性重要活动期间时，应当于 12 h 内上报卫生行政部门，并同时报告同级人民政府和上级人民政府卫生行政部门。（　　　）

(6)如卫生行政部门接到跨辖区的食物中毒事故报告，应通知有关辖区卫生行政部门，并同时向共同的上级人民政府卫生行政部门报告。（　　　）

(7)《食物中毒事故处理办法》第六条规定县级以上地方人民政府卫生行政部门接到食物中毒或者疑似食物中毒事物的报告，应当及时填写"食物中毒报告登记表"，并报告同级人民政府和上级卫生行政部门。（　　　）

(8)省级人民政府卫生行政部门负责汇总分析本地区全年度食物中毒事故发生情况，并于每年 11 月 10 日前上报卫生行政部门及其指定的机构。（　　　）

(9)地方各级人民政府卫生行政部门应当定期向有关部门通报食物中毒事故发生的情况。（　　　）

(10)调查工作结束后撰写食物中毒调查专题总结报告，留存作为档案备查并按规定报告。（　　　）

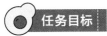

项目四

餐饮食品安全管理基础知识

扫码看课件

任务一　餐饮从业人员的安全管理

子任务一　餐饮从业人员的健康管理与培训

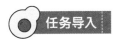

任务目标

1.明确餐饮从业人员的健康管理及培训考核要求。

2.增强餐饮从业人员的食品安全意识。

任务导入

莫让餐饮从业人员成为食品安全的污染源

某日,上海市两所小学的学生食用该市某营养配膳公司供应的盒饭后,有 153 人出现腹泻、呕吐、发热等症状,从患者的肛拭子、剩余盒饭以及该公司一名厨师的肛拭子样品中均检出痢疾杆菌。进一步调查发现,该厨师在事件发生前数日起就自觉腹部不适、大便稍稀,但仍带病上班,且承担炒菜和分装两项任务,当日上午的工作间隙还上过两次厕所。从业人员与食品密切接触,一旦患有有碍食品安全的疾病,污染食品的机会极大。这是一起典型的由餐饮从业人员带菌操作污染食品所引起的食物中毒事件。

人体是一种常见的食品污染来源。餐饮从业人员的健康管理及培训考核是食品安全风险管控中的重要一环。食品安全是为了保障"人的安全",然而在食品加工过程中最大的风险源也是"人"。如果对餐饮从业人员没有很好地实行健康管理及培训考核,餐饮从业人员就很有可能成为食品污染源,这样无疑会给食品安全带来极大的隐患。那么,如何杜绝餐饮从业人员成为食品污染源呢,我们一同走进今天的学习任务"餐饮从业人员的健康管理及培训"。

任务实施

一、健康管理

从事接触直接入口食品工作(清洁操作区内的加工制作及切菜、配菜、烹饪、传菜、餐饮具清洗消毒)的从业人员(包括新参加和临时参加工作的从业人员)应取得健康证明后方可上岗,并每年进行健康检查取得健康证明,必要时应进行临时健康检查。

清洁操作区是指为防止食品受到污染,清洁程度要求较高的加工制作区域,包括专间、专用操作区。

《中华人民共和国食品安全法》规定"从事接触直接入口食品工作的食品生产经营人员应当每年进行健康检查,取得健康证明后方可上岗工作";该法第一百二十六条中规定的"由县级以上人民政府食品安全监督管理部门责令改正,给予警告;拒不改正的,处五千元以上五万元以下罚款;情节严重的,责令停产停业,直至吊销许可证"的情形包括"食品生产经营者安排未取得健康证明的人员从事接触直接入口食品的工作。"

(2)食品安全管理人员应每天对从业人员上岗前的健康状况进行检查。患有发热、腹泻、咽部炎症等病证及皮肤有伤口或感染的从业人员,应主动向食品安全管理人员等报告,暂停从事接触直接入口食品的工作,必要时进行临时健康检查,待查明原因并将有碍食品安全的疾病治愈后方可重新上岗。

(3)手部有伤口的从业人员,使用的创可贴宜颜色鲜明,并及时更换。佩戴一次性手套后,可从事非接触直接入口食品的工作。

(4)患有霍乱、细菌性和阿米巴性痢疾、伤寒和副伤寒、病毒性肝炎(甲型、戊型)、活动性肺结核、化脓性或者渗出性皮肤病等国务院卫生行政部门规定的有碍食品安全疾病的人员,不得从事接触直接入口食品的工作。

二、培训考核

餐饮服务企业应每年对其从业人员进行一次食品安全培训考核,特定餐饮服务提供者应每半年对其从业人员进行一次食品安全培训考核。

特定餐饮服务提供者指学校(含托幼机构)食堂、养老机构食堂、医疗机构食堂、中央厨房、集体用餐配送单位、连锁餐饮企业等。

《中华人民共和国食品安全法》第四十四条中规定"食品生产经营企业应当建立健全管理制度,对职工进行食品安全知识培训。"

(1)培训考核内容为有关餐饮食品安全的法律法规知识、基础知识及本单位的食品安全管理制度、加工制作规程等。

(2)培训可采用专题讲座、实际操作、现场演示等方式。考核可采用询问、观察实际操作、答题等方式。

(3)对培训考核及时评估效果、完善内容、改进方式。

(4)从业人员在食品安全培训考核合格后方可上岗。

 任务检测

❶ 选择题

(1)被吊销餐饮服务许可证的单位,其直接负责的主管人员自处罚决定之日起( )内不得从事餐饮服务管理工作。

A.6 个月 B.1 年 C.3 年 D.5 年

(2)临时从事餐饮服务活动的,餐饮服务许可证有效期不超过( )个月。

A.3 B.6 C.8 D.10

❷ 填空题

(1)《中华人民共和国食品安全法》于 2009 年 2 月 28 日第十一届全国人民代表大会常务委员会第七次会议通过,2015 年 4 月 24 日第十二届全国人民代表大会常务委员会第十四次会议修订,自 2015 年_____起实施。

(2)在中华人民共和国境内,从事食品销售和餐饮服务活动,应当依法取得_____。

(3)在餐饮服务制作过程中应当检查待加工的食品及食品原料,发现有腐败变质或者其他感官性状异常的_____。

(4)被吊销食品生产、流通或者餐饮服务许可证的单位,其直接负责的主管人员自处罚决定作出之日起_____内不得从事食品生产经营管理工作。

❸ 简答题

餐饮服务从业人员的健康管理要求有哪些?

<h2 style="text-align:center">子任务二　餐饮从业人员个人卫生管理</h2>

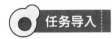 任务目标

1.明确餐饮从业人员个人卫生食品安全操作规范的具体要求。

2.增强餐饮从业人员的食品安全意识。

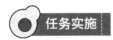 任务导入

<h3 style="text-align:center">餐饮从业人员的卫生状况关系到餐品的食品安全</h3>

2018 年 8 月,广西桂林发生了一件令人震惊的食物中毒事件,约有 500 名某学术会议代表在桂林某酒店食用晚餐后,不同程度地出现了食物中毒症状,其中 252 人到医院就诊。桂林市疾病预防控制中心已确认此次食物中毒是由于沙门菌所致,并称该酒店"在食品留样不全不规范的情况下,最终在留样食品卤味拼盘及 3 名厨师肛拭子样品中检出与食物中毒患者体内同型的沙门菌"。可见,该酒店在食品留样和厨师个人卫生管理等方面都存在问题。餐饮从业人员的个人卫生是餐饮安全保证的重要一环。餐饮单位食品污染的一个重要来源就是由餐饮从业人员,如果餐饮从业人员的体内或体表携带食源性病原体,就可以直接或间接通过接触过的加工设备、容器污染食品,进一步传播给消费者,引发食物中毒或其他食源性疾病。部分经常发生的致病性微生物食物中毒就是由餐饮从业人员直接污染食品引起的。为了减少这种危险,应积极采取有效的措施,加强餐饮从业人员的个人卫生管理。下面我们就来共同完成今天的学习任务"餐饮从业人员个人卫生管理"。

任务实施

一、人员卫生的食品安全操作规范

(一)个人卫生

(1)从业人员应保持良好的个人卫生。

(2)从业人员不得留长指甲、涂指甲油。工作时,应穿清洁的工作服,不得披散头发,佩戴的手表、手镯、手链、戒指、耳环等饰物不得外露。

(3)食品处理区内的从业人员不宜化妆,应戴清洁的工作帽,工作帽应能将头发全部遮盖。

(4)进入食品处理区的非加工制作人员,应符合从业人员卫生要求。

(二)口罩和手套

(1)专间的从业人员应戴清洁的口罩。专间是指处理或短时间存放直接入口食品的专用加工制作间,包括冷食间、生食间、裱花间、中央厨房和集体用餐配送单位的分装间或包装间等。

(2)专用操作区内从事下列活动的从业人员应戴清洁的口罩:①现榨果蔬汁加工制作;②果蔬拼盘加工制作;③加工制作植物性冷食类食品(不含非发酵豆制品);④对预包装食品进行拆封、装盘、调味等简单加工制作后即供应的;⑤调制供消费者直接食用的调味料;⑥备餐。

(3)专用操作区内从事其他加工制作的从业人员,宜戴清洁的口罩。

(4)其他接触直接入口食品的从业人员,宜戴清洁的口罩。

(5)如戴手套,戴前应对手部进行清洗消毒。手套应清洁、无破损,符合食品安全要求。手套使用过程中,应定时更换手套,出现要求重新洗手消毒的情形时,应在重新洗手消毒后更换手套,手套应存放在清洁卫生的位置,避免受到污染。

二、针对手部清洗消毒的食品安全操作规范

从业人员在加工制作食品前,应清洗手部,手部清洗宜符合餐饮从业人员清洗消毒方法。

❶ 洗手程序

(1)打开水龙头,用自来水(宜为温水)将双手弄湿。

(2)双手涂上皂液或洗手液等。

(3)双手互相搓擦20 s(必要时,以洁净的指甲刷清洁指甲)。工作服为长袖的应洗到腕部,工作服为短袖的应洗到肘部。

(4)用自来水冲净双手。

(5)关闭水龙头(手动式水龙头应用肘部或以清洁纸巾包裹水龙头将其关闭)。

(6)用清洁纸巾、卷轴式清洁抹手布或干手机干燥双手。

❷ 标准的清洗手部方法

(1)掌心对掌心搓擦。

(2)手指交错掌。

(3)掌心对手背搓,掌心对掌心搓擦。

(4)两手互握互搓指背。

(5)拇指在掌中。

(6)指尖在掌心中转动搓擦。

❸ 标准的消毒手部方法

(1)消毒手部前应先洗净手部,然后参照以下方法消毒。

方法一:将洗净后的双手在消毒剂水溶液中浸泡20～30 s,用自来水将双手冲净。

方法二:取适量的乙醇类速干手消毒剂于掌心,按照标准的清洗手部方法充分搓擦双手20～30 s,搓擦时保证手消毒剂完全覆盖双手皮肤,直至干燥。

(2)加工制作过程中,应保持手部清洁。出现下列情形时,应重新洗净手部:①加工制作不同类型和不同存在形式的食品前;②清理环境卫生,接触化学物品或不洁物品(落地的食品、受到污染的工具容器和设备、餐厨废弃物、钱币、手机等)后;③咳嗽、打喷嚏及擤鼻涕后;④进行使用卫生间、用餐、饮水、吸烟等可能会污染手部的活动后。

(3)从事接触直接入口食品工作的从业人员,加工制作食品前应洗净手部并进行手部消毒,手部清洗消毒应符合餐饮从业人员清洗消毒方法。加工制作过程中,应保持手部清洁。出现下列情形时,应重新洗净手部并消毒:①接触非直接入口食品后;②触摸头发、耳朵、鼻子、面部、口腔或身体其他部位后;③其他应重新洗净手部的情形。

三、针对工作服的食品安全操作规范

(1)工作服宜为白色或浅色,应定点存放,定期清洗更换。从事接触直接入口食品工作的从业人员,其工作服宜每天清洗更换。

(2)食品处理区内加工制作食品的从业人员使用卫生间前,应更换工作服。

(3)工作服受到污染后,应及时更换。

(4)待清洗的工作服不得存放在食品处理区。

(5)清洁操作区与其他操作区从业人员的工作服应有明显的颜色或标识进行区分。

(6)专间内从业人员离开专间时,应脱去专间专用工作服。

任务检测

简答题

(1)在食品生产过程中,标准的清洗手部步骤有哪些?

(2)个人卫生是影响食品安全的重要因素,食品生产过程中对操作人员的个人卫生有哪些要求?

扫码看答案

子任务三　餐饮从业人员操作卫生管理

任务目标

1.明确烹饪原料采购岗位食品安全操作规范的具体要求。

2.增强烹饪原料采购岗位从业人员的食品安全意识。

任务导入

某疾病预防控制中心接到报告:有5人在某区一家餐馆用餐后,发生食物中毒,正在医院救治。经过专家检查,结合临床中毒症状、检测指标,确认为农药甲拌磷中毒。后经调查,引起中毒的食品竟然是菜品中的羊肉,这让专家感到疑惑,因为甲拌磷一般用于农作物种植,怎么会出现在羊肉中呢?经继续检查该餐馆进货记录,发现羊肉购买于街头流动商贩,货源不明。

该案例说明,在烹饪原料采购过程中,如果没有按照要求在正规场所采购食材,不进行"索证索票",查验相关票据、资质、许可证、检验检疫证等,极有可能导致食品安全事故的发生。烹饪原料采购过程中应遵守哪些操作规范呢?让我们一同走进今天的学习任务"餐饮从业人员操作卫生管理"。

任务实施

(一)烹饪原料采购岗位的食品安全操作规范

烹饪原料的采购工作是餐饮企业日常工作的重要内容之一,也是餐饮企业食品安全工作的重点之一,烹饪原料的采购会给餐饮企业带来"输入性"食品安全风险,如带有人畜共患病的畜禽肉类、残留农药超标的蔬菜水果、重金属超标的食材等。因此,采购岗位严格按照食品安全操作规范进行操作是十分重要的。

❶ 原料采购

(1)选择的供货者应具有相关合法资质。按照《中华人民共和国食品安全法》规定,国家对食品生产经营实行许可制度。从事食品生产、食品销售、餐饮服务,应当依法取得许可。但是,销售食用农产品,不需要取得许可。

(2)特定餐饮服务提供者应建立供货者评价和退出机制,对供货者的食品安全状况等进行评价,将符合食品安全管理要求的列入供货者名录,及时更换不符合要求的供货者。鼓励其他餐饮服务提供者建立供货者评价和退出机制。

(3)特定餐饮服务提供者应自行或委托第三方机构定期对供货者食品安全状况进行现场评价。

(4)鼓励建立固定的供货渠道,与固定供货者签订供货协议,明确各自的食品安全责任和义务。鼓励根据每种原料的安全特性、风险高低及预期用途,确定对其供货者的管控力度。

❷ 原料运输

(1)运输前,对运输车辆或容器进行清洁,防止食品受到污染。运输过程中,做好防尘、防水,食品与非食品、不同类型的食品原料(动物性食品、植物性食品、水产)应分隔,食品包装完整、清洁,防止食品受到污染。

(2)运输食品的温度、湿度应符合相关食品安全要求。

(3)不得将食品与有毒有害物品混装运输,运输食品和运输有毒有害物品的车辆不得混用。

(二)随货证明文件查验

(1)从食品生产者处采购食品,需查验其食品生产许可证和产品合格证明文件等;采购食品添加剂、食品相关产品,需查验其营业执照和产品合格证明文件等。

(2)从食品销售者(商场、超市、便利店等)处采购食品,需查验其食品经营许可证等;采购食品添加剂、食品相关产品,需查验其营业执照等。

(3)从食用农产品个体生产者处直接采购食用农产品,需查验其有效身份证明。

(4)从食用农产品生产企业和农民专业合作经济组织处采购食用农产品,需查验其社会信用代码和产品合格证明文件。

(5)从集中交易市场采购食用农产品,需索取并留存市场管理部门或经营者加盖公章(或负责人签字)的购货凭证。

(6)采购畜禽肉类,还应查验动物产品检疫合格证明;采购猪肉,还应查验肉品品质检验合格证明。

(7)实行统一配送经营方式,可由企业总部统一查验供货者的相关资质证明及产品合格证明文件,留存每笔购物或送货凭证。各门店能及时查询、获取相关证明文件复印件或凭证。

(8)采购食品、食品添加剂、食品相关产品,应留存每笔购物或送货凭证。

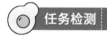 任务检测

❶ 填空题

(1)特定餐饮服务提供者应自行或委托＿＿＿＿＿＿定期对供货者食品安全状况进行现场评价。

(2)烹饪原料运输过程中,运输食品的＿＿＿＿＿＿应符合相关食品安全要求。

❷ 简答题

烹饪原料采购过程中如何控制"输入性"食品安全风险?

子任务四　烹饪原料初加工岗位的食品安全操作规范

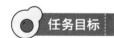 任务目标

1.明确烹饪原料初加工岗位食品安全操作规范的具体要求。

2.增强烹饪原料初加工岗位从业人员的食品安全意识,提高保障食品安全的能力。

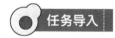 任务导入

在某市一家西餐厅内,有27人因食用该餐厅被污染的凉拌卷心菜而感染产志贺菌样毒素大肠杆菌。当地食品安全监管部门报告,该餐厅用一批软化、叶子腐烂、严重污染的甘蓝加工了4 kg凉拌卷心菜。按正确加工程序,应先去除甘蓝上腐烂的叶子,然后用水冲洗。但调查发现,这批用来制作凉拌卷心菜的甘蓝并没有事先用水清洗,而是直接切碎后与其他原料、调料一起放进消毒的塑料桶里搅拌均匀,在午餐自助柜上出售。

该案例说明,在烹饪原料初加工过程中,如果没有采取正确的挑拣、清洗、切配等程序,仍然有可

能导致食品安全危害的发生。在烹饪原料初加工过程中应遵守哪些操作规范呢？让我们一同走进今天的学习任务"烹饪原料初加工岗位的食品安全操作规范"。

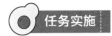 **任务实施**

(一)烹饪原料初加工

烹饪原料初加工主要指对烹饪原料进行挑拣、整理、解冻、清洗、剔除不可食用部分等的加工制作。

(二)烹饪原料初加工过程的食品安全操作规范

❶ 不同类别原料在初加工过程中的食品安全操作规范

(1)蔬菜类：应先进行挑拣，去除粗老组织，之后浸泡清洗，提倡使用蔬菜清洗机械，如臭氧蔬菜清洗机，可以更好地去除蔬菜表面的微生物和残留农药。

(2)禽蛋类：禽蛋类表面微生物数量很多，尤其是沙门菌，所以在使用禽蛋类前，应清洗禽蛋类的外壳，必要时消毒外壳。蛋壳破后应单独存放在暂存容器内，确认禽蛋类未变质后再合并存放。

(3)干货涨发类原料：动植物干货涨发后，容易滋生微生物发生腐败变质，不能长期存放。如果出现变色、变味、腐烂、霉斑等现象，应及时丢弃，不能再加工利用。

(4)半成品原料：半成品原料应有专门的盛放容器和存放空间，应及时使用或冷冻(藏)贮存切配好的半成品，并尽快加工利用完毕，发现变质时应立即丢弃不可再用。

❷ 初加工过程中冷冻(藏)环节的食品安全操作规范

(1)冷冻食品出库后，宜使用冷藏解冻或冷水解冻方法进行解冻，解冻时合理防护，避免受到污染。使用微波解冻方法时，解冻后的食品原料应被立即加工制作。

解冻的目的是使原材料恢复冷冻前的状态，所以最好采用冷藏解冻或冷水解冻的方法，这样细胞能较好地恢复到初始状态，水分及水溶性营养素不至于大量流失导致口感变差。微波解冻方法效率较高，为防止食品污染，解冻后应尽快加工利用。

(2)应缩短解冻后的高危易腐食品原料在常温下的存放时间，食品原料的表面温度不宜超过 8℃。8～60 ℃是高危易腐食品贮存的危险温度带，容易滋生微生物，所以解冻后应尽快加工利用。高危易腐食品是指蛋白质或碳水化合物含量较高(通常 pH>4.6 且 Aw>0.85)，常温下容易腐败变质的食品。如鱼、虾等水产品。

(3)冷冻(藏)食品出库后，应及时加工制作。冷冻食品原料不宜反复解冻、冷冻。冷冻(藏)食品出库后，因为环境温度的变化，空气中水分很快会在原料表面凝结形成水膜，为微生物快速生长繁殖提供了有利条件，因此应尽快加工利用。原料反复冷冻、解冻，不仅加大了食品安全风险，而且原料的适口性、营养价值都会降低。

❸ 初加工过程中工具和容器使用的食品安全操作规范　原料加工和盛放应该分类使用不同的工具和容器。盛放或加工制作畜肉类原料、禽肉类原料及蛋类原料的工具和容器宜分开使用，尤其是植物性原料和动物性原料的加工工具和盛放容器应该严格区分并隔离，避免出现交叉污染。盛放干净原料的容器不能直接放于地面，应该放在专用存放架上。

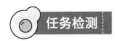 **任务检测**

扫码看答案

❶ 填空题

(1)禽蛋类表面微生物数量很多，尤其是_____，所以在使用之前应清洗外壳，必要时消毒，对于破壳蛋应单独打开盛放，防止出现交叉污染。

(2)原料初加工过程中应缩短解冻后的高危易腐食品原料在常温下的存放时间，食品原料的表面温度不宜超过＿＿＿＿＿＿＿＿。

❷ 简答题

如何控制烹饪原料初加工过程中的食品安全隐患？

子任务五　冷食制作岗位的食品安全操作规范

🥚 **任务目标**

1.明确冷食制作岗位食品安全操作规范的具体要求。

2.增强冷食制作岗位从业人员的食品安全意识,提高保障食品安全的能力。

🥚 **任务导入**

　　在吃货看来,饭店烧热菜安全,那么凉菜也不会有问题。实际不然,凉菜比热菜的食品安全风险往往更高。凉菜看似简单易制,其实对加工条件要求很高,由于它属于冷加工,食用之前不会再被加热,缺少灭菌环节,在制售中稍稍贮存不当,就会被细菌污染,很容易引发食物中毒,特别是夏季,温度高、湿度大,如果制作、贮存不当,食品本来更容易变质,风险更高。此外,如果凉菜制作时没有遵循生熟分开原则,也很容易造成交叉污染。

　　事实上,因违规制作、销售凉菜,造成食客腹泻、中毒等案例非常多,相关处罚案例也比比皆是。并且,根据市场监管部门的抽查结果,凉菜类食品的合格率比较低,部分销售凉菜的餐厅卫生状况堪忧。正因为其风险高,所以法规上对于制作凉菜有更高的要求。

🥚 **任务实施**

　　冷食广泛定义为不需要加热即可食用的或者已经加热但经过冷却且没有热度的食品。如餐饮企业中售卖的凉菜、冷荤、熟食、卤味等均属于冷食类。

　　因为冷食制作过程中不经过加热或加热后又经过冷却,容易造成微生物污染而引起食物中毒,所以冷食制作岗位的食品安全风险较高,食品安全操作规范要求更严格。

(一)冷食制作要求在专间内进行

❶ 专间　处理或短时间存放直接入口食品的专用加工制作间,包括冷食间、生食间、裱花间、中央厨房和集体用餐配送单位的分装或包装间等。

❷ 专间设施要求

　　(1)专间应为独立隔间,专间内应设有专用工具容器清洗消毒设施和空气消毒设施,专间内温度应不高于 25 ℃,应设有独立的空调设施。

　　(2)以紫外线灯作为空气消毒设施,紫外线灯(波长 200~275 nm)应按功率不小于 1.5 W/m³设置,紫外线灯应安装反光罩,强度大于 70 μW/cm²。专间内紫外线灯应分布均匀,悬挂于距离地面 2 m 以内高度。

　　(3)专间应设有专用冷藏设施。需要直接接触成品的用水,宜通过符合相关规定的水净化设施或设备。中央厨房专间内需要直接接触成品的用水,应加装水净化设施。

　　(4)专间应设一个门,如有窗户应为封闭式(传递食品用的除外)。专间内外食品传送窗口应可开闭,大小宜以可通过传送食品的容器为准。

(二)冷食制作岗位其他食品安全操作规范

　　(1)加工前应认真检查待加工食品,发现有腐败变质或者其他感官性状的异常,不得进行加工。

（2）专间内应当由专人加工制作,非操作人员不得擅自进入专间。操作人员进入专间时,应更换专用工作衣帽并戴口罩,操作前应严格进行双手清洗消毒,操作中应适时消毒。不得穿戴专间工作衣帽从事与专间内操作无关的工作。

（3）专间每餐（或每次）使用前应进行空气和操作台的消毒。使用紫外线灯消毒,应在无人工作时开启 30 min 以上,并做好记录。

（4）专间内应使用专用的设备、工具、容器,用前应消毒,用后应洗净并保持清洁。

（5）供配制冷食用的蔬菜、水果等食品原料,未经清洗处理干净不得带入专间。

（6）制作好的冷食应尽量当餐用完。剩余尚需使用的应存放于专用冰箱中冷藏或冷冻。食用前需要加热时,食品中心温度应不低于 70 ℃。

（7）中小学、幼儿园食堂不得制售冷荤类食品、生食类食品、裱花蛋糕。

任务检测

① 填空题

（1）专间应为独立隔间,专间内应设有专用工具容器清洗消毒设施和空气消毒设施,专间内温度应不高于＿＿＿＿＿＿＿＿,应设有独立的空调设施。

（2）专间每餐（或每次）使用前应进行空气和操作台的消毒。使用紫外线灯消毒的,应在无人工作时开启＿＿＿＿＿＿＿＿以上,并做好记录。

② 简答题

冷食制作的专间设施有哪些要求?

扫码看答案

子任务六 热菜制作岗位的食品安全操作规范

任务目标

1. 明确热菜制作岗位食品安全操作规范的具体要求。
2. 增强热菜制作岗位从业人员的食品安全意识,提高保障食品安全的能力。

任务导入

10 月 23 日,四川省某市发生一起由婚宴导致的食物中毒事件。从当日下午开始,该市人民医院不断接到因腹泻和呕吐前来就诊的患者,而这些患者都曾于当天中午在该市某酒店参加同一场婚宴。随后,医院急诊大厅入口处,成立了临时的腹泻诊治处,儿童和成人分区分类救治。此次婚宴导致的较大食物中毒事件共造成 396 人就诊,123 人住院治疗的严重后果。从四川省卫生行政管理部门获悉,确认该事件为一起副溶血性弧菌食物中毒事件,红烧甲鱼和香辣蟹为中毒食品,原因是相关食品未彻底加热煮熟煮透。

上述案例说明,热菜制作岗位严格按照食品安全操作规范进行操作,对于出品菜肴的食品安全至关重要。下面我们共同走进今天的学习任务"热菜制作岗位的食品安全操作规范"。

任务实施

热菜制作岗位是餐饮企业工作岗位中的重要组成部分,也是一般餐饮企业厨房工作人员的主要岗位,菜品加热熟制可以更好地改善食材口感,满足人们对菜肴口味的需求,加热过程可以起到很好的杀菌消毒作用,从而保障消费者的饮食安全。

一、热菜制作岗位通用食品安全操作规范

(1)烹饪前应认真检查待加工食品,发现有腐败变质或者其他感官性状异常的,或是国家法律法规明令禁止的食品及原料,应拒绝加工制作。

(2)不得将回收后的食品经加工后再次销售。

(3)需要熟制加工的食品应烧熟煮透,加工时其食品中心温度应不低于70 ℃。对特殊加工制作工艺,中心温度低于70 ℃的食品,餐饮服务提供者应严格控制原料质量安全状态,确保经过特殊加工制作工艺所制作成品的食品安全。

(4)不同类型的食品原料、不同存在形式的食品(原料、半成品、成品)分开存放,其盛放容器和加工制作工具分类管理,分开使用,定位存放。

(5)需要冷冻(藏)的熟制半成品或成品,应在清洁操作区内制熟后立即冷却,并在盛放容器上标注加工制作时间等。冷却时,可采用将食品切成小块、搅拌、冷水浴等措施或者使用专用速冷设备,使食品的中心温度在2 h内从60 ℃降至21 ℃,再经2 h或更短时间降至8 ℃。

(6)高危易腐食品(指蛋白质或碳水化合物含量较高,常温下容易腐败变质的食品)制熟后,在8~60 ℃条件下存放2 h以上且未发生感官性状变化的,食用前应进行再加热。再加热时,食品的中心温度应达到70 ℃以上。

(7)盛放调味料的容器应保持清洁,使用后加盖存放,宜注明预包装调味料标签上标注的生产日期、保质期等内容及开封日期。接触食品的容器和工具不得直接放置在地面或者接触不洁物。

(8)菜品用的围边、盘花应保证清洁、新鲜、无腐败变质,不得回收后再使用。

(9)食品处理区内不得从事可能污染食品的活动。不得在辅助区(如卫生间、更衣区等)内加工制作食品、清洗或消毒餐饮具。

(10)餐饮服务场所内不得饲养和宰杀畜禽等动物。

二、热制菜品特殊加工环节的食品安全操作规范

❶ 油炸

(1)选择热稳定性好、适合油炸的食用油脂。

(2)与油脂直接接触的设备、工具内表面应为耐腐蚀、耐高温的材质(如不锈钢等),易清洁、维护。

(3)油炸食品前,应尽可能减少食品表面的多余水分。油炸食品时,油温不宜超过190 ℃。油量不足时,应及时添加新油。定期过滤油脂,去除食品残渣。鼓励使用快速检测方法定时测试油脂的酸价、极性组分等指标。定期拆卸油炸设备,进行清洁维护。

❷ 烧烤

(1)烧烤场所应具有良好的排烟系统。

(2)烤制食品的温度和时间应能使食品被烤熟。

(3)烤制食品时,应避免食品直接接触火焰或烤制温度过高,减少有害物质的产生。

❸ 火锅

(1)不得重复使用火锅底料。

(2)使用醇基燃料(如酒精等)时,应在没有明火的情况下添加燃料。使用炭火或煤气时,应通风良好,防止一氧化碳中毒。

三、工具及容器使用的食品安全操作规范

(1)各类工具和容器应有明显的区分标识,可使用颜色、材料、形状、文字等方式进行区分。

（2）工具、容器和设备，宜使用不锈钢材料，不宜使用木质材料。必须使用木质材料时，应避免对食品造成污染。盛放热食类食品的容器不宜使用塑料材料。

（3）添加邻苯二甲酸酯类物质的塑料制品不得盛装、接触油脂类食品和乙醇含量高于20%的食品。

（4）不得重复使用一次性用品。

四、热菜制作岗位在烹饪过程中，不得存在的行为

（1）使用非食品原料加工制作食品。

（2）在食品中添加食品添加剂以外的化学物质和其他可能危害人体健康的物质。

（3）使用回收食品作为原料，再次加工制作食品。

（4）使用超过保质期的食品和食品添加剂。

（5）超范围、超限量使用食品添加剂。

（6）使用腐败变质、油脂酸败、霉变生虫、污秽不洁、混有异物、掺假掺杂或者感官性状异常的食品和食品添加剂。

（7）使用被包装材料、容器、运输工具等污染的食品和食品添加剂。

（8）使用无标签的预包装食品和食品添加剂。

（9）使用国家为防病等特殊需要明令禁止经营的食品（如织纹螺等）。

（10）在食品中添加药品（按照传统既是食品又是中药材的物质除外）。

（11）法律法规明令禁止的其他加工制作行为。

任务检测

❶ 填空题

（1）需要熟制加工的食品应烧熟煮透，其加工时食品中心温度应不低于＿＿＿＿＿＿。

（2）油炸食品前，应尽可能减少食品表面的多余水分，油炸食品时，油温不宜超过＿＿＿＿＿＿。

❷ 简答题

热菜制作岗位在烹饪过程中，不得存在的行为有哪些？

扫码看答案

子任务七　面点饭食制作岗位的食品安全操作规范

任务目标

1.明确面点饭食制作岗位食品安全操作规范的具体要求。

2.增强面点饭食制作岗位从业人员的食品安全意识，提高保障食品安全的能力。

任务导入

餐饮业除经营菜品外，面点饭食这些主食类制品也是非常重要的组成部分，而且部分餐饮企业的主营品类就是面点饭食，如"庆丰包子铺""喜家德虾仁水饺""李连贵熏肉大饼"，食品安全环节的重要性不容小觑。食品安全的重点自然就在这些面点饭食的制作流程环节中。那么，如何保证面点饭食制作岗位的食品安全呢？下面我们就一同进入今天的学习任务"面点饭食制作岗位的食品安全操作规范"。

任务实施

面点饭食制作岗位主要是以面粉、米粉、杂粮粉和富含淀粉的果蔬类原料粉为主料，以水、糖、油和蛋为调辅料，部分品种还以菜肴原料为馅心来制作成品的岗位。

（一）面点饭食原料的食品安全操作规范

制作面点的原料易发生霉变、生虫及酸败等，使用前应认真检查、挑拣。发现有腐败变质或者其他感官性状异常的，不得进行加工。主要检查指标可以参照"项目五"。

（二）面点饭食制作过程的食品安全操作规范

（1）熟制加工应烧熟煮透，加工时其食品中心温度应不低于 70 ℃。大米饭、带馅而食等高危易腐食品，在 8～60 ℃条件下，存放 2 h 以上且未发生感官性状变化的，食用前应进行再加热，再加热时中心温度应达到 70 ℃。

（2）面点馅料种类繁多，包括肉类、蔬菜等多种原料，制作馅料时应确保原料卫生后再拌制馅料。盛放容器应做到生熟分离，防止微生物污染。馅料制作应按需要准备，做到随用随做，未用完的馅料、半成品，应冷藏或冷冻，并在规定存放期限内使用。

（3）奶油类原料应冷藏或冷冻存放。水分含量较高的含奶、蛋的点心应在高于 60 ℃或低于 10 ℃的条件下贮存。

（4）使用烘焙包装用纸时，应考虑颜色可能对产品的迁移，并控制有害物质的迁移量，不应使用有荧光增白剂的烘烤纸。

（5）使用自制的蛋液，蛋液应冷藏保存，防止蛋液变质，变质蛋液不得再用于加工食用。

（6）油炸食品前，应尽可能减少食品表面的多余水分。油炸食品时，油温不宜超过 190 ℃。油量不足时，应及时添加新油。定期过滤，去除食品残渣。鼓励使用快速检测方法定时测试油脂的酸价、极性组分等指标。定期拆卸油炸设备，进行清洁维护。

（7）与炸油直接接触的设备、工具内表面应为耐腐蚀、耐高温的材质（如不锈钢等），且易经常清洁、维护。

（8）食品添加剂的使用应遵守 GB 2760—2014《食品安全国家标准 食品添加剂使用标准》，禁止超范围、超量使用等滥用行为。

①膨松剂的使用规范：通常在和面时加入。面点加工时，膨松剂分解产生气体，使面坯膨松，在内部形成均匀密集的多孔形状，从而使食品酥脆膨松。膨松剂分碱性膨松剂和复合膨松剂。《关于调整含铝食品添加剂使用规定的公告》中规定：禁止将酸性磷酸铝钠、硅铝酸钠和辛烯基琥珀酸铝淀粉用于食品添加剂生产、经营和使用；所有膨化食品生产中不得使用含铝食品添加剂；除油炸面制品、面糊、裹粉、煎炸粉外，其他以小麦粉为原料制作的食品中不得使用硫酸铝钾和硫酸铝铵。

②色素的使用规范：色素是以食品着色为目的的食品添加剂。按其来源，可分为食用天然色素和食用合成色素。可用于糕点制作的色素主要是食用天然色素，有姜黄、栀子黄、萝卜红、酸枣色、葡萄皮红、蓝锭果红、植物炭黑、密蒙黄、柑橘黄、胡萝卜素、甜菜红。而一些食用合成色素，如柠檬黄、日落黄、胭脂红、苋菜红等，不能用于糕点制作，只能用于糕点上"彩妆"。

③防腐剂的使用规范：面包、蛋糕食品生产企业常用的防腐剂有山梨酸、山梨酸钾、丙酸钙、丙酸钠、脱氢醋酸钠等。部分餐饮场所的面包、蛋糕等烘焙食品属于现场制售食品，一般不需要使用防腐剂。糕点类食品中禁用苯甲酸作为防腐剂。

④面点类食品易滥用食品添加剂的情形：

a.面点、裱花食品超量或超范围使用着色剂、乳化剂，超量使用水分保持剂磷酸盐类（磷酸二氢钙、焦磷酸二氢二钠等），超量使用增稠剂（黄原胶等），超量使用甜味剂（糖精钠、甜蜜素等）。

　　b.面点、月饼馅中超量使用乳化剂(蔗糖脂肪酸酯等),超范围使用着色剂,超量或超范围使用甜味剂、防腐剂。

　　c.面条、饺子皮面粉超量使用处理剂,超量使用水分保持剂乳酸钠;烧卖皮超量使用着色剂栀子黄,甚至出现使用有毒化工原料硼砂、硼酸现象。

　　d.馒头:违法使用漂白剂硫黄熏蒸;违规使用含铝食品添加剂。

　　e.煮粥:超量使用乳化剂(蔗糖脂肪酸酯等)。

　　f.油条:使用膨松剂(硫酸铝钾、硫酸铝铵)过量,造成铝的残留量超标。

任务检测

❶ 填空题

(1)奶油类原料应冷藏或冷冻存放。水分含量较高的含奶、蛋的点心应在高于＿＿＿＿＿＿或低于＿＿＿＿＿＿的条件下贮存。

(2)使用烘焙包装用纸时,应考虑颜色可能对产品的迁移,并控制有害物质的迁移量,不应使用有＿＿＿＿＿＿的烘烤纸。

扫码看答案

❷ 简答题

防腐剂是面食制作过程中经常使用的辅助原料,如何正确使用防腐剂?

任务二　餐饮加工场所的安全管理

任务目标

1.掌握餐饮加工场所环境卫生的布局、设计原则。

2.掌握餐饮加工过程中设施、设备的清洗方法。

3.餐饮加工场所的清洗和消毒方法。

4.对餐饮加工场所的虫害、鼠害进行防控和消杀。

任务导入

　　2019年2月24日,在某公司中央厨房,厨房人员没有定期打扫导致厨房油污积累、地板打滑,使厨房正在抬热水锅的孙某和张某打滑后摔倒,导致张某大面积烫伤,抢救无效死亡,致孙某手部、背部严重烫伤,治疗费用高达80万人民币。餐饮加工场所的卫生安全管理已经成为衡量餐饮产品质量的重要因素,对餐饮产品的质量起着尤为重要的作用。健康、卫生、安全才是餐饮企业的核心竞争力,也是餐饮产品的核心竞争力。

任务实施

一、餐饮加工场所环境卫生的安全管理

　　设计、布局合理的厨房是保证餐饮食品安全的必要条件。《中华人民共和国食品安全法》规定:"具有与生产经营的食品品种、数量相适应的食品原料处理和食品加工、包装、贮存等场所,保持该场所的环境整洁,并与有毒、有害场所以及其他污染源保持规定的距离;具有与生产经营的食品品种、

数量相适应的生产经营设备或者设施,有相应的消毒、更衣、盥洗、采光、照明、通风、防腐、防尘、防蝇、防鼠、防虫、洗涤以及处理废水、存放垃圾和废弃物的设备或者设施。"餐饮企业建筑的设计和设施应当符合《中华人民共和国食品安全法》《餐饮服务食品安全监督管理办法》和《饮食建筑设计规范》的规定。新建、扩建、改建的餐饮企业的设计审查和工程验收必须有卫生行政部门参加。

❶ 厨房设计要求

(1)厨房高度。根据《饮食建筑设计规范》要求,厨房毛坯房的高度一般为 3.8~4.3 m,吊顶后净高在 3.2~3.8 m 为宜,便于清扫,保持厨房通风换气。

(2)厨房墙壁。墙壁应有 1.5 m 以上的瓷砖或其他防水、防潮、可清洗的材料制成的墙裙。厨房墙壁要求光洁平整、无裂缝凹陷,要经过防水处理。若用石灰、涂料粉刷厨房墙面,由于厨房湿度大,易造成石灰、涂料剥落而污染食品,不利于厨房环境卫生。厨房墙壁应做到洁净,瓷砖、墙皮无脱落,墙壁无塌灰、无霉斑等。

(3)厨房地面。地面应由防水、不吸潮、可洗刷的材料建造,具有一定坡度,易于清洗。

(4)厨房屋顶。厨房屋顶的设计应易于清扫,能防止虫害藏匿和灰尘积聚,避免长霉或建筑材料脱落等情形发生。屋顶应采用防水、防结露、防滴水的材料吊顶处理。

(5)厨房门窗。厨房门窗既要方便人员进出,又要防止虫害侵入。厨房应设纱门和安全门,可在厨房的进出门安装空气帘,防止蝇虫侵入,同时也防止厨房内的温度受室外温度变化的影响。

(6)厨房采光照明。为了节能环保,厨房采光应尽量采用自然采光。如果采用灯光照明,加工区每平方米应在 150~200 勒克斯照度,烹调区应在 200~400 勒克斯。灯光颜色要自然,不影响观察食品的天然颜色,并与餐厅灯光一致。灯光应从厨师正面射出,避免阴影,否则影响厨师对菜肴烹调状况的观察和判断。厨房照明灯必须安装保护罩,以防止灯管破裂时玻璃碎片污染食品,同时也便于厨房的清洁卫生。

(7)洗手消毒设施。应设置足够数量的洗手设施。洗手设施附近应有相应的清洗、消毒用品和干手设施。水龙头应采用脚踏式、肘动式或感应式等非手动式开关或可自动关闭的开关,应提供温水。

(8)温度、湿度。冬天应控制在 22~26 ℃,夏天应控制在 24~28 ℃,相对湿度不应超过 60%。

(9)厨房排水。厨房排水可采用明沟或暗沟两种方式。目前厨房排水采用明沟的较多,明沟便于排水、冲洗以及防堵塞;但也易散发异味,容易藏匿虫、蝇、鼠害。厨房明沟应尽量采用不锈钢板铺设而成,明沟的底部与两侧均采用弧形处理,水沟的深度在 15~20 cm,砌有斜坡,坡度应保持在 20‰~40‰,明沟宽度在 30~38 cm。

暗沟多以地漏将厨房污水与之相连。地漏直径不宜小于 150 mm,径流面积不宜大于 25 m²,径流距离不宜大于 10 m。采用暗沟排水时厨房平整,易于将设备摆放在暗沟,无异味;但易于堵塞,疏通困难。应在暗沟的某些部位安装热水龙头,以防管道堵塞。厨房油污较重,必须经过处理才可排入下水道。可采用隔油池过滤。

(10)通风排烟。厨房通风要良好,要及时排出油烟、蒸汽、废气,并送入新鲜空气。厨房应形成负压,防止食品、餐饮具、加工设备及菜肴受到污染。另外,厨房还要有防蝇、防尘、防鼠设施,应采用密闭的垃圾存放设施,存放的垃圾不得过夜。

❷ 厨房布局 《中华人民共和国食品安全法》规定:"具有合理的设备布局和工艺流程,防止待加工食品与直接入口食品、原料与成品交叉污染,避免食品接触有毒物、不洁物。"厨房布局要合理,要设单独的原料初加工厨房、冷菜加工和冷菜出品厨房、热菜烹调厨房、面点厨房、餐饮具清洗消毒间等。应根据需要配备冷藏和冷冻冰箱,做到易腐食品不论是原料、半成品还是成品都要分别存放在相应的冷藏或冷冻条件下,实现冷链化。应配备工具、容器、餐饮器具、洗刷手的消毒设施。餐饮具的洗涤、消毒设施提倡使用热力消毒装置。为保证洗刷效果,应供应冷、热两种流动水。为了保持食品从原料到成品的卫生,要求做到不准将垃圾、炉灰带入厨房特别是烹调间,无关人员不得在厨房

中穿行或停留,房间的配置应是主食加工一条线、副食品加工一条线和餐具洗涤、消毒一条线。保证食品原料入口、垃圾污物出口、工作人员出口和进餐人员出入口畅通,并做到生熟食品分开,避免交叉污染。

二、餐饮加工场所设施、设备的安全管理

在烹调加工中,所用的设备、工具、容器等与食品密切接触,对食品的安全质量影响很大。

（一）设施、设备选择

❶ **购置的设备应便于清洁和维修**　食品用设备要经常清洗,所购设备要便于清洗操作。

❷ **设备要符合食品安全的要求**　制作设备的材料不应对食品的感官和营养成分造成影响,而且要对人体无害,耐腐蚀。尽量不用铜制品,因为铜离子具有促进氧化反应的作用,易引起食品变色、变味、酸败和维生素氧化等。严禁使用对人体有毒的镀镉设备,最好不用镀锌用具,因为锌常与镉共存。

（二）设施、设备管理

❶ **设备要由专人负责**　设备要由专人负责,一般谁使用谁负责清洁保养。新设备在使用前,要对设备使用人员进行操作规程的培训,培训合格后方可上岗。设备要定期维护和保养。

❷ **严格遵守操作规程**　严格遵守操作规程是食品安全质量的保证。如果不按操作规程操作,不但影响食品的安全和质量,还会影响设备的使用寿命,甚至危及员工的人身安全。

❸ **保持设备的清洁卫生**　烹调加工的设备和用具必须经常清洗、消毒。每次使用前、后都要清洁,以清除设备内的污物和黏附的残存物。

（1）灶具。要保持灶面清洁,没有油垢、污物。

（2）烤炉、微波炉。炉膛和外部要定期清洗,保持清洁。烤盘每次用完要清除食品残渣和黏附物,并刷一层食用油,防止生锈。

（3）煎炸设备。油中的食品残渣会促进油脂的氧化酸败,而且经长时间油炸的食品残渣中的有害成分含量很高。所以,要每天过滤一遍炸油,除去油中的食品残渣。炸锅不用的时候应盖严,以防止污染。油炸锅的外部要每天清洗,内部至少每周清洗一次。内部清洗要将油倒空,去除残渣,然后用洗涤剂清洗,再用清水漂净,晾干后将油倒入锅内待用。

（4）蒸箱、蒸锅。蒸箱内、外都要保持清洁,蒸盘、蒸锅每次用完都要清洗,去除食品残留物。

（5）冰箱、冰柜。冰箱不是保险箱,如对其管理不善,同样会导致食品腐败变质,必须认真做好冰箱的卫生工作。①根据食品的性质控制好冷藏温度,以减少原料中的营养素在冷藏期间的损失,抑制微生物的生长繁殖。②冰箱、冰柜要定期进行清洗、消毒,夏季每半个月、冬季每一个月清洗消毒一次,以除去油污。杀灭低温下生长的微生物。定期对冰箱、冰柜进行除霜。冰箱一个月除霜一次。定期对冰箱、冰柜中的食品进行检查。③生、熟原料分开,先存放的与后存放的分开,特别是已经初加工的原料一定要与生料分开。热食品应凉后才可放入冰箱。冰箱内要有隔架,无血水的原料放在上面,有血水的原料放在下面。

（6）绞肉机。绞肉机在用完后要及时清洗干净,否则留在绞肉机中的残留物就会腐败变质、发臭、繁殖大量细菌。另外,还要做好搅拌机、切片机、切碎机、去皮机等设备及操作台面、食品容器等器具的卫生工作。

三、餐饮加工场所清洗和消毒的安全管理

餐饮场所每天要接待大量进餐人员,其中难免会有传染病患者或带菌者,如果餐饮场所的器具清洁洗涤不彻底、消毒不严格,这些带病菌器具就成为传染病传染的媒介。因此,对餐饮加工场所环境、设备进行彻底、正确的清洗和消毒是防止"病从口入"、保障人们身体健康的一个重要措施。

❶ 消毒制度 《中华人民共和国食品安全法》第三十三条规定："餐具、饮具和盛放直接入口食品的容器,使用前应当洗净、消毒,炊具、用具用后应当洗净,保持清洁。"《餐饮服务食品安全监督管理办法》第十六条规定："应当按照要求对餐具、饮具进行清洗、消毒,并在专用保洁设施内备用,不得使用未经清洗和消毒的餐具、饮具;购置、使用集中消毒企业供应的餐具、饮具,应当查验其经营资质,索取消毒合格凭证。"餐饮具消毒工作应有专人负责,采用定质、定量、定工艺的岗位责任制。餐饮具及其消毒设施的要求有以下几点。

(1)餐饮具消毒间或专用水池必须建在清洁卫生,远离厕所,无有害气体、烟雾、灰尘和其他有毒、有害物品污染的地方。

(2)餐饮具的洗涤、消毒池及容器应采用无毒、光滑、便于清洗消毒、防腐蚀的材料。

(3)消毒后的餐饮具应有专用的密闭餐具保洁柜来存放,保洁柜应垫有干净清洁的保洁布。未消毒的餐饮具和消毒好的餐饮具保洁柜有明显的标记,餐具保洁柜内不得放入其他杂物,保洁柜或保洁布要定期进行清洗、消毒,保持其干燥、洁净。

(4)餐饮具除满足正常使用量外,还应有正常使用量两倍的贮存。

(5)禁止使用破损餐具,禁止重复使用一次性餐具。

❷ 清洗、消毒方法

(1)清洗:洗涤剂应该具备以下特点:①洗涤性能强,能充分乳化疏水性的油脂,又有一定亲水性,容易被水冲掉;②在容器上的残留对人安全无毒;③排放后容易被分解,不造成对环境的污染。采用"一刮、二洗、三冲"的方法,首先将餐具上的残渣污物刮除干净,刮除残渣可提高化学洗涤剂的效果,降低洗涤剂浓度,缩短浸泡时间,增强洗涤效果。刮除残渣后,用热碱水或用洗涤剂刷洗,再用水冲洗干净。这三步清洗程序要分别进行,要"三池分开"。洗刷餐饮具必须有专用水池,不得与清洗蔬菜、肉类等的水池混用。洗涤剂必须符合食品用洗涤剂的安全标准和要求。

(2)消毒:餐饮具经过洗涤冲刷以后,仅仅除掉了上面的脏物和油污,还达不到杀灭致病菌和寄生虫卵的目的。所以,餐饮具还必须经过消毒处理,才能达到安全的要求。餐饮具的消毒方法很多,常用的方法有热力消毒和化学药物消毒。

①热力消毒。热力消毒包括煮沸、蒸汽、红外线消毒等。煮沸、蒸汽消毒加热至 100 ℃作用 10 min,红外线消毒一般控制温度为 120 ℃,作用 15～20 min;洗碗机消毒的水温一般控制在 85 ℃左右,冲洗消毒 40 s 以上。

②化学药物消毒。当餐饮具不适用热力消毒或无条件进行热力消毒时,可采用化学药物消毒,但必须经卫生监督机构审批,所使用的消毒剂必须符合食品用消毒剂的安全标准和要求。消毒方法:使用含氯制剂,有效氯浓度为 250 mg/L,将餐饮具全部浸泡入液体中,作用 5 min,然后用清水冲洗干净。该方法应注意药物浓度的配比和消毒后消除餐饮具的药物残留。

❸ 餐饮具的卫生要求 在烹调制作菜肴的过程中应注意烹饪用具的卫生,否则会引起生熟食品的交叉污染及寄生虫卵的污染。生熟食品的交叉污染,包括容器、用具、抹布、手等。具体必须做到六分开:①开生和细加工分开。开生(鸡、鸭、鱼等的开膛)所用的刀、墩、案、抹布和细加工的刀、墩、案、抹布必须分开使用。因为禽类、鱼类的内脏和生肉有病原菌,特别是禽类的沙门菌,如不分开使用,则会污染到其他食品。②加工洗涤与细加工分开。蔬菜的加工洗涤,也必须与细加工的刀、墩、案、池、筐分开,既防止蔬菜沾上油腻,不易洗净,又避免蔬菜上的寄生虫卵污染。③生熟分开。切用生料和熟食的刀、墩、案、抹布更要分开。饭店、餐馆及大型食堂冷菜拼切、摆盘应专门设立冷食间,非本间人员禁止入内。即使不具备条件设专间的小型餐馆、食堂,也必须严格做到专人、专墩、专案、专刀、专抹布等,这样才能保证熟食品不被污染。④解冻原料分开。肉食、水产、禽类等的冰冻原料,必须经过水浸解冻后方可加工。在解冻过程中各种冰冻原料必须要分池水浸,以免相互串味和污染。⑤餐具分开。盛装熟食的碗、碟、盘等各种餐具应做到专用,不随便混用。⑥用具分开。在菜

肴、面点制作过程中,免不了要使用各种容器来盛装食品,最好是生熟分开专用,不互相混用。

四、餐饮加工场所虫害、鼠害及其他有害物的管理

为达到消灭害虫,维护餐厅环境卫生的目的,应定期对餐饮加工场所进行虫害、鼠害消杀,保证餐厅内无害虫、害鼠活动的迹象。在消杀过程中,应尽量使用速效药物,中长效药物的使用应有选择性,且所用药品均应符合国家的相关规定,以确保食品的安全问题。药物一定不能放在食品加工区的上方及需天天清扫的区域。工具应使用对人体无害作用的粘鼠板、挡鼠板等。

制订餐饮加工场所虫害、鼠害综合治理计划,定期检查餐饮经营场所虫、鼠能进入的途径并及时处理。

❶ 封填裂痕和裂纹

(1)门、窗和通风口保证封闭严实、完好。

(2)封闭所有电线、排污管道、通风口和烟道口周围的开口处。

(3)用至少16目的金属筛网来封盖窗户和通风口,修补所有向外开的门和外墙上的裂缝。

(4)安装空气门帘或是能吹出稳定气流,将苍蝇阻隔在收货口之外的灭蝇扇。

❷ 地板和墙面

(1)及时修补受损的地板,地板要使用防水材料,如瓷砖。

(2)保持地面排水管畅通,不被食品残渣和其他碎屑阻塞。

(3)照明灯的安装要离开向外开的门,因为灯光会吸引很多种飞虫,电灯开关、公告牌和通风孔旁的缝隙要仔细填塞。

(4)保持建筑物外墙及其周围的清洁和整洁,清除杂物,不给鼠类和其他害虫留有栖息之所。

(5)用金属丝网(铜丝网)封堵所有的管道和电线。

(6)所有的垃圾都装在封口塑料袋里,投入有盖的容器中。断绝餐馆中害虫所需的食品和栖息所。

❸ 预防　垃圾和废物是微生物和昆虫的滋养地,同时也能给它们提供食品。应该做到以下几点进行预防。

(1)用容易清洗,并且有紧实盖子的容器来装垃圾,这样的容器可以防止苍蝇进入。

(2)垃圾桶里使用塑料衬垫,以便易于清洁。

(3)每天都用热的肥皂水清洗垃圾桶的内外,保持垃圾桶周围的清洁。

(4)在垃圾和废物区附近使用喷雾杀虫剂和捕鼠夹。

(5)把可回收的废物存放在清洁的、防虫的容器内,该类容器置放于尽量远离餐馆而法规允许摆放的位置。

(6)部分食品如面粉、白糖、煎饼粉等从原包装里拿出后,放到经认可且封盖严密的容器中,容器外要有正确的标签。

❹ 虫害、鼠害消杀与防控

(1)老鼠消杀与防治措施。

堵:经常清除杂物,做好室内外卫生;在仓库等地加放防鼠板,沟渠处放防鼠网;把室内鼠洞堵死,墙根压实使老鼠无藏身之地,便于捕杀。

查:查鼠洞,摸清老鼠常走的鼠道和活动场所,为下毒饵、放灭鼠器提供线索。

饿:保管好食品,断绝鼠粮,清除垃圾和粪便,迫使老鼠食诱饵。

捕:用特制捕鼠用具如鼠笼、鼠夹、电猫、粘鼠胶等诱捕。

(2)蟑螂消杀与防治措施。

蟑螂喜暗怕光,一般白天隐蔽,晚上活动,所以要抓住蟑螂的活动特点进行灭杀。

①要做好室内外环境卫生,堵塞可供蟑螂栖居的缝洞,应该经常清理检查厨房和仓库堆放的物品,随时清除卵夹。

②各种食品应装好、盖好,餐具、容器、灶台用后要清洗干净,剩饭菜及时处理,使蟑螂无食可觅。

③灭蟑螂必须做到"三饱和"。"三饱和"是指空间饱和,药量饱和,时间饱和。

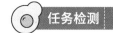**任务检测**

❶ 填空题

(1)根据《饮食建筑设计规范》要求,厨房毛坯房的高度一般为＿＿＿＿＿＿＿＿,吊顶后净高在＿＿＿＿＿＿＿＿为宜,便于清扫,保持厨房通风换气。

(2)《中华人民共和国食品安全法》第三十三条规定:"具有合理的设备布局和工艺流程,防止待加工食品与直接入口食品、原料与成品交叉污染,避免食品接触＿＿＿＿＿＿＿＿。"

(3)在使用含氯制剂消毒时,有效氯浓度为＿＿＿＿＿＿＿＿,将餐饮具全部浸泡入液体中,作用＿＿＿＿＿＿＿＿分钟,然后用清水冲洗干净。

❷ 简答题

(1)灭鼠的有效措施有哪些?

(2)餐饮食品加工过程中,如何保养冰箱、冰柜?

扫码看答案

任务三 烹饪原料的安全管理

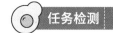**任务目标**

1.掌握选择烹饪原料供应商的要求。

2.掌握采购各类烹饪原料应查验索取有关票证的要求。

3.掌握烹饪原料质量验收的主要内容。

4.认识主要的禁止经营食品品种。

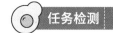**任务导入**

2003年7月某日,上海市某餐厅向一熟食店采购了一批咸鸡,采购人员购买时查看了该熟食店的食品卫生许可证。该餐厅将这批咸鸡加工成冷菜供应,第二天食用这批咸鸡的顾客中有14人发生恶心、呕吐、腹痛、腹泻等症状。经检验,在餐厅和熟食店剩余的咸鸡中检出了副溶血性弧菌。调查显示这批熟食由某无证加工窝点生产,该窝点卫生状况极差,生活区、加工区相互混杂,原料、成品甚至垃圾都混放一起。事件发生后,监管部门对熟食店和无证加工点分别做出了吊销食品卫生许可证和取缔的处理,该餐厅受到了罚款5万元的处罚。

无证加工点和熟食店违法生产经营无证咸鸡是中毒事件发生的主要原因,该餐厅未向熟食店索取熟食生产者的食品卫生许可证和熟食送货单,在本起食物中毒事件中也存在责任。

保障食品安全是餐饮从业人员为人民服务的前提和必要条件,否则其服务将会存在巨大的安全风险,可能造成惨重的生命代价和经济损失,甚至面临法律制裁,给家庭和社会带来极大的危害。因此我们需要从源头确保食品安全,使用安全的水和食品原料是必要条件。为确保所供应食品的安全,必须首先保证所采购的食品原料的安全。

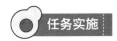

一、烹饪原料采购的安全管理

(一)采购环节的特点

采购除了要考虑烹饪原料的品种、数量外,更要考虑到烹饪原料的质量和安全。烹饪原料的质量和安全不达标,即使价格再便宜,也不能进行采购。采购的时候应尽可能从当地获得市场准入许可的合法供应商、中间商、超市及定点基地采购,并定期评估其烹饪原料的质量和安全。

(二)选择放心的供应商

选择放心的供应商是保证食品安全的第一步,以下因素必须考虑。

(1)放心的供应商应有生产或销售相应种类食品的许可证。

(2)放心的供应商应具有良好的信誉,这点可以通过实地调研考察或者询问行业内的其他单位得以证实。

(3)大量使用的烹饪原料,应建立相对固定的原料供应商和供应地,如果一旦出现问题,能找到供应商。

(4)不定期到实地检查供应商,或不定期选择准备采购的原料送到实验室进行检验。

(5)建议对于每种原料确定备选的供应商,以便在一家供应商因各种情况停止供货时,能够及时从其他供应商处采购到符合要求的原料,而不会发生原料断货或者卫生质量不符合要求的情况。

(三)采购的索证制度

❶ 索取购物凭证 为便于溯源,采购时应索取并保留购物发票或凭证并留存备查;送货上门的,必须确认供货方有食品卫生许可证,并留存对方的联系方式,以便万一发生问题时可以追溯。我国原卫生部制定了《餐饮业食品索证管理规定》,餐饮业经营者应根据本规定的要求,建立食品采购索证、进货验收和台账记录制度,指定专(兼)职人员负责食品索证、验收及台账记录等工作。

❷ 查验有关证明 采购烹饪原料前应该查验以下有关证明。

(1)供应商和生产单位的食品卫生许可证(未经加工的农产品除外)。

(2)加工产品的生产单位生产许可证。

(3)加工产品的检验合格证(检验机构或生产企业出具)。

(4)畜禽肉类(不包括加工后的制品)的检疫合格证明(动物卫生监督部门出具)。

(5)进口食品的卫生证书(口岸食品监督检验机构出具)。

(6)豆制品、非定型包装熟食卤味的送货单(生产企业出具)。

❸ 索证注意事项

(1)许可证的经营范围应包含所采购的烹饪原料。

(2)检验合格证,证书上产品的名称、生产厂家、生产日期等。

❹ 采购的安全要求 我国餐饮业卫生规范烹饪原料的安全要求规定如下。

(1)烹饪原料的采购应符合国家有关卫生标准和规定的有关要求,并应进行验收,不得采购《中华人民共和国食品安全法》规定禁止生产经营的食品。

(2)采购烹饪原料时应索取发票等购货凭据,并做好记录;向食品生产单位、批发市场等批量采购烹饪原料时,还应索取食品卫生许可证、检验(检疫)合格证明等。

(3)入库前应进行验收,出库和入库时应登记,做好记录。

(4)烹饪原料运输工具应保持清洁,防止烹饪原料在运输中受到污染。

我国规定禁止生产经营以下食品。

（1）腐败变质、油脂酸败、霉变、生虫、污秽不洁、混有异物或者其他感官性状异常，可能对人体健康有害的食品。

（2）含有毒、有害物质或者被有毒、有害物质污染，可能对人体健康有害的食品。

（3）含有致病性寄生虫、微生物或微生物毒素含量超过国家限制标准的食品。

（4）未经兽医卫生检验或者检验不合格的肉类及其制品。

（5）病死或者死因不明的畜禽肉类、水产品等及其制品。

（6）容器包装污秽不洁、严重破损或者运输工具不符合安全要求造成污染的食品。

（7）掺假、掺杂、伪造等食品，影响营养和安全的食品。

（8）用非食品原料进行加工，加入非食品用化学物质进行加工或者将非食品当作食品的食品。

（9）超过食品保质期的食品。

（10）为防病等特殊需要，国务院卫生行政部门或者省、自治区、直辖市人民政府专门规定禁止出售的食品。

（11）含有未经国务院卫生行政部门批准使用的食品添加剂或者农药残留量超过国家规定允许量的食品。

（12）其他不符合食品卫生标准和安全要求的食品。

（四）采购人员的卫生素养及安全要求管理

采购人员属于餐饮从业人员，应具有健康证明才能上岗。

采购人员应具备廉洁和诚实的品格，绝不能在烹饪原料质量安全问题上做出妥协；采购时要合理把握烹饪原料的量，既要保证长贮期原料的保存维持在适度的水平，又要避免鲜活原料过剩。因此，采购人员需要了解以下内容。

（1）了解各类烹饪原料的名称、产地、品质、特性、价格、上市季节和易腐性；这些知识对烹饪原料的选择、采购数量与卫生安全的控制是必要的。

（2）熟悉烹饪原料市场行情，各类烹饪原料的销售渠道，熟悉批发商和零售商，积极组织货源，采购到质优价廉的烹饪原料。

（3）熟悉餐饮企业的菜单，熟悉厨房的加工、切配和烹调的各个环节，要明确各自烹饪原料的损耗情况及烹调特点，能根据餐饮企业需要混合市场行情制订当天和近期的采购计划。

（4）严格执行食品卫生法规和安全制度，在烹饪原料采购、运输中人不离货，防止破损和交叉污染等。

（5）必须认真学习并坚决执行有关的卫生法规，杜绝采购属于禁止生产经营的烹饪原料。

二、烹饪原料验收的安全管理

验收的目的是对采购的烹饪原料的进一步检查，对采购的数量和质量加以评估，对价格进行核查，最后决定是接收还是拒收。验收过程中发生了烹饪原料所有权的转移，如果原料验收时没有按照规范进行，接收了不符合要求的烹饪原料，最终必然会使经营成果受到严重影响。采购的所有烹饪原料，无论是直接供厨房使用的鲜活蔬菜，还是需要入库的其他物资，都必须由验收人员根据采购单严格、认真地按照数量、质量对照发票进行验收。在签发验收单后，将有关烹饪原料按规定手续直接拨付或入库。要求做到货票相符、票款相符。否则，成本不能控制，质量无法保证。

（一）各烹饪原料的验收要点

❶ **大米** 必须有检验报告，包装袋要有 QS 标志，注明厂家、厂址、生产日期、保质期。

感官鉴别：米粒完整，大小均匀，表面光滑，无虫害，无黄头，无杂质，呈乳白色半透明状。无霉味，无异味。

❷ **面粉** 必须有检验报告，包装袋要有 QS 标志，注明厂家、厂址、生产日期、保质期。

感官鉴别：面粉呈白色或微黄色，色泽均匀，不发暗。粉末状，不结块，无霉变，无杂质。具有正常的面粉香味，无异味。

❸ **食用油**　必须有检验报告，包装袋要有 QS 标志，注明厂家、厂址、生产日期、保质期。

感官鉴别：正常油脂为淡黄色并且是透明液体，无浑浊，无明显的沉淀物；无焦臭、酸败及其他异味，并有香味。

❹ **肉类**　每次必有检疫证明。

感官鉴别：鲜肉要干燥，肌肉切面有光泽，红色均匀；手指将肉压后凹陷即复原，用白纸贴上去黏性很强，肌肉结实而有弹性；无异味，具有纯正的肉香味。

❺ **水产品**　水产品要求是新鲜活品。

感官鉴别：表面光泽保持自然色调，形体更正常；鱼眼凸出，黑亮，鳃鲜红；保鲜水产品要新鲜，外表发亮，无腐烂臭味。

❻ **鸡蛋**　鸡蛋壳清洁完整发亮，蛋壳外表有白色粉末状；打开后蛋黄膜不破裂，凸起完整，蛋黄白分明。

❼ **酒水**　白酒要来自正规的生产厂家，注明生产日期，外包装要完整；无色透明，具有本身特有的醇香味；无悬浮物、浑浊物或沉淀物；饮料色泽鲜亮，均匀一致，无褪色现象，无沉淀，无杂质。有生产厂家、厂址、生产日期和保质期标识。

❽ **蔬菜**　菜棵整齐，无黄叶，保持鲜嫩色泽。无虫害、洞眼，无虫斑。

❾ **调味品**　罐头类：封口严密，无锈斑、破损，罐头盖无顶起；查看生产厂家及厂址，有生产日期、保质期和相关产品代号；酱油、醋、味精应保持原有的色调，有光泽，无异味，不浑浊，无霉花浮膜。

（二）验收人员应具备的能力

验收人员必须具备必要的食品安全知识和感官鉴别能力及经验，应满足以下几个方面要求。

（1）个人身体健康，注重个人卫生。

（2）具有对食品质量和卫生状况的判断力。

（3）具有相关的产品知识。

（4）个人品质上具有公正性、原则性、准备性、判断力。

（5）具有保护餐饮企业利益的坚定立场，同时具有与其他部分协调、合作的能力。

烹饪原料验收完毕后，验收人员需要填写验收日报表、货物标牌，要填写清楚进货日期、供货单位及原料名称、数量、单价和金额。对接收日期的记录是为了便于仓库的运转，实行"先入库的先出库"制度。严格把控才能使烹饪原料的质量损失降到最低限度。有些原料是不用保存直接送进厨房的，但是也必须加以记录，尽可能缩短验收和保存之间的时间。

三、烹饪原料贮存的安全管理

食品的贮存涉及包括生熟分开、保持清洁、控制温度和时间等多项预防食物中毒的基本原则，贮存不当也会影响食品的安全。本章所指的食品贮存是食品原料和半成品的贮存，餐饮业成品保存（通常称备餐）的要求将在本项目任务四中介绍。

（一）贮存时先进先出

先进先出能够保证所贮存食品的新鲜程度，以下方法可供参考。

❶ **登记、挂牌法**　入库的每批原料在验收后进行登记。登记信息可填写在标牌上，挂于贮存的食品处，取用时查验登记和挂牌，生产日期靠前者先取用。有条件的还可采用电脑进行登记和管理。

❷ **经常性盘点法**　经常对贮存的食品原料进行盘点。对于接近保质期限的原料，可以在外包装上贴上醒目标识，表示要优先使用。将较早加工的食品放置于较晚加工食品的前方，使提货时最容易拿到的是较早加工的食品。

（二）低温贮存具有潜在危害的食品

❶ 尽可能缩短食品在危险温度带的滞留时间

（1）食品在常温下验收后，应尽快冷藏或冷冻。

（2）食品从冷库（冰箱）中取出粗加工，应少量多次，取出一批加工一批。

❷ 经常检查冷库（冰箱）运转和温度状况

（1）压缩机工作状况是否良好。

（2）是否存在较厚的积霜（可能会影响制冷效果）。

（3）冷库（冰箱）内食品是否积压堆放，是否留有空气流通的空隙。

（4）冷库（冰箱）内温度是否符合要求。

❸ 低温贮存注意事项

（1）冷库（冰箱）内的环境温度至少应比食品中心温度低 1 ℃，如要求食品中心温度在 5 ℃以下，则环境温度必须在 4 ℃以下。

（2）千万不要把热的食品放到冰箱里。因为这将会升高冰箱内部的温度，使其他食品处于危险温度条件之下。

（3）冷库（冰箱）的门应经常保持关闭。

（4）不要使冷库（冰箱）超负荷地存放食品。

（5）肉类、水产品、禽类与蔬菜、水果尽量分开贮存，如不能分开，则应将肉类、水产品和禽类放置在冷库（冰箱）内温度较低的区域，并尽可能远离门。

（6）贮存的食品应装入密封的容器中或妥善进行包裹。

（7）食品冷冻时应小批量进行，以使食品尽快冻结。

（8）低温和常温贮存时食品距离墙壁、地面均应在 10 cm 以上。

❹ 贮存中避免交叉污染

（1）食品应在专用场所贮存。除了不会导致食品污染的食品容器、包装材料、工具等物品外，其他物品都不应和食品同处存放。

（2）冰箱内的食品贮存应做到原料、半成品、成品分开，不得在同一冰室内存放，并应在冰箱外部标明存放食品的种类（原料、半成品或成品）。

（3）冷库内可同时存放食品原料和半成品，前提是冷库内部有隔断设施，严格进行存放场所的分区。

❺ 注意事项

（1）除霜应在冰箱内食品较少的时候进行，除霜前对于冷库（冰箱）内取出的食品如何保存要有一定的安排。

（2）冷库（冰箱）的温度检查应每班进行，并对温度进行记录。

（3）检查时除查看外部的温度显示装置外，因冰室内温度可能分布不均匀，还应用专用温度计定期测定温度。

（三）标识食品原料的使用期限

任何食品原料都应有使用期限。定型包装食品在标签上有使用期限，未拆封前可按此期限保存；其他食品原料、半成品的使用期限，餐饮单位应自行规定，并在盛装食品的容器上进行标识。在标识时可直接标识日期。

（四）妥善处理不符合卫生要求的食品

超过保质期和其他不符合卫生要求的食品，应及时销毁。设置专门的场所存放不符合要求的食品（该场所要有醒目标志）。销毁时应以破坏包装、捣碎、染色等方式改变原有形态，以免造成误食。

（五）几类食品的推荐贮存要求

（1）鲜肉、禽类、鱼类和乳品：低于 5 ℃冷藏。

（2）活的贝类：低于 7 ℃冷藏。

（3）鲜蛋：低于 7 ℃冷藏；贮存前不可清洗，否则易变质；从冰箱中取出的鲜蛋要尽快使用，不可久置或再次冷藏。

（4）新鲜蔬菜和水果：5～7 ℃冷藏；为防止脱水，蔬菜相对湿度一般应在 85%～95%，水果在 80%；如为密封薄膜包装应在薄膜上扎些小孔释放果蔬呼吸产生的水和二氧化碳，以保持新鲜；冷藏前不可清洗，否则易变质腐败。

（5）定型包装食品一旦拆封后，应低于 5 ℃冷藏。

（6）干制原料易受潮变质，应在密闭容器中存放。

四、烹饪原料出库的安全管理

（一）烹饪原料出库原则

❶ **原料出库手续齐全，凭证完整**　领料单是原料出库的原始凭证，领料单上需正确地记录烹饪原料出库时的名称、数量以及实发原料的数量、价格和金额，领料单是计算账面库存额、控制库存短缺的凭证，可以反映各厨房向库房领取的原料成本。没有领料单，任何人不得从库房领取原料，并且领料人只能领取领料单上规定的原料种类和数量。

❷ **所有出库凭证不得涂改**　出库时应检查出库是否得到负责人的准许，再次核实出库品名、规格、数量。确保能及时满足生产上的要求，同时确保发出的每种原料都有手续和记录。

❸ **遵守先入先出原则，保证原料出库的质量**　出库过程中还应该遵守先采购的原料先使用的原则，避免造成原料不新鲜甚至腐败变质，造成原料的浪费和经营成本的增加。

❹ **确保原料出库及时、准确**　规定每天的领料时间，有利于库房保管，减少库存原料的丢失，避免和减少差错，并能节省领料人员的领料时间。提前送交领料单，还可促使厨房管理人员对次日的顾客流量做出预测，计划次日生产。

❺ **出库时领料单必须由专人签字**　领料单必须由厨师长核准签字，库房才能发料。库房发料后，发料人和收料人都要签字。领料单不能留下空白处，以免库房管理人员私自填写。领料单必须一式三份，一联随发出原料交回领料部门，一联转交财务部，一联由库房留存。

（二）原料直接发放与注意事项

❶ **原料直接发放**

（1）原料直接发放就是原料验收后直接进入厨房，而不经过贮存环节的发放方式。

（2）原料直接发放适用于新鲜蔬菜、牛奶、面包等易腐败变质，而且在进货当天基本能被消耗掉的原料。

❷ **原料直接发放的注意事项**

（1）财务管理：食品成本管理员从验收报表中的直接发放栏中抄录数据，核对单日直接发放、库存发放和厨房剩余原料。

（2）报表单独分类，可以和其他类型的发放表一起存档。

（3）其他管理和验收的基本工作，同厨房协调即可。

（三）仓库发放与注意事项

❶ **仓库发放**

（1）仓库发放是指原料验收入库后，再由仓库发放到厨房。

（2）仓库发放适用于当天消耗不完，对库存条件有一定要求的原料。

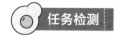
仓库发放的注意事项

(1)要有主管人的签字批准,否则原料不可出库。

(2)出库要按照实际需要发货。

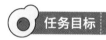
任务检测

简答题

(1)低温贮存原料注意事项有哪些?

(2)烹饪原料出库时应该把握的基本原则有哪些?

任务四 备餐、分餐的安全管理

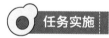
任务目标

1.了解防止备餐食品被污染的措施。

2.了解外卖和配送食品的运输卫生要求。

3.掌握热藏、冷藏和常温备餐的卫生要求。

任务导入

2005 年 6 月某日,上海市某时装公司陆续有 27 名在公司食堂就餐的职工出现腹泻、腹痛症状,在送检的食堂饭菜及患者的肛拭子样本中均检出副溶血性弧菌,确认这是一起副溶血性弧菌食物中毒事件。调查发现该食堂当日供应的晚餐为当日中午的剩余食品,中午供应结束后存放于备餐间内近 6 h,仅靠电风扇降温(当日气温高达 30 ℃),晚上食用时未重新回锅加热,导致副溶血性弧菌大量繁殖,引起食物中毒。

食品在没有被消费者食用之前都必须保证其安全,备餐和配送也是关系到食品安全的重要环节,这一环节通常是食品加工操作流程中的最后环节,涉及保持清洁、控制温度、控制时间、严格洗消等多项预防食物中毒的基本原则。

任务实施

一、备餐的安全管理

(一)备餐中控制温度和时间

食品加工后立即食用是备餐中保证食品安全的最佳选择,如不能做到就必须采用以下方式备餐。

(1)热藏备餐:食品温度保持在 60 ℃以上。

(2)冷藏备餐:食品温度保持在 10 ℃(最好是 5 ℃)以下。

(3)常温备餐:食品熟制加工后 2 h 内食用。按照供应的需要,适量准备食品,减小因食品保存时间过长而带来的食品安全风险。

向容器中添加食品时,应尽量等前批食品基本用完后再添加新的,不应将不同时间加工的食品混合;剩余的少量食品应添加在新食品的表层,尽量做到食品先制作先食用。

冷藏和热藏备餐中至少每2 h测一次食品的中心温度,温度低于60 ℃或高于10 ℃(最好是5 ℃)的食品应予废弃。

建议在容器上标识加工时间,以便对超过保质期的食品进行处理。

(二)备餐中防止食品受到污染

(1)在备餐食品上加盖,使食品易于保持温度和不受污染。

(2)备餐用的所有容器、工具应消毒,包括菜肴分派、造型整理的工具。备餐中每4 h应清洗、消毒一次容器、工具。

(3)使用长柄勺,避免勺柄接触食品导致污染。

(4)任何已经供应过的食品及原料(除了消费者未打开的密封包装食品)都不应再次供应,包括菜肴装饰,以及制作菜肴的汤和食品辅料,如火锅汤底、沸腾鱼片的汤料、辣子鸡块的辣椒等。

(三)配送中的食品运输要求

(1)应配备可以避免食品处于危险温度带下的存放设备和运输车辆(路途极短的可以例外),如冷藏车、保温车、冷藏箱、保温箱。

(2)食品存放设备和车厢内部结构应易于进行清洗消毒,每次使用后应进行清洗和消毒。

(3)食品容器在设备内应能被固定。运到就餐地点后及时检查食品中心温度,对温度不在规定范围内的食品,应做出相应的处理(如废弃)。

二、餐用具的清洗消毒

餐具和直接入口食品工用具(统称餐用具)直接与食品接触,其清洁状况与食品的安全卫生密切相关。

知识链接
餐用具的清
洗消毒

(一)清洗

(1)餐用具的清洗是消毒的基础,清洗可除去附着的污物和大部分微生物。餐用具清洗不到位将影响消毒的效果,请勿忽视餐用具的清洗。

(2)餐用具的清洗应在专用水池进行,特别要与清洗生食品的水池分开。

(二)消毒

(1)餐用具常用的消毒方法有物理消毒和化学消毒两种,物理消毒包括蒸汽、煮沸、红外线等,化学消毒主要为使用各种消毒药物。

(2)餐用具消毒应首选物理消毒,因其效果可靠、安全、无药物残留且物体表面干燥。因材质、大小等原因无法采用物理消毒的,才考虑用化学消毒。

(3)采用化学消毒至少应设有3个清洗消毒专用水池。

(三)保洁

(1)餐用具消毒的目的是杀灭黏附在餐具上的致病性细菌和病毒,经过消毒的餐具要存放在专门的保洁设施内,防止再次受到污染。

(2)餐用具保洁设施结构应密闭并易于清洁,一般的餐饮单位可以采用保洁柜,盒饭、桶饭加工单位或大型餐饮单位可采用保洁专间。

(3)保洁柜和保洁专间内的存放架应定期进行消毒(建议每2～3天一次)。

三、餐用具清洗的消毒程序

(一)人工清洗消毒

在清洗之前,先清洁和消毒专用水池以及即将接触干净餐用具的台面或托盘。

❶ **人工清洗及化学消毒的步骤**

(1)将剩饭菜倒入垃圾桶内。

(2)在第一个水池内用热的洗涤剂水溶液清洗物品。

(3)在第二个水池内用干净的温水冲洗物品。

(4)在第三个水池内将被消毒的物品完全浸没于消毒液中,并保持规定的时间(通常是在 250 mg/L 的含氯消毒液中浸泡 5 min)。用试纸测试消毒液浓度是否符合要求。

(5)用净水冲净残留消毒液。

(6)在贮存之前,采用空气干燥的方法晾干餐具,不要用毛巾擦干。

❷ **人工清洗及物理消毒的步骤**　清洗方法同化学消毒中前三项,清洗后采用各种方法进行物理消毒。煮沸、蒸汽消毒一般应控制温度在 100 ℃保持 10 min 以上,红外线消毒一般控制温度在 120 ℃保持 10 min 以上。消毒时餐具之间应留有一定的空隙。

(二)洗碗机

❶ **洗碗机清洗的步骤**

(1)检查机器以确保其干净和正常运转。

(2)将剩饭菜倒入垃圾桶中。如果有干的食品残渣黏在餐具表面,应该预先浸泡。

(3)将餐具放入机器中,并保证机器没有超负荷。

(4)在贮存之前,采用空气干燥的方法晾干清洗后的餐具,不要用毛巾擦干。

(5)为了保证物品的正确消毒,一定要用温度计检查水温,或是化学试纸检查消毒液的浓度。

❷ **洗碗机的使用注意事项**

(1)热力消毒洗碗机最后一步的冲洗水温一般应达到 85 ℃,冲洗消毒 40 s 以上。

(2)每天至少检查一次洗碗机的清洁状况,包括清洁剂贮存容器、喷嘴和塑料帘等可能影响到餐具卫生的部位。

(3)确保有足够的清洁剂和消毒剂。

(4)确保在消毒时餐具表面朝向洗碗机的喷水孔。

(5)餐具应放置在洗碗机专用的架子上清洗,餐具之间要留有一定的空隙。

(6)定期检查水温和压力,使洗碗机时刻处于良好状态,对于不能放入洗碗机清洗的大型设备、用具,必须采用其他方法进行消毒。

四、化学消毒注意事项

化学消毒影响因素较多,以下是化学消毒操作中的一些注意事项。

(1)使用的消毒剂应在保质期限内,并按规定的温度等条件贮存。

(2)严格按规定浓度进行配制,固体消毒剂应充分溶解。

(3)配好的消毒液定时更换,一般每 4 h 更换一次。

(4)使用时定时测量消毒液浓度,浓度低于要求立即更换。

(5)保证消毒时间,一般餐具、工具消毒应作用 5 min 以上。

(6)应使消毒物品完全浸没于消毒液中。

(7)消毒后以洁净水将消毒液冲洗干净。

一般不能将洗涤剂加到消毒液中,否则可能影响消毒效果。

五、分餐的安全管理

(一)分餐制的概念

分餐制是指多人一起用餐时服务人员或者消费者通过使用公共餐具分配菜点,使用各人餐具进

知识链接

疫情期间分

餐制度

食的就餐方式。与分餐制相对应的是合食制,也称为共食制、合食制,是指共同进食的就餐者用个人的餐具直接在公用的食器中取食的用餐方法。合食制长期以来在我国是主要的饮食习俗,但因为易传播食源性疾病,有进行改革的必要性。

在 21 世纪深化饮食改革,进一步普及分餐制等良好的饮食习惯,要做到文明用餐、科学用餐,使消费者真正吃得安全、健康,使餐饮业与绿色食品消费的大趋势保持一致。

(二)分餐制的安全管理意义

由于在合食制的就餐过程中,个别患病消费者口腔唾液中的病原微生物可经非公用餐具转移进入进餐的食品中,会被同桌共餐的其他健康者接触并摄入,健康消费者就可能患病并传染病原微生物,餐饮业提供的食品虽经严格烹饪和标准无菌化服务,还是不符合安全要求。

我国《餐饮业食品卫生管理办法》第二十九条规定:销售直接入口食品时,应当使用专用工具分拣传递食品。专用工具应当定位放置,防止污染。这里所提到的专用工具在餐饮服务过程中就是要求提供公筷、公勺,由此可见,餐饮服务采用的分餐制形式,是法律赋予餐饮业的义务。

(三)分餐制的形式

分餐制的主要形式有三种:厨师分餐制、服务员分餐制和就餐者自行分餐制。

❶ 厨师分餐制 厨师分餐制是指厨师在厨房将制作的菜点成品按每人一份分配,分餐后由服务员送给每位就餐者进食。

❷ 服务员分餐制 服务员分餐制是指餐厅服务人员在调理台或餐桌上将菜点成品按每人一份,分配给每位就餐者进食。

❸ 就餐者自行分餐制 就餐者自行分餐制是指就餐者通过公筷、公勺等公共餐具分取菜点成品,再用各自餐具进食。

自助餐和套餐也叫份餐,快餐形式均属于分餐制范畴。实行分餐制对弘扬我国饮食文化,推进移风易俗,促进传统就餐方式的科学化和文明化,防止疾病的传播感染,保证就餐者安全和身体健康,引导和规范餐饮企业和行业健康发展等都具有重要意义。

(四)分餐制服务的实施

为实施分餐制,餐饮企业要为每位就餐者提供符合安全要求的独立餐具,包括筷子、餐勺、餐碟、餐碗等。每个餐桌上都要配备公筷、公勺,实行就餐者自行分餐形式要做到上桌的每道菜、点、汤都配备分餐餐具。

❶ 分餐制操作方法

(1)派菜分餐法:服务员将菜肴送上餐桌,报出菜名并简要介绍特色。将菜盘放回托盘上,左手托盘,右手执分菜叉、勺从客人右侧开始进行分菜,然后按顺时针方向依次进行。将未分完的菜肴整理好,放回餐桌。配公筷、公勺,以备客人添加。

(2)转台分餐法:从服务桌上拿取与客人人数相应的餐盘摆放在转台上,用分菜工具给每个盘中分菜,每份分量大致均匀。将分好菜的餐盘从客人右侧开始,顺时针方向依次递送给客人。将未分完的菜肴整理好,配公筷、公勺,以备客人添加。

(3)服务桌分餐法:将菜盘拿回服务桌上,在服务桌上拿取与客人人数相应的餐具进行分菜。将分好菜的餐盘装上托盘,从客人右侧开始,顺时针方向依次递送给客人。将未分完的菜肴整理好,放回转台上,配公筷、公勺,以备客人添加。

(4)公用餐具分餐法:厨房在出菜时,由传菜部或备餐间负责为每盘菜配公筷或公勺,做到一菜一公筷或者一菜一公勺,随菜同时上桌,既卫生又不会使不同的菜品串味。给宾客配以双筷双勺,代替传统的一人一筷进食方式,每位客人有自己夹菜的筷和勺。根据不同规格的餐台,配以 2～4 套公筷、公勺。将公筷、公勺与客人用筷、用勺,从款式、颜色上加以区分。服务员要主动引导客人使用公筷、公勺。

任务检测

扫码看答案

简答题

（1）食品配送过程中有哪些要求？

（2）利用化学方法对餐具消毒时，应该注意哪些事项？

餐饮食品加工过程安全管理

任务一　菜点初加工的安全操作管理

任务目标

1. 掌握各类原料初加工的食品安全。
2. 掌握各类原料初加工的检验标准。

任务导入

在某市一家西餐厅内，有 27 人因食用该餐厅被污染的凉拌卷心菜而感染志贺样毒素大肠杆菌。当地食品安全监管部门报告，该餐厅用一批软化、叶子腐烂、重度污染的甘蓝加工了 4 kg 凉拌卷心菜。按餐厅的正确加工程序，应先除去甘蓝上腐烂的叶子，然后用水冲洗。但调查发现，这批用来制作凉拌卷心菜的甘蓝并没有事先用水清洗，而是直接切碎后与其他原料、调料一起放进消毒过的塑料桶里搅拌均匀，在午餐自助柜上出售。

该案例说明，在菜点初加工过程中，如果没有采取正确的择菜、清洗、切配等程序，仍然有可能产生食品安全危害。

任务实施

烹饪原料来源广泛，种类繁多。这些原料大多不能直接进行烹调，必须根据原料种类和菜点要求进行初步处理，才能符合烹饪工艺要求。

对烹饪原料进行初加工，其任务是设法降低各种污染物含量，去除原料中的各种杂质，提高原料的耐保藏性，便于进一步烹调加工。它对确保膳食卫生质量起着重要作用。

一、植物性原料初加工的安全操作管理

（一）果蔬类原料

果蔬主要是指新鲜农产品，在烹饪中应用广泛，既能做主料又能做辅料，在一般菜肴和高档筵席中都有使用。果蔬富含维生素、无机盐和纤维素，具有易碰伤、含水量高、营养丰富等特点，容易遭受各种有害生物的侵袭和污染，从而造成腐烂变质。

❶ **去皮**　果蔬削去表皮或用丝球将外皮擦去，可以去除残留在表皮上的农药，尤其对于生食的果蔬，去除表皮能够尽量减少其残留有害物。

❷ **浸泡清洗**　果蔬残留的农药主要为有机磷杀虫剂，有时还可能残留果实膨大剂、保鲜剂等，所以用清水将水果、蔬菜的表面彻底洗净，再在清水或加有少量果蔬专用洗涤液的水中浸泡 10～15 min，可有效除去果蔬表面及浅表层的农药残留。用果蔬专用洗涤液浸泡过的果蔬，应注意用清水漂洗干净，避免引入新的化学物质。

对于生食果蔬类原料,在确保原料新鲜的前提下,应注意防止交叉污染,使用符合饮用标准的净水清洗或进行消毒处理,有利于提高产品的安全性。

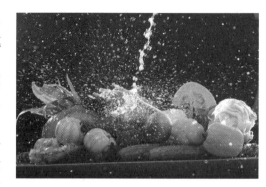

对于寄生虫卵较多的蔬菜,将原料放入浓度为 2% 的食盐水中浸泡 5 min,由于渗透作用,寄生虫卵脱落,然后用清水洗净备用。

近年来餐饮业开始使用臭氧消毒法,将蔬菜放入含有臭氧的水中浸泡,利用臭氧离子的氧化还原特性,不仅可杀灭蔬菜表面的微生物,还能分解其中的残留农药。

❸ **洗净装筐**　洗净后的原料应放入可沥水的容器内,排列整齐,利于切配,盛放果蔬类原料的容器应与动物性原料的容器区分开,防止交叉污染。洗涤后的果蔬不能直接放在地面,必须放置在加罩的清洁架上,以防沾染上灰尘杂质。

新鲜蔬菜是易腐的烹调原料,质地极易发生变化。特别是经过初加工的蔬菜类,损伤处较多,微生物于损伤处侵入,然后迅速繁殖扩增,引起腐烂。因此,蔬菜类初加工制品要注意放置在低温度、低湿度下,形成不利于微生物繁殖的条件。此外,蔬菜在温度高、湿度大的情况下,会加速呼吸,使新陈代谢过程加快,消耗多量的营养成分,从而降低品质。但蔬菜类初加工制品也不能在太低的温度下放置,因为新鲜蔬菜含有大量水分,当温度降到 0 ℃以下时会产生冻伤,使蔬菜的滋味、外形和颜色发生变化。因此,蔬菜初加工制品宜在 0~1 ℃低温下放置。若在室温下放置,也应放在阴凉、干燥处,但不宜过于干燥。

❹ **切配备用**　果蔬类原料必须先洗后切,不仅防止营养素的损失,而且可以避免污水中的危害物从组织切面重新渗透回组织中。切配好的原料应按照加工操作规程,在规定时间内使用。

❺ **盐腌、糖渍和醋渍**　蔬菜腌制时,还原菌可将蔬菜中的硝酸盐转变为亚硝酸盐,其生成量与食盐浓度和气温有关。在一般情况下,5% 食盐浓度在温度较高时亚硝酸盐生成量最多;10% 食盐浓度时次之;15% 食盐浓度时温度已无明显影响,生成量最少。腌制一周以后,亚硝酸盐含量增加,在半个月时达到高峰,半个月后逐渐下降。亚硝酸盐是致癌物 N-亚硝基化合物的前体物,不当的腌制方法可增加有害化合物产生的风险。

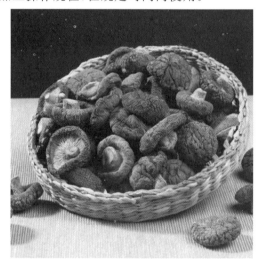

糖渍主要是加入糖粉或蔗糖对果蔬类原料进行腌制,比如果脯的加工等。当单独使用蔗糖来抑制微生物的生长繁殖时,糖液浓度达到 60%~65% 才能发挥作用。

当食品 pH<4.6 时,多数微生物可被抑制或杀灭。烹调中的醋渍法是指向食品中加入食醋,如醋酸浓度为 1.7%~2.0% 时,pH 相当于 2.3~2.5,可抑制住或杀灭绝大部分腐败菌;浓度为 5%~6% 时,可杀灭大部分芽孢菌,也可利用乳酸菌发酵产酸来抑制微生物的生长,比如四川泡菜的加工。

(二)植物性干货原料的涨发

干货原料是新鲜的烹饪原料经过加工干制而成,与鲜活原料相比,具有干、硬、韧、老等特点。植物性干货原料主要有菌类、笋类、海带等,通过干货涨发使原料重新吸收水分,最大限度地恢复其原有的鲜嫩、松软的状态,改善口感,有利于切配烹饪、消化吸收。

植物性干货原料的涨发大多使用水发,采用清水涨发即可,不同原料按照烹饪工艺要求,使用不同温度的水发制。例如木耳、海带多用冷水涨发,香菇、笋类多用温水涨发,注意涨发时间并定时换水。

二、动物性原料初加工的安全操作管理

餐饮业中使用的动物性原料主要包括畜禽肉类、水产品等,特别是以畜禽酮体为主的肉、内脏及其制品等副产品,大多是生鲜原料。动物性原料富含蛋白质、脂肪、水分等营养成分,极容易被微生物利用,在初加工环节就应该加强食品安全控制。

(一)鲜活原料的初加工

❶ **鱼及其他水生动物宰杀工艺卫生与安全**　鲜活原料在被宰杀前必须经过一段时间的饲养,并进行疫病的宰前检验。经宰杀而成的初加工制品应符合相应的卫生标准。

鱼类原料品种繁多,形态各异。其宰杀工艺包括去鳞、去黏液、开膛、去内脏等。与宰杀工艺有关的卫生安全问题主要包括宰杀前的活体保养、卫生管理和宰杀过程中的去毒措施。

(1)宰杀前的保活保养要求:鱼从市场购入后,如为活体,则应做好活体保养工作,使鱼处于鲜活状态,一方面可增加其自净作用,减轻异味,排出污物,另一方面可缩短烹调前的放置时间,确保其新鲜度。淡水鱼可用自来水保养,海水鱼用海水或人造海水保养。

降温保活是通过低温将鱼的新陈代谢降到最低水平,减少鱼的活动、耗氧、体液分泌等,使水质不易变质,从而提高鱼的成活率,保持鱼的活体状态。降温保活由停食、暂养、降温、充氧等程序组成。

为避免排泄物污染水质,应做停食管理,使鱼能够有充分的时间排泄肠内粪便。暂养可用水槽、水缸或水泥小池进行。一般经 24～30 h 即能脱去体表黏液,吐净胃内食品,排净肠内粪便。水质降温至 10 ℃以下,鱼的新陈代谢可降到最低水平,鱼的活动、耗氧、体液分泌均减少,使水质不易腐败,提高成活率。降温方法以直接加冰块或装冰袋均可。用充氧器在鱼池充入适量的氧气,以满足鱼类呼吸。

(2)宰杀有毒鱼类的卫生要求:有毒鱼类是指食用后会中毒的鱼类,种类很多,可以分为肝毒鱼类、肉毒鱼类、卵毒鱼类、胆毒鱼类、血毒鱼类和刺毒鱼类。

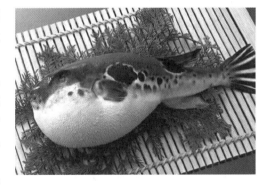

加工血毒鱼类时要防止刺伤皮肤,以免毒素侵入人体。当人体黏膜受损后接触会引发炎症。生饮血毒鱼类的鱼血会发生中毒,出现恶心、腹泻、皮疹、发绀、全身乏力、心律不齐等症状,重者因呼吸困难而死亡。常见的血毒鱼类有淡水鱼鳗鲡、黄鳝和海水鱼康吉鳗、八目鳗、裸胸鳝等。控制不生食血毒鱼类的鱼肉和生饮血毒鱼类的鱼血,可有效防止中毒。

胆毒鱼类胆汁的毒性很强,耐热、耐酸且不易被酒精破坏,一般烹调方法难以破坏。无论生吞、熟食还是酒泡后吞服均会发生中毒。如急救治疗不及时,病死率高达 30%。剖鱼时胆汁溅入眼中会致盲。常见的胆毒鱼类有青鱼、草鱼、鲢鱼、鳙鱼、鲤鱼、鲮鱼、鲫鱼、团头鲂、翘嘴鲌等淡水鱼。只有将鱼胆去除才是有效的预防措施。

卵毒鱼类在产卵繁殖期间,为了保护自身和防止已产出的卵被其他动物所食,其卵含毒,它与河鲀的区别是仅成熟的卵和卵巢有毒,肌肉和其他部位无毒,即使在产卵期,弃去鱼卵后其鱼肉仍可食用。鱼卵毒素具有溶血性,毒力强,耐热,煮食后仍会中毒。腌制和干制均不能破坏其毒素。卵毒鱼类包括鲇鱼、狗鱼、鲤鱼、竹荚鱼、烟管鱼、褐菖鲉、光唇鱼、湟鱼等。在鱼类繁殖季节,避免食用卵毒鱼类的性腺和卵。加工时,辨明鱼种,应去除鱼卵,要保持鱼体新鲜,防止鱼卵、内脏中毒素向肌肉

渗入。

肝毒鱼类有蓝点马鲛、巨石斑鱼、条纹坚鳞鲈、横纹九棘鲈、鲨鱼、金枪鱼、鳕鱼等,其肝含有大量的维生素 A、鱼油毒等,食之易发生头痛、皮肤剥离等特征的中毒症状。这类鱼应先剔除鱼肝,方可利用。

肉毒鱼类多见于广东、台湾沿海的海鳝科、鳍科等藻食性鱼类,如花斑裸胸鳝、白斑笛鲷等。其有毒成分是雪卡毒素,分布于鱼的肌肉、内脏和生殖腺内,是一种神经毒,严重者可中毒死亡,我国近年来发生多起食用珊瑚礁石斑鱼中毒事件,对此应加以重视。

刺毒鱼类常见的有海蜇、石头鱼、海参、海星等。鲜海蜇的触手与人的皮肤接触后,立即有触电样刺痛感,但并不感觉严重,皮肤表面也无明显变化,然而经过数小时后,皮肤表面逐渐出现线状红斑和丘疹,常持续 20 天左右才自愈。严重蜇伤者会迅速出现表皮坏死、剧痛症状,以及呼吸困难等全身性症状,个别患者因肺水肿而死亡。石头鱼含有鳍刺毒,鱼尾端有一硬刺,触及皮肤疼痛难忍,往往需经数日才能恢复。除了引起局部红肿外,其还对心肌、骨骼肌等有直接麻痹作用,严重者可致死亡。海胆背上密生着黑

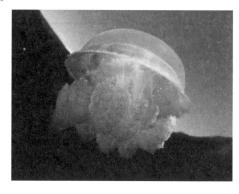

色硬刺,触之似针尖状,棘刺能放射毒液。有 30 多种海参能从棘皮细孔中喷出毒液,其毒素具有溶血性,对细胞和神经都有毒害作用。海星的棘皮也能分泌毒液,其毒素是具有类似溶血性的皂素类化合物。烹调人员不要轻易接触罕见的有毒海鱼。应尽可能减少与活海蜇的直接接触。一旦有皮肤划痕,应及时抢救。鲜海蜇经盐、矾加工后即可去毒,应规范盐、矾腌渍加工的标准,包括盐、矾用量,腌制次数和时间。鲜海蜇经静养及洗烫、烹煮后即可食用。鉴于石头鱼含有鳍刺毒,必须在截除尾刺后才能食用。用海星泡制药酒前,应先除其棘皮。海参在烹调前退沙,除去棘皮,再经高温烧煮,可确保安全无害。

❷ **禽类宰杀工艺卫生与安全** 禽类肉组织的耐藏性及营养卫生质量与宰杀前饲养、检疫和宰杀工艺有着十分重要的关系。采用合理的宰杀前饲养方法和正确的宰杀工艺,可以提高肉品质量,保障人民身体健康。

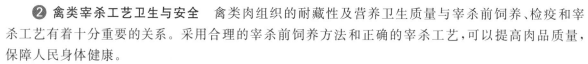

(1)禽类宰杀前的卫生要求:宰杀前要避免暴晒、长途运输、雨淋、受冻等情况。禽类待宰杀前应单独饲养,消除其疲劳,提高出肉率,并应做好断食、喂水工作。

停食一般在宰杀前 12~24 h 内进行,不仅节省饲养料,还能减少肠内容物,使宰杀后胃肠的清洗整理更加方便,减少污染。适当的停食可以促进糖原分解为乳糖和葡萄糖,有利于肉品的成熟过程;同时使高级脂肪酸分解为可溶性低级脂肪酸,分布于肌肉中,使肉质肥嫩,滋味鲜美。但停食时间过长,禽类会因饥饿而骚动,影响其正常生理状态,还会造成宰杀后放血不全。

喂水有助于禽类肠内粪便的排泄,使消化道污染物减少,还能使禽类的皮肤和羽毛保持一定水分,提高导电效率,有利于宰杀时的电击过程。充分给水的禽类膘色泽洁白发亮,宰杀时放血更充分。

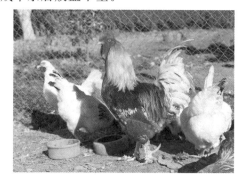

禽类在宰杀前如果处于疲劳、紧张状态,肠道微生物容易进入血液循环而分布于全身。同时,由于糖原消耗过量,肌肉中蛋白质胶体性质发生改变,使肉品持水力下降。而且,宰杀后禽肉的酸度较低,易形成"碱性尸僵",为微生物的繁殖提供条件,也不利于肉品的成熟过程。

在宰杀前饲养期间,还应对禽类进行观察。对于出现精神萎靡、羽毛松乱、动作迟缓、外貌异常、

死鳝鱼丝
的鉴别

130

减食或不食的禽类,可作为可疑对象进行个别检疫,以剔除病禽。

病鸡与健康鸡的鉴别方法:①抓住活鸡时,其翅膀提起、挣扎有力、叫声响亮,有一定重量的为健康鸡,鸡脚伸而不收、肉薄身轻、叫声短促嘶哑的为病鸡;②平静时呼吸不张嘴、眼睛干净灵活有神者为健康鸡,而不时张嘴、眼红或眼球混浊不清、眼睑浮肿的为病鸡;③健康鸡的冠睑为朱红色,鼻孔干净,口腔无白膜及红点,嗉囊无积水,头羽紧贴,脚爪鳞片有光泽,而病鸡冠睑变色、鼻孔有水、口腔有病变。

塞肫禽的鉴别方法:察看鸡肫是否歪斜肿胀,用手触摸鸡肫,感觉有颗粒状内容物,则可能是塞入了稻谷、玉米、粗砂等物;如捏上去感到软乎乎的,沉甸下垂,鸡精神不振,则鸡肫内塞了变质的馊饭、泥砂等浓稠杂物。鸭肫、鹅肫内塞了杂物时,将其头朝下倒拎起来,杂物便会淌出。

(2)禽类宰杀过程中的卫生要求:禽类的屠宰程序主要包括放血、退毛、净膛、洗涤四个步骤。

禽类宰杀要求切口小,以防微生物污染。同时,放血要充分,否则肉品发红或发紫,影响品质。

宰杀后的禽类稍停片刻即可退毛(又叫脱毛)。烫毛的水温随季节、禽的老嫩及种类而异。温度过低,退毛不下,易撕坏表皮,使带菌率增高;温度过高,易烫坏表皮,影响造型。一般冬、春季水温高于夏、秋季,老禽高于仔禽,鸭、鹅高于鸡。烫毛后的禽应迅速过冷水池,以降低肉温,降低带菌率。

净膛即开膛后取出禽的内脏。禽内脏的致病菌带菌率极高。开膛取出内脏可以防止胃肠内容物和胆囊的污染。宰杀放血至净膛的时间一般不超过 40 min。时间过久,胃肠变色,胆汁外渗,肠道微生物易侵入肌肉,造成污染。

假鸭血的
鉴别

❸ **解冻** 动物性鲜活原料消费主要有两种形式:鲜货和冻结原料。由于在冷冻条件下,动物性原料使用方便,保质期长,因此企业通常采用冻结方式保存原料,采用合理的解冻方法,可以减少微生物污染,确保解冻后原料的安全。

冷冻原料烹饪前必须解冻。食品的解冻是冻结的逆过程,是将冷冻原料放在人为的温度、湿度和通风条件下,最完善地恢复其原有特性。它是食品中水分融化和冰晶再吸收的过程。解冻的原料由于组织细胞的破坏,汁液流失,微生物生长迅速,很容易腐败变质。采用合理的解冻方法,可以减少微生物污染,保证解冻后原料的鲜度。

在烹饪初加工中,常见的解冻方法有空气解冻法、水解冻法和微波解冻法。

(1)空气解冻的卫生与安全:空气解冻法又称自然解冻法,是指将冷冻食品吊挂于空气中,利用空气与食品的温度差使食品逐渐升温,从而完成冰晶融化的过程。在常见的传热介质中,空气的热物理性最差。因此,空气解冻所需时间较长。但缓慢解冻能使细胞重新吸收解冻形成的液汁,较好地恢复原料原有品质,减少营养素损失。但是解冻所需时间较长,微生物增殖机会多,卫生质量的风险大,也不便于计划生产。

"快速冻结,缓慢解冻"

(2)水解冻的卫生与安全:水解冻属液体解冻法,是将冷冻的原料浸泡于水中或盐水中,利用水流作用解冻的方法。水解冻法有喷淋、浸泡、冲洗等方法。肉品在水中解冻速度比在空气中快。例如,冷冻禽肉在 5 ℃空气中解冻时间为 24～30 h,而在 5 ℃水中解冻时间仅为 3～4 h。水中解冻的原料,由于其组织细胞的破坏,恢复原有品质的性能较差,色素、香味成分及营养素都可能发生流失。浸泡解冻的肉,表面呈粉红色,因吸水发胀,重量增加了 2%～4%。然而,水的浸洗作用会除去原料表面的杂质和微生物。若水中加有无害的抗生素,还可以将原料表面的微生物杀死。水或盐水可以直接和物体接触,但应以不影响食品品质为前提,否则应有包装等形式的保护。

(3)微波解冻的卫生与安全:一般用于解冻的微波高频频率为 915 MHz。将原料置于微波场中,原料分子高频振荡,由于分子间相互摩擦,产生了热能,随着温度的上升,逐渐达到解冻的目的。但此法耗电量大,费用高。微波解冻法的优点是加热均匀,热能利用率高,解冻速度快,且微生物污染

案例分析

极少,原料表面无褐变和焦化现象。微波解冻法在餐饮业使用较为广泛。但如操作不当,有时会出现局部过热现象,影响原料的进一步加工处理。

为防止解冻肉腐败变质,应根据冻肉解冻后的卫生标准,及时对其鲜度做出判定。

二次冻结的加工制品的鉴别:一些冷冻产品由于有运输、贮存、销售过程中不可控因素的存在,不得已需再进行二次冻结,这类产品存在腐败变质的风险。二次冻结的加工制品表面高低不平,切面不整齐,解冻后鉴定可能已经腐败。

肉类原料如果存放时间过长,而且经过多次冻结与解冻,将有利于腐败菌和致病菌的繁殖,导致蛋白质分解引起变质,致病菌还可能产生毒素,引发食物中毒。因此解冻后的肉不能重复冻结。

案例导入

解冻后的肉重复冻结易引发食物中毒

2010 年 10 月 15 日,家住哈尔滨某小区的李女士到附近的市场买了一块里脊肉,当晚吃了一顿后,李女士把剩下的拿到阳台冻结,留着第二天再吃。第二天因肉已经冻硬,为了尽快解冻,李女士就把肉放到了暖气片上,解冻后再食用。按照这种方式,李女士买的里脊肉被冻结了三次,也解冻了三次。18 日晚,当李女士一家三口吃完肉的时候,先后出现头晕恶心、口吐白沫的症状,被紧急送到医院。经检查,医生表示,李女士一家人属于食物中毒,而中毒原因是他们吃了解冻三次的肉。

---

❹ 清洗 动植物性原料在生长、运输和贮存过程中受到外界环境的污染,原料表面附着了大量污染物而有碍食品卫生,这些污染物如下:①附着的寄生虫及其虫卵;②附着的昆虫;③附着农药类化学污染物;④附着含有放射性的尘埃;⑤附着各种有害微生物。原料洗涤的目的就是要尽可能除去这些污染物,达到较高的卫生标准。

(1)水的选用:水是一种天然的洗涤剂,在洗涤烹饪原料中得到了最广泛的使用,由于水洗涤常难以去除污垢和油垢,所以经常与热力、搅拌产生的滚动摩擦、压力喷射结合使用,以提高其洗涤效果。

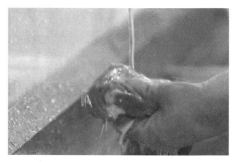

水作为洗涤媒介,它的基本卫生要求:①感官性状良好:水质应为无色、无臭、无异味、透明清亮。②毒理学上可靠:水中不含病原生物,不因水而传播传染病。③流行病学安全:水中所含化学物质对机体无害,不引起人体急慢性中毒。

(2)合成洗涤剂的选用:我国对食品用合成洗涤剂制定了国家卫生标准。

食品用合成洗涤剂必须符合下列卫生要求:①洗涤剂不会对食品的安全性带来不良影响,残留量对人经口安全无毒。不吸附、浸透、残留到食品中。既能充分乳化疏水性的油脂,又有一定亲水性,容易被水冲净。②使用洗涤剂应保证不破坏食品的营养素,以及食品的风味、颜色等感官质量。③洗涤剂的效果迅速。④洗涤剂的用量少,价格低廉。⑤洗涤剂容易分解,不造成环境污染。

(3)洗涤剂和消毒剂的混合使用:对于生食的食品,一般的洗涤并不能达到其食用要求,必须要经过消毒过程。消毒的要求是将有害微生物减少到无毒的程度。使用消毒剂消毒可在洗涤后完成,也可以洗涤、消毒同时进行。常用的食品消毒剂有过氧乙酸、高锰酸钾、食品洗涤消毒剂等。

过氧乙酸是一种广泛、高效、方便的消毒剂,在低温下就具有很好的杀菌效果。消毒液含量为2%,浸泡时间 10~30 min。过氧乙酸具有强氧化性、腐蚀性。配制消毒液时,谨防溅到皮肤、衣物和金属物品上。若触及后,应立即以 2% 苏打水冲洗。

高锰酸钾($KMnO_4$)是一种强氧化剂,通过氧化细菌体内活性基团而发挥杀菌作用。其使用浓度低,毒性小。对果蔬消毒的消毒液含量为 0.1%,浸泡时间 5～10 min,即可达到消毒目的。

食品洗涤消毒剂是专为食品的洗涤和消毒而配制的,在洗涤的同时,完成对原料的消毒。其中的洗涤剂成分大多为烷基苯磺酸等表面活性剂,加入含氯、含碘的消毒剂以及水、香料、护肤剂等。

❺ 原料洗涤的质量控制

(1)洗涤条件的控制:洗涤液具有一定的最佳含量范围,不是越浓越好。洗涤液在使用过程中逐渐老化,活性衰减。使用过度老化的洗涤液,不仅洗涤能力降低,还可能再污染洗涤物。较高的温度能提高洗涤液的活性,但对于新鲜食品原料,温度要适中。需要注意的是,洗涤液保持在 25～60 ℃的温度条件下,有时反而会促进微生物的生长。浸泡洗涤后的原料,黏附的污染物松动脱落,用流动水冲洗可除去污染物和洗涤剂。试验表明,用烷基苯磺酸钠洗涤蔬菜,冲洗 30 s 后洗涤剂残留量为 225 mg/kg,远低于人体入口的安全剂量。影响浸泡洗涤效果的不只是洗涤液,还有搅拌、搓洗及其他物理方法。它们对洗涤液的流动性有重要影响,也决定了洗涤的速度与效率。但应防止对原料的机械损伤,以及过度浸泡影响色泽、口味等。

(2)原料洗涤的方法:原料洗涤方法分为物理性洗涤和化学性洗涤。

物理性洗涤:

①漂洗:将原料置于容器中,缓慢地流入清水,然后漂去原料上的少量血渍、色素、鳞、毛、草、壳等杂质。漂洗能保持易碎原料的光滑与完整,适合骨髓、蹄筋、虾仁等原料。

②淘洗:将原料置于漏水容器中,边洗边揉擦,以滤去泥沙杂质,适用于粮谷及豆类等颗粒状原料的洗涤。

③冲洗:利用水流的冲击力对物体进行洗涤以冲去泥沙、寄生虫虫卵及化学性污染物,一般用于蔬菜、瓜果类的洗涤。

④浸洗:将原料置于多量清水中经较长时间(常为 1 天)浸泡,使其中的淤血块、污垢、异味物溶出。适用于腌制品食用前的处理。

⑤灌洗:将流动水不断注入肺支气管中,以洗涤小支气管及肺泡中的淤血块和杂质。多用于家畜肺组织的洗涤。

⑥烫洗:将原料置于 80～90 ℃热水中洗涤,去除黏液、油脂及腥味物。适用于畜禽肉、胃肠以及鳝鱼、鳗鱼等的洗涤。

对用自然洗涤方法效果不佳的原料,可以借助外力的作用辅助洗涤。

⑦刮洗:一边自然洗涤,一边用刀刮去原料表面的污垢、黏液等杂质,常用于对带皮组织的洗涤,如肉皮、蹄髈、火腿等。

⑧刷洗:用毛刷、竹帚、草把等工具刷去或擦去附在原料表面的泥沙污物,如对海蜇皮、螃蟹、龙虾的缝隙及萝卜的凹槽处的洗涤。

⑨翻洗:将原料正反面翻转洗涤,适用于内外都比较脏的原料,如畜禽的胃、肠以及软体动物的洗涤。

化学性洗涤:除使用合成洗涤剂洗涤外,厨房间尚有以下洗涤方法。

①盐溶液洗涤:在洗涤水中加入 1%～1.5% 食盐对原料进行洗涤。常用于贝类动物,食盐的渗透作用可使动物肌肉收缩而排出沙粒。

②碱溶液洗涤:用 3%～5% 碳酸钠(食碱)溶液洗涤。碳酸钠与脂类起皂化作用而去除油污。如使用 3% 碳酸钠溶液洗涤香肠,用 5% 碳酸钠溶液洗涤火腿。

对一些较脏、多脂、腥臊味较重的原料,常需将各种洗涤方法结合使用,才能达到卫生要求。

❻ 分割切配　动物性原料应去除甲状腺、肾上腺、病变淋巴腺。猪甲状腺位于气管喉头的前下部,是一个椭圆形颗粒状肉质物,附在气管上,俗称"栗子肉"。动物的肾上腺左右各一,分别位于两侧肾上端,俗称"小腰子"。淋巴腺分布于全身各部,为灰白色或淡黄色如豆粒至枣大小的组织,俗称

"花子肉"。无病变的淋巴腺也可能有化学污染物残存,最好一并废弃。

鸡、鸭、鹅等的臀尖不可食。鸡臀尖是位于鸡肛门上方的呈三角形肥厚的肉块,其内是淋巴腺集中的地方,是细菌、病毒、化学污染物集中的地方,故应切除。

动物的肝是人们常食的美味,也是动物最大的解毒器官,动物体内的大多数毒素要经过肝处理、排泄、转化、结合。进入动物体内的细菌、病毒、寄生虫往往在肝生长、繁殖,动物也易患肝炎、肝硬化、肝癌等疾病。初加工前应选择健康肝为原料,肝有淤血、肿大或干缩,内包白色结节或肿块,坚硬或胆管明显扩张,流出污染的胆汁或见有虫体等,都为病态肝,不可加工食用。对可食用肝,食前必须彻底清除肝内毒物。一般方法是反复用水浸泡 3~4 h,在肝表面割上花刀可缩短浸泡时间,去除肝内积血,并充分加热烹调。不能半生带血食用以防发生食物中毒。

❼ 放置　烹饪原料切配后放置时间过长,可能导致原料变质或污染微生物而腐败,也可对人体健康产生危害。

家畜、家禽在宰杀后就要进入放置过程。放置过程中的卫生问题主要是微生物的侵入引起的腐败变质。因此,必须采取各种方法保管好初加工制品。低温放置是保管肉类最好的方法。因为低温能冻结肉中的水分,控制微生物的生长繁殖,甚至使其死亡。所以,一般肉类初加工制品应放在-4~0 ℃保管。若肉类初加工制品在室温下放置,放置的温度以 10 ℃以下为宜,并放在阴凉、通风、干燥处。

水产类有的是鲜货,有的是冻货,对它们进行初加工后,应根据不同的品种分别放置。水产品初加工后,很容易变质,应注意保鲜,一般采用低温保鲜来抑制组织蛋白酶的作用和细菌的生长繁殖,以延长其僵硬期和自溶期。若在室温下放置,不能放置过久,应及时烹饪。已解冻的鱼品,不应重复冷冻。

烹饪初加工原料应尽可能放在阴凉、干燥、通风良好、清洁的室内。加工好的原料不能靠墙着地放置,需与墙壁地面保持一定距离。初加工原料放置要合理,不可过分密集,需放置整齐,不同的原料要分开放置,不能与有毒物、不洁物放在一起。不能放在污水易溅泼到的地方,以免造成污染。

烹饪初加工制品的放置室温度不能变化过大。烹饪初加工制品的放置位置周围不允许有老鼠、苍蝇、昆虫存在或有它们生长繁殖的场所,以防止老鼠、苍蝇、蟑螂、蚂蚁等爬到烹饪初加工制品上污染食品。放置间应有纱门、纱窗以防尘、防蝇。

烹饪初加工制品如果暂时不用,可放置在冰箱里冷却。要根据食品的性质掌握冷却的温度,温度不能忽高忽低,以抑制微生物的繁殖。

烹饪初加工制品在冰箱中要合理放置,要按不同的品种分开存放,有血水的原料放在下面,无血水的原料放在上面搁架上;生原料与熟原料分开;先存放的与后存放的分开,并存放整齐。取用时采取先进先出的原则。

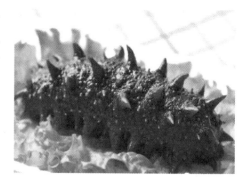

(二)动物性干货原料的涨发

食品用干制的方法保藏在我国有着悠久的历史。在烹调前,首先要对这些干货制品进行涨发,使其恢复原有的形状、质地、颜色、气味、结构等状态,并除去腥臊气味和杂质。要确保涨发后的原料具有较好的卫生质量和感官要求。

动物性干货原料主要有海产品、山珍等,这些原料具有干、硬、韧、老等特点,而且还带有原料本身的腥臊气味和杂质,涨发可以大大改善干货原料的可食性。常见干货原料的涨发方法有水发、碱发、油发、盐发、砂发等。

根据水温的不同有冷水发、热水发、焖发、蒸发等多种,高温水发有助于杀灭微生物,中温长时间涨发可使微生物活跃变质加速。冷水发适用于海带、木耳,有助于除去水溶性污染物。

利用 1%～10% 的 Na_2CO_3 或 0.4% 的 NaOH 溶液涨发比水发时间短。碱发后用清水将碱液充分漂洗干净，禁止添加硼砂。如碱发鱿鱼，对微生物有抑制作用。

将油作为导热介质，油温缓慢升高，火力不宜过旺，可防止原料外焦里不透。油发后用温水或碱水浸泡回软。如油发蹄筋，不能使用高温或反复加热过的油脂，防止油脂分解产物污染原料。

大火将盐炒至水干，投入干货原料，中火不停翻炒，边炒边用盐焖，直至发透胀大。盐发后用温碱水浸泡和清水漂洗，利用盐作为传热介质，慢慢升温，使干货原料膨大松脆，也有用砂发，原理相同。如盐发鱼肚、蹄筋等，用食盐高温炒制，有助于除去原料表面的杂质和微生物。

动物性干货原料的涨发方法较多，由于动物性原料自身的特点，不同的涨发方法对原料的食品安全产生不同影响。已经涨发的原料，其品质一般低于新鲜食品，食品安全风险增大。因为涨发后，微生物和酶恢复活性，易受外环境中微生物污染，使涨发后的原料容易腐败，不能长期保存。原料涨发后若出现变色、变味、腐烂、有霉斑等现象，大多是原料在干制前或干制过程中已发生变质。

（三）动物性原料的腌制

在烹调中常用盐、醋、酒等调味品对动物性原料进行腌制。原料的腌制加工一方面可使原料中的微生物受到抑制，改善食品的质地、色泽和风味，便于原料的保藏；另一方面，腌制过程中可能带来一些化学性污染，因此应加强腌制过程中的质量控制。

腌制加工品常见的有咸肉、香肠类畜肉腌制品，板鸭、风鸡、咸蛋类禽制品，咸鱼类咸干水产品等。

❶ **畜肉腌制品**　咸肉、腊肉、火腿、香肠、香肚等腌制品都是以鲜猪肉为原料，利用食盐腌渍，或再加入其他调味品，再经风吹成形加工而成。它们对丰富菜肴品种发挥了很大作用。

由于食盐的抑菌、防腐作用有一定的限度，如果在气温适宜、卫生条件差、原料肉不新鲜或处理不当、用盐量和用盐方法未掌握好等情况下，都容易造成畜肉腌制品腐败变质。变质主要发生于制品深部食盐不容易渗透，以及用盐不均匀的部位。

判定畜肉腌制品卫生质量时，常采用"看""扦""斩"三步检验法。"看"是从表面和切面观察其色泽和硬度；"扦"是用竹扦插入其深部以探测深部的气味；"斩"是在看、扦所得结果的基础上，对其卫生质量产生疑问时所采取的辅助方法。必要时还可试煮，以品评熟（畜肉腌制品）的气味和风味。

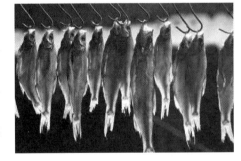

❷ **咸鱼**　由于食盐的脱水作用有一定的限度，经盐腌的鱼制品，其组织内仍有一定量的水分，加上食盐并无杀菌作用，因此咸鱼也存在腐败变质的问题。特别在气温高、卫生条件差、原料鲜度差或原料处理不当、用盐量和用盐方法不当等情况下，都容易造成咸鱼在加工贮存中发生腐败变质。

首先观察鱼体外观是否正常，条形是否完整，外表有无因脂肪氧化引起的油酵（泛油发黄）现象，色泽是否发红。次质和不新鲜的咸鱼体表多不清洁。然后注意鱼鳃、肌肉等处有无生虫。用手触摸鱼体有无黏糊、腐烂现象。

为了检查咸鱼深层肌肉的色泽以及肌肉与骨骼结合状况，可用刀切鱼体，观察鱼肉断面，鉴定肉坚实度及气味。好的咸鱼肉质坚实、肌肉色泽均匀，无陈腐、霉变、发酸、臭味。也可试煮测定其气味和风味。

对于已贮藏一定时期的咸鱼，尤其要注意有无回潮、盐析、发霉、生虫现象。

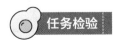

❶ 简答题

（1）绿叶蔬菜烹调时可采用什么办法降低农药残留量？

（2）动物性食品原料冻结和解冻的过程中为什么要遵循"迅速冻结，缓慢解冻"的原则？

（3）常见的原料涨发的方法有哪些？试述不同的涨发方法对食品安全性的影响。

（4）食品原料腌制的方法有哪些？不同的腌制方法怎样才能确保食品的安全性？

② 实践题

某餐厅制作煎牛排，通常使用冷冻牛排原料，经解冻后用调味料腌制并放置一段时间，确保牛排口感入味，嫩度适中，请问冻牛排应采用什么方法解冻、腌制才能确保菜品的安全？

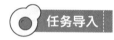 **热制菜点的安全操作管理**

扫码看课件

任务目标

1.掌握各类热制菜点的食品安全。

2.掌握各类热制菜点的操作管理。

任务导入

2004年6月27日下午4时，青岛市某辖区一公司37名工人出现恶心、呕吐、头晕等症状，经紧急医治，他们于当晚全部脱离危险。

经调查，该公司共有1000多名工人，分别在4个伙房吃饭，出事的工人都是在南伙房吃的中午饭，并且他们都吃了炒芸豆，而在南伙房就餐没有吃炒芸豆的人都很正常。

任务实施

烹饪也是一种热加工，中国的烹饪是植根于中国五千年文明，融合多民族饮食文化于其中的公认的最受欢迎的烹饪与技艺系统。我国有关烹饪的最早文字记载为"炮生为熟，令人无腹疾，有异于禽兽。"可见经过烹饪，食品由生变熟后，起到了预防疾病的作用。其防病作用机制，用现代科学理论解释，就是指烹饪热加工后对控制食品中的毒物含量起着决定性作用。

一、热加工在食品卫生质量控制中的作用

从卫生与安全角度看，只要烹饪（热加工）的温度、时间等参数控制得当，就可以发挥杀菌、杀虫、灭酶以及降解毒物、减少污染的作用，提高食品的安全性和卫生质量。

（一）热加工具有杀菌、杀虫作用

烹饪原料多数带有各种各样的细菌、病毒、寄生虫及其虫卵，如果不注意烹饪熟处理，食用后就容易发生食物中毒、传染病、寄生虫病。经过加热熟处理，只要原料中心温度达到80℃以上并维持一段时间，其细菌、病毒、虫体就大多被杀死。

20世纪70年代以前，在餐饮业很少用冰箱冷藏烹饪原料，肉类在室温（25℃）下放几小时就会发臭，炊事人员巧妙地控制着这种腐败现象，他们将大块肉做简单的刀工处理改成小块后，迅速进行熟处理或半熟处理，从而减少了腐败菌数量，食品的安全就有了保证。我国民间用食盐将原料腌制加工成咸肉、咸鱼、咸菜，用熏烟加工腊肉，通过"调味"抑制腐败菌生长，从而延长了这些食品的保存期限。

(二)热加工可以降解毒物,减少化学性污染

烹饪原料多数来自动物、植物。粮食、蔬菜在生长过程中可能被污染或残留农药(从土壤中得到)、黄曲霉毒素,某些食品本身含有天然毒性物质。化学性毒物有的熔点、裂解温度不高,在烹调过程中容易发生破坏,如"六六六"农药(有机氯农药的一种)在煎炸 1 h 后可降解 90% 以上。有的则化学性质相对稳定,加热不易破坏,如黄曲霉毒素,但烹调时加碱处理可以有效地破坏这些毒物的化学结构,使食品变有毒为无毒,有利于饮食安全。

过去一些传统的烹调做法,如香肠、肴肉的煸炒、煎炸可能生成致癌物亚硝胺(N-亚硝基化合物),如选择蒸煮等不以油脂作为传热媒介的烹调方法,就可因温度较低而避免亚硝胺的生成。又如肉、禽的烤制,过去多用煤炉、果木挂炉进行,由于燃料的不完全燃烧,以及与原料肉的直接接触,食品会受到多环芳烃的污染。现多改用电热炉、红外线炉烤制,使食品中这类有毒物含量大大降低。

这里需要指出,烹饪对毒物的控制是辩证的,烹饪得当可以去除毒物,而如烹饪不当则会产生新的毒物。没有良好的食品卫生安全知识与素养,是难以胜任当代烹饪工作的。作为餐饮业生产经营者尤其是卫生管理员,要确保顾客的健康,就必须从确保食品安全入手去制定规章制度,选择符合食品卫生安全要求的烹调方法和合理的烹饪加工流程,建立各类原料、半成品、成品的质量控制技术,才能真正做到使顾客吃得放心。

二、烹饪(热加工)过程中的食品卫生要求

(一)烹饪原料与工艺卫生要求

烹饪原料从剖宰、分割、选择、洗涤、切配、烹调到装盘、销售、存放各个环节,都要遇到许多卫生安全问题,如原料是否符合食品安全法和食品卫生标准规定的要求,洗涤对原料的除菌效果,切配用刀、板、布的卫生要求,烹调加工过程中毒性成分和微生物的去除效果,以及餐具卫生、环境卫生、从业人员个人卫生等,可以说食品卫生贯穿于整个烹饪过程。

案例导入

热菜未烧熟煮透而引起的食物中毒

2010 年 10 月,某酒店举办婚宴,共计 500 余人就餐。婚宴结束后,有 396 人到医院就诊,近百人住院治疗。患者均表现出急性胃肠炎症状,如呕吐、腹泻、腹痛等,其中以脐部发生阵发性绞痛为主。当地疾控中心根据婚宴当天的食品、就诊患者的临床表现、实验室检查结果以及流行病学调查资料,判定此次事件是由酒店提供的香辣蟹和红烧甲鱼这两种熟制水产品烹制不当引起的食物中毒。所有中毒人员经补液和抗生素治疗后痊愈,病程 2~4 天。

相关人员调查发现,该起事件属于副溶血性弧菌食物中毒。中毒原因为香辣蟹和红烧甲鱼是大锅烹调,厨师在制作过程中急于出菜,卫生安全意识不足,在烹调加热过程中搅拌食品不均匀,并未完全烧熟煮透即装盘端给客人食用,导致水产品原料中的副溶血性弧菌没有完全杀灭。

思考:厨师在菜品制作过程中,有哪些原因导致热菜香辣蟹和红烧甲鱼引起食物中毒?

(二)食品贮藏与服务卫生要求

食品种类多样化是我国烹饪的一大特色,食品保鲜在餐饮业始终是一项应置于首位的工作。成功的餐饮业(包括快餐业)不仅应将食品原料和半成品在冷链下实行完全贮藏保鲜,而且在食品制备的各个环节中对其温度、时间的控制,都应尽量加以量化,并纳入企业卫生计划,以便于系统管理。

对多种多样的食品,无论是动物性食品、植物性食品,还是包装食品,也不论是烹饪原料还是半成品、成品,都要建立确切的保存期限,这是餐饮业卫生管理的主要内容,同时也是餐饮食品在卫生方面最基本的要求。

我国的宴席长期以来为多人聚餐,烹制成的烤鸡、扒鸭整只装盘上桌,讲究整体造型,现在从疾病控制与就餐安全角度应实行分餐制,其分餐操作在餐厅进行,这要求分餐人员具有无菌化操作意识,避免二次污染。生鱼片往往在顾客入座后才加入调味杀菌剂,因而必须控制其作用浓度、作用时间与作用效果。烹饪人员与服务人员合理分工及密切配合,才能确保消费者的饮食安全。

可见,餐饮业食品卫生质量控制涉及采购、验收、保管、烹调、服务、消毒等多个部门和人员,它要求餐饮业卫生管理员运用系统控制原理处理好企业人员、物资、设备、设施与各个部门的多重关系。

三、常见热加工方法使用的安全操作管理

初加工过程中食品原料通过清洗、浸泡、去皮等工艺处理后,仅仅能够去除食品表面部分生物性和化学性危害,食品中仍然残留细菌、病毒、寄生虫卵等生物性危害。同时,在原料切配、辅料添加、存放过程中,环境、加工器具及处理人员都会对食品带来再次污染。因此通过有效的热加工才能去除菜品中的生物性危害。不同的热加工方法对食品中的生物性危害的破坏效果不同,不合理的热加工方法使食品的生物性危害难以消灭,甚至可能使食品中产生新的化学性危害。因此,在烹调过程中应根据食品的种类、数量和性质,选择合理的热加工方法,从而确保菜品的安全。

四、烹饪(热加工)的安全控制

在菜点制作中采用适当的热加工工艺,如烧煮、煎炸、烘烤、熏蒸等方法,可以制作出美味适口的食品,提高菜点中营养素的吸收利用程度,还可以减少有害物质的产生。但是若加工方法不当,不仅不能消除或降低生物性危害,而且还会产生一些有毒有害化合物。不同的热加工方法对食品的风味、色泽以及食品安全的影响各不相同。

(一)蒸制

蒸是指将经过加工切配、调味盛装的原料放入蒸柜、蒸笼或蒸锅中,利用蒸汽加热使之成熟或软熟入味成菜的烹调方式,烹调时不宜翻动,可保持原料的营养素与原汁原味。根据蒸汽压力的不同,可分为低压蒸制、常压蒸制、高压蒸制。原料的性质、体积不同,蒸制时间的长短、火力的要求也不同。

水蒸气温度高、热容量大、穿透能力强,不但本身高温显热,还具有蒸汽冷凝为水时释放出的潜热。蒸制过程中微生物蛋白质受热变性凝固失去生理活性,蒸制所形成的高热量环境对某些化学性污染物如化学农药、亚硝酸盐具有降解作用。烹调时应根据食品的性质、体积、叠放密度来确定蒸制时间。

(二)烧煮

烧煮是将经过加工切配后的原料直接或熟处理后加入适量的汤汁或调味品,先用旺火加热至沸腾,再改用中火或小火加热至成熟并入味成菜的烹调方法。烧煮是一种以水为传热介质的烹调方法,包括烧、煮、焖、涮等。通过水的对流作用使物料表面受热均匀,并逐渐深入内部,其温度范围可从 30～50 ℃的中温水直至 100 ℃的沸水。

烧煮属于湿热灭菌,其杀菌效果较好,在有水的环境中细菌易吸收水分,蛋白质更易变性凝固,从而加速了微生物的灭活。烧煮对原料中的化学性毒物如农药、天然毒素有一定的降解作用。烹调时食品体积不宜过大,应根据食品的性质和体积确定烧煮时间和火力,以使食品烧熟煮透。

（三）煎炸

煎是指在锅内加入少量油,放入经过加工成泥、粒状或挂糊的片形等半成品,用小火加热至一面或两面酥黄内嫩的烹调方法。炸是将经过加工处理的原料放入大油量的热油锅中使之成熟的烹调方法。煎炸是比较传统的烹调方法,应用范围广,既能单独成菜又能配合其他烹调方法成菜。火力大小、油温调节、加热时间以及用油来源都能影响食品安全,餐饮业煎炸工艺中可采取的食品安全控制措施有以下几点。

（1）加强食用油脂的周转,减少高温加热油脂重复利用的次数,控制油温不超过 190 ℃。

（2）添加亚硝酸盐的食品,如火腿肠、烟熏制品等,不使用煎炸的烹调方法。

（3）煎炸过程中经常翻动食品,使其受热均匀,防止焦化。

（4）选用精炼油脂,有条件时选用新型煎炸工艺和设备。

（四）炒、爆、溜

炒是将加工成形、鲜嫩的原料,以油和金属为介质,用旺火在短时间内加热,调味成菜;爆是将处理后的原料直接焯水过油后放入高温锅中快速烹调成菜;溜是切配成形的原料经过油滑、油炸、蒸或煮等加热成熟,再用芡汁包裹或浇淋成菜。

炒、爆、溜的加热介质均为食用油,且都是急火快速烹调成菜,根据原料的体积大小,控制烹调的时间有助于杀灭生物性危害,烹调时油温不宜过高,以减少化学性有毒物质的产生。

某些菜品的半成品加工工艺中,可能采用过油的方法,这种方法通常会反复利用油脂,而且用油量大,若采用 200 ℃以上高温过油,油脂在反复加热时易产生有害化合物。因此,在半成品加工过程中过油时,应过滤用过的油脂,控制油温,把握投料数量和用油量,减少油脂反复使用的次数。

（五）烤制

烤制是利用柴、炭、煤、天然气等燃料或通过辐射产生的热能使食品直接受热成熟的一类烹调方法,产品具有独特的风味和色泽。

烤制是以气体作为传热介质,干热空气使细菌蛋白质变性和电解质浓缩而失去毒性。烤制分为暗炉烤和明炉烤两种方式,暗炉烤是以木炭、煤、电作为热源,原料置于封闭的烤炉内烘烤至熟,烤制表面温度较高,食品容易焦煳,产生化学性有毒物,但内部温度仍然有可能达不到杀灭致病菌所需要的温度,应尽量控制温度,不易过高;明火烤是将原料置于敞口的火炉或火盆烤制熟透,燃料在不完全燃烧时可以产生有毒、有害化合物,使食品受到杂环胺、多环芳烃化合物等多种化学物污染,有效的食品安全控制措施有以下几点。

（1）选用脂质含量较低的原料烤制。

（2）尽量在低温下长时间烤熟,烤制时使用文火,避免火焰与食品直接接触。

（3）尽量使用电热法、燃气炉法烤制,少用木炭、煤炉、火炉或火盆烤制。

（4）防止食品被烤焦,避免油脂滴落在热源上。

（5）采用新型无烟烤制设备或对烟雾进行过滤,以代替传统烤制方法。

（六）微波加热

利用微波炉烹调食品在餐饮业中也是一种常见的热烹调方法。微波加热原理是利用食品中的极性分子在高频电磁场的作用下充分摩擦和振荡产热,从而使食品温度增高的一种加热方式。

微波加热具有加热速度快、热量损失小、操作方便等特点,既可以缩短加热时间,使食品由内而外受热均匀,又能保证菜肴的营养价值,对食品安全的影响较小。微波加热过程中应根据食品的状态选择加热功率和加热时间,以确保食品熟透。

四、食品温度与时间的控制管理

（一）控制食品的温度与时间

热加工过程中要消除或减少食品中的生物性危害及化学性危害，必须要控制加热的温度和时间，时间和温度往往是一对同时出现的参数，单纯控制温度或时间都可能难以完全去除食品中的危害，加工过程中应注意兼顾食品温度和时间对食品质量和安全的影响。

❶ 食品温度的测量

（1）常用温度计：菜品从原料到成品，每个环节都有特定的温度要求，温度变化范围往往从冷冻的−18 ℃到油炸的270 ℃，烹调加工人员应掌握不同加工环节食品的温度。在传统的餐饮业食品生产过程中，经常看到油温七成热、沸水下锅、大火爆炒等烹饪工艺描述，但从未见到过准确的温度数据，烹调过程中往往凭个人经验和感官判断。这不仅造成了食品风味过分依赖个人经验，影响食品的色、香、味、形，还使食品的营养价值和食品安全难以控制。将食品保持在安全温度内是食品安全控制的有效措施，为防止食品处于不当的温度，必须要借助温度计准确地判断食品的温度。

表5-1所示为现代餐饮加工过程中常用温度计种类及其特点，可用于食品表面或者中心温度的测量。烹调过程中可根据食品的形状、体积、状态等特点选择适合的温度计。

表5-1　常用温度计种类及其特点

温度计类别	特点	使用注意事项
双金属型温度计	适用于食品加工车间、餐饮企业、酒店、超市、食品贮藏和运输每个环节食品中心温度的测定，使用范围广、成本低、操作简单，通常用于测量体积较大的食品。温度测定范围为−18～104 ℃，误差范围在3 ℃以内	测定温度时，双金属型温度计探头应插到食品内部至少5 cm的深度才能有效地测定食品温度。测定不同品种食品时要将探头进行清洗消毒，避免造成交叉污染
数字型温度计	适用场所同上。与双金属型温度计相比其价格高，但反应更快（每秒测量2次），测定范围更宽，为−50～230 ℃，测量精准度更高，误差范围在1 ℃以内。不限制被测食品的体积大小	感温部位在尖端，可直接准确测量食品的温度。测定不同品种食品时要将探头进行清洗消毒，避免造成交叉污染
红外线温度计	用于非接触式环境和食品表面温度的测量，适用于食品加工车间、餐饮企业、酒店、超市、食品贮藏和运输等，不能准确地测定金属表面和反射锡箔纸的温度	在测定时不接触食品，因此可测定不同食品，不会对食品造成交叉污染。从一个热的温度到一个冷的温度需要20 min的适应期，需要经常校准精准度
一次性温度贴标	在货物贮藏、运输过程中使用，能反映出被测物体的温度是否超标及超标的大致范围。根据小圆圈的颜色变化判断温度超标的时间，温度超标时小圆圈会慢慢变红	使用时将其贴在待测物体表面或者产品包装箱上，通常不会造成污染

餐饮服务企业不能使用水银温度计或玻璃型温度计,温度计应存放在清洁卫生的环境中。使用过程中应正确地清洁和消毒温度计,如测量了不同品种、不同类别的食品应对温度计进行清洗消毒,否则会造成食品之间交叉污染,清洗和消毒温度计时应擦去残留的食品;将温度计的探头部位浸泡在消毒液中至少 5 s,最后在空气中晾干。若仅测量食品原料或者烹调后保持在 60 ℃ 以上的食品,则每次测试之间应用棉球擦拭温度计的柄部。

(2)温度计校准:使用食品温度计前,应先阅读制造商的说明书,食品温度计须定期检查和校准,以确保读数准确可靠。通常仅有双金属型温度计可自行校准,其他类型温度计大多需要每年至少一次由温度计制造商或分销商校准。双金属型温度计的校准方法主要为沸点法和冰点法,即在沸水和冰水混合物中测试温度,测试三次,取平均值,至少每三个月自行检查一次食品温度计的准确度。

(3)食品温度测定的要求:

①烹饪过程中通常使用双金属型温度计和数字型温度计,禁止使用玻璃型温度计和水银温度计。双金属型温度计的尖端延伸到温度计杆部的凹陷处,测定时应将整个感应区置于食品的中心部位。数字型温度计感温部位在尖端,应将探针插入食品的中心或密度大的部位,避开骨骼、脂肪和软骨等。

②温度计应存放在清洁的环境,使用前应清洗消毒。

③测量时将探针插入食品中心最厚部分,测量时等候 15 s,不要让温度计的尖端接触食品容器的四周和底部。

④测量液体或半固体食品温度前应将食品搅拌均匀。

⑤测定预包装或冷藏食品表面温度时,需要把食品温度计的探头放进两包预先包装/冷藏食品的包装之间,让食品袋与其充分接触,并避免损坏预包装食品的包装。

⑥每次测定热和冷的食品后须等读数恢复到室温后再使用。

⑦测定不同品种食品时应对温度计进行清洗消毒。

⑧按照说明书定期对温度计进行检查和校准。

❷ **食品温度和时间的控制**　热加工过程中,食品温度和时间是控制菜品成熟度的主要因素,同时也是影响微生物生长的关键因素。对于烹调加工人员来说,控制食品温度和时间是防止致病菌和腐败菌生长最有效的途径。表 5-2 所示为加工过程中食品温度和时间的控制要求。

表 5-2　加工过程中食品温度和时间的控制要求

加工过程	食品安全温度和时间	对食品安全的影响
食品热加工	不同食品根据不同的加热方法需要不同的加热终点安全温度,通常要求食品中心温度达到 70 ℃ 以上,食品处于危险温度带(10～60 ℃)的时间不超过 4 h	正确的食品热加工方法能杀灭食品中的生物性危害;保持食品在危险温度带的时间不超过 4 h,能抑制有害微生物的生长
食品冷却	食品应在 2 h 内冷却至室温,并在 6 h 内从 60 ℃ 冷却到 10 ℃ 以下	正确的冷却方法可防止致病菌芽孢向繁殖细胞转变,防止细胞增殖
再加热	所有再加热食品在 2 h 内中心温度达到 70 ℃ 以上	正确的再加热方法能杀灭食品在贮藏过程中可能出现的有害微生物
热保藏食品	烧熟后 2 h 内食品温度保持在 60 ℃ 以上,其保质期为烧熟后 4 h	食品正确的保温能防止有害微生物的生长

续表

加工过程	食品安全温度和时间	对食品安全的影响
冷保藏食品	烧熟后 2 h 内食品温度保持在 10 ℃以下,其保质期为烧熟后 24 h,食用前应重新加热。重热时中心温度应达到 70 ℃以上,重热次数不超过一次	食品正确的冷藏能防止或有效地减缓有害微生物的生长繁殖

案例分析

案例导入

食用未煮熟的四季豆引发的食物中毒

2015 年初,珠海市食品药品监督管理局连续接到 4 宗报告,都是企业员工用餐后,出现恶心、呕吐、腹泻等肠胃不适症状,调查发现,患者均在公司食堂吃过四季豆。珠海市疾病预防控制中心对其中两家企业食堂四季豆留样及部分患者呕吐物进行了检测,判断这两宗事件均因食用未煮熟的四季豆引起。

（二）快速冷却食品的方法

❶ **食品冷却的要求**　熟食在冷却过程中会经历危险温度带,数量较多的食品和体积较大的食品通常需要较长的冷却时间,食品处于危险温度带的时间越长,越容易导致致病菌的生长。错误的冷却方式是常见食源性疾病的重要原因之一,因此食品应在最短的时间内通过危险温度带。按照《餐饮服务食品安全操作规范》的要求,食品在 10～60 ℃这个危险温度带内存放时间不应超过 4 h。

❷ **食品常见冷却方法**

(1)可使用冰水浴浸泡,当冰块体积大于水时,其冷却速度比全水效率高 70%。

(2)使用易传热的容器存放食品。铝制品传热最快,其次为不锈钢,禁止使用塑料容器。

(3)使用浅盘存放食品,高度在 8 cm 以下。豆类、米饭等食品或糊状食品容器的深度小于 5 cm。

(4)尽可能平铺食品,食品体积尽可能小。

(5)可采用搅拌的方式加速冷却,搅拌的器具应保持清洁卫生。

(6)对于浓缩食品,可采用直接加冰的方式加速降温。冷却时,禁止使用大风扇对着食品吹冷风,在吹动过程中可能会将操作间内的灰尘、污物吹到食品上,对食品造成污染。

五、面点饭食制作的安全操作管理

（一）面点饭食的工艺制作与安全控制

餐饮业除经营菜品外,中西式面点也是经营的主要内容。餐饮业中的面点包含非常广泛的内容,由于各民族饮食习惯各异,面点制品的种类非常丰富。具体来说,面点是以各种粮食(米、麦、杂粮及其粉料)、蔬菜、果品、鱼、肉等为主要原料,配以油、糖、蛋、乳等辅料和调味料,经过面团调制、馅料及面臊制作、成型、熟制等工艺制成的具有一定营养价值且色、香、味、形、质俱佳的各种主食、点心和小吃。归纳起来,各类面点制品的制作过程主要包括原料选择、加工制作、成品贮存等环节。

❶ **原料的食品安全控制**　制作面点的原料主要是大米、面粉、食用油、糖、蛋、肉类等,原料容易腐败变质,使用前应检查原料是否新鲜,是否霉变、长虫、酸败等,并对原料进行挑选,如发现感官性状异常不能使用。发黄的米面不能加工使用,自然陈化的米面不能使用,否则面点不宜加工成型,品质较差。原料食品安全的控制方法见项目二。

Note

尽量做到鲜品鲜用。未用完的原料应按照原料自身的要求进行存放,防止原料腐败变质。面点制品加工过程中使用最多的是鲜蛋,以鸡蛋为主,通常不使用水禽蛋,因为水禽蛋中可能含有沙门菌。大量使用蛋品时应对蛋壳进行消毒处理。

❷ 加工过程的食品安全控制

面点制品加工过程见图 5-1。

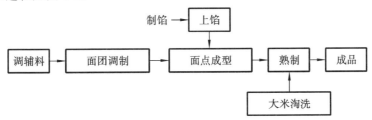

图 5-1 面点制品加工过程

❸ 操作要点

(1)面团发酵:面团发酵按照膨松剂的不同通常分为两类,一类是生物膨松剂发酵,即在面粉中加入适量的酵母(或老面),加水拌揉均匀后置于适宜的温度下发酵,通过酵母的发酵作用得到膨胀松软的面团。若是老面发酵,因老面中含有大量的乳酸菌和醋酸菌,发酵后应加碱,注意加碱量,防止面团过酸或过碱,影响成品营养、风味和色泽。另一类是化学膨松剂发酵,化学膨松剂分为单一膨松剂,如小苏打、碳酸氢铵;复合膨松剂,如由小苏打、酸性物质和填充剂构成的膨松剂,但要注意不能使用含铝膨松剂,以减少铝的残留和对人体的损害。不论采用哪种膨松剂发酵,原理都是在发酵过程中产生气体,促进面团体积膨胀形成海绵状结构,改善面团的加工性能而使面团具有延伸性,同时在发酵的过程中通过一系列的生物化学变化,积累足够的化学芳香物质,使得制品获得优良的风味和口感。

操作人员工作前应清洗双手,发酵过程中应保证一切盛具和工具的清洁卫生,防止微生物污染。发酵过程中如果有杂菌存在会影响发酵效果,使面团不充分膨松,面团无法成型。

(2)调辅料的使用:各类面点中使用的调辅料包括盐、糖、油脂、蛋、乳及各类食品添加剂。这些调辅料不仅能赋予面点制品良好的口感、风味和营养,还可以使制品色彩鲜艳。所用调辅料应新鲜卫生,所用食品添加剂如色素、甜味剂、酸味剂等必须满足《食品添加剂使用标准》,按照规定的种类、用量和使用范围使用,使用时应做到"专人、专用、专称量、专记录"。

(3)馅料制作:制馅包括馅心、面臊、果酱等的制作,馅料不仅决定了面点的风味,丰富了面点的品种,而且与面点成型、装饰美化都有重要的关系。制馅时应首先保证原料卫生,再拌和馅料。盛具与工具应注意清洁卫生,防止被微生物污染。制作馅料时馅料数量应按需准备,做到随用随做,未用完的馅料应放入冰箱加封冷藏,并在规定的期限内使用完毕。

(4)大米淘洗:加工前认真检查大米原料,确认大米没有腐败变质和感官性状异常,发霉、发黄和自然陈化的大米不能用于饭食的加工。淘洗能去除大米原料中的污物、泥沙、杂质,但大米不宜多次淘洗,因为大米中一些水溶性维生素和无机盐大都存在于米粒外层,淘洗时容易损失,同时脂肪、蛋白质、糖等也有不同程度的损失。淘洗时应使用凉水,不能用流动水和热水,尽量减少用水量和淘洗次数,以去除泥沙为度。

(5)熟制:熟制是将成型的面点生坯经过加热制成成品的工序。熟制方法主要包括蒸制、油炸、烤制、油煎。蒸制时注意食品体积不宜过大,应蒸熟蒸透;烤制时注意烤制温度和时间,温度过低即食品中心温度达不到 100 ℃,不利于杀死微生物,温度过高容易使食品表面焦化产生有害物质;油炸和油煎应控制油温和油炸时间,防止焦煳和过度褐变。

(6)装盘与装饰:装盘是指将加工成熟的面点成品放入容器中以备上桌的过程,装饰是指通过对器皿的选择搭配及修饰,更好地衬托出面点的形与色,装饰用的垫纸应为食用级,卫生安全指标应达到国家要求,装饰物和点缀物应清洗并保持清洁卫生。

❹ **成品贮存** 水分含量较高的含奶、蛋的点心应当在 10 ℃以下冷藏存放。蛋糕坯应在专用冰箱中贮存,存放温度控制在 10 ℃以下,裱花蛋糕贮存温度不能超过 20 ℃。注意成品和半成品应分开存放,防止交叉污染。

(二)面点点心的工艺卫生与安全控制

我国按有关规定对点心加工的卫生要求做了规定:①加工前应认真检查各种食品原辅料,发现有腐败变质或者其他感官性状异常的食品材料,不得进行加工。②需进行热加工的应按本规范第十四条要求进行操作。③未用完的点心馅料、半成品点心,应在冷柜内存放,并在规定存放期限内使用。④奶油类原料应低温存放。水分含量较高的含奶、蛋的点心应当在 10 ℃以下或 60 ℃以上的温度条件下贮存。

❶ **点心制作过程中的卫生** 点心制作程序:原、辅材料的处理→面团的调制→制品的成型→熟制加工→冷却及盛装(或包装)。各道工序中的卫生问题及其控制如下。

(1)点心用原、辅材料处理的卫生要求。面粉使用前必须过筛,并根据季节的不同而保持恒温,剔除杂物、硬块。豆油需熬炼,冷却后使用,猪油、奶油温热熔化后备用,不宜高温加热。砂糖的晶粒应加工粉碎,过筛后使用,防止高温烘焙时产生焦糊物。

(2)面团调制和制品成型的卫生要求。面团的调制、静置(或醒发)、成型区域应分开。搅拌不同的面团或面糊之间应洗手,且机器设备应清洗干净。使用各种机器设备、工具、容器及操作台时,应保证这些设备、工具的清洁卫生,防止设备的污渍直接污染制品。醒发箱应注意定期清洗、换水,保持清洁。

制作馅料的食品材料数量应根据生产需要量来准备。制馅所用的小麦粉应预先进行熟制加工,目的是使馅心熟透,不致夹生。炒馅的馅心应避免受热不均匀引起焦糊。使用加馅机后,应取下加馅口、料斗、加馅机头中残馅,并清洗干净。剩余料及残馅应单独存放,勿与新鲜料混放。

生产结束,应彻底清除机器设备中残余的面团、面粉等物料,以防发酵、霉变、腐败。刮除操作台、面案、模具上黏结的残面。

(3)点心熟制加工的卫生要求。熟制加工包括烘烤、油炸、蒸制、烙制、煮制、炒制等。熬糖浆一般采用铜锅,较理想的为蒸汽熬糖锅,避免砂糖结底焦化而影响品质以及产生有害物;油炸时最重要的是控制油温和油炸时间。炸油的使用过程中要及时清除锅底部的杂质,以免影响油的清洁度,造成产生异味,要定期更换炸油。

(4)冷却及盛装(或包装)的卫生要求。面点食品熟制后一般需经过一段时间的凉置和存放。需贮存的面点一定要凉透后方可包装,以防止霉变。要防止面点的吸潮变形或水分蒸发而干裂。

❷ **面条、饺子皮的工艺卫生** 面条根据所含水分的多少分为水面和挂面。挂面耐藏性好,而水面则容易变质。水面的贮存一般采用低温处理,保质期长短与起始菌落数有关。如制作后起始菌落数在 10 cfu/g 以下,4 ℃下能放置 3~4 天。添加丙二醇、有机酸、乙醇等可以延长其保质期。

丙二醇有保湿生面的作用,早先作为确保生面耐藏性的化学品使用,后来又作为防腐剂加以使用。FAO 和 WHO 规定每人一天内丙二醇允许摄入量(ADI)为 25 mg/kg。日本制定了丙二醇的使用标准,生面及其制品中丙二醇的含量小于 2%;饺子、烧卖、春卷及馄饨皮中丙二醇的含量小于 1.2%。

在生面中加入丙二醇,在冷藏条件下其保存效果获得提高。特别是在冷藏温度下保存效果较好,而在 25 ℃以上保存则效果较差。

在生面保存方面也可使用乙醇,但对耐热芽孢杆菌来说,加入乙醇是无效的,这些生面随着保存时间延长,残存菌逐渐生长繁殖,最终引起面条的变质。

为了确保生面、煮面的耐藏性,还必须对生面材料、工艺流程及保存过程中出现的微生物进行严格控制。

❸ 馒头、包子的工艺卫生

(1)发酵面团的卫生控制。

①发酵温度的控制。酵母在面团发酵过程中的最适温度为25～28 ℃。如果发酵的温度低于酵母作用的最适温度,就会造成面团发酵速度迟缓,延长生长周期。如果发酵的温度高于酵母作用的最适温度,虽然能缩短发酵时间,但是温度过高也有利于产酸菌的生长(乳酸菌的最适温度为37 ℃,醋酸菌的最适温度为35 ℃),容易使面团的酸度增高,造成制品的质量下降。

另外还需考虑到在面团发酵过程中,由于酵母菌的代谢作用而产生一定的热量,也会提高面团的温度,所以面团发酵时的温度不要超过30 ℃。

②酸度的控制。酸度是衡量发酵性面食制品质量优劣的一个重要指标,面团在发酵过程中生成的酸性物质有乳酸、醋酸、丁酸等,其中大约60%是乳酸,其次是醋酸。在面团发酵过程中,要防止乳酸菌和醋酸菌的污染,这些产酸菌主要存在于鲜酵母中,所以应保持酵母的纯度,及严格掌握面团的发酵温度,防止产酸菌的生长与繁殖。

为了调整酸味,发酵后的面团必须兑碱,应防止过酸或过碱。

③发酵菌种的控制。面团发酵菌种的来源有使用面肥和鲜酵母两种形式。面肥也叫老面,多由过去剩下的小部分发酵面团接种在面粉中揉和。由于这种面肥长期使用,已不是纯酵母菌,还存在大量杂菌,对发酵面团的卫生质量非常不利。

近年来多使用活性干酵母、压榨鲜酵母等生物膨松剂,这些酵母本身含有丰富的营养素,不含杂菌,发酵过程不产酸,发酵完成后也不必加碱中和。但是生物膨松剂若保存不当,同样会造成杂菌污染。许多微生物能够在鲜酵母上生长繁殖。例如,乳粉孢霉可使鲜酵母产生霉味,青霉属的一些菌种能在压榨鲜酵母上产生绿色的菌斑,这些都影响到发酵面团的卫生质量。另外,变质生物膨松剂中含有的谷胱甘肽是一种还原剂,能够破坏面筋蛋白质,使面团筋力减弱。因此,生物膨松剂应妥善保存,打开包装后应低温保存并尽快用完,防止杂菌污染。

④水质的控制。面团的发酵一般使用啤酒酵母,其合适pH为5～5.8,为弱酸性环境。若发酵用水为碱性,应加入适量的乳酸进行调节。

⑤面粉质量的控制。面粉中细菌总数一般为102～103 cfu/g,其中以芽孢菌为多,如巨大芽孢杆菌、黏膜芽孢杆菌等。面食制熟后,其中心常会残留少量细菌引起面食变质。另外,杂菌的存在也影响到面团的正常发酵过程。如面粉中野酵母的存在会限制生产用菌种的生长,降低其发酵能力。因此,制作面食应选用卫生质量好的面粉。发酵用具也应保持清洁。

(2)包子馅心的卫生控制。包子的馅心品种多样,受到污染的情况较为复杂,而原料大多未经杀菌处理。因此,馅心内易带有大量微生物。

制作馅心需使用各种果仁、果料。使用果仁时需去净杂质,有皮者应烘烤后去皮,防止制品烘烤时焦煳。果仁含油量高而且不饱和脂肪酸成分较多,容易酸败,应该妥善保存,对已经酸败的不能再用。禁止使用霉变的花生仁,因为它可产生致癌物黄曲霉毒素。糖渍果料、果酱、干果泥等果料含糖量高,属高渗透压食品,不适于多数微生物的生长繁殖,但一些耐糖细菌如明串珠菌属,耐渗透压的酵母菌及霉菌如鲁氏酵母、灰绿曲霉等,常能引起高糖食品的腐败,应妥善保管。

在馅心的保存过程中,微生物的生长使馅心的鲜度发生变化,在一定条件下引起馅心腐败变质。不同的馅心在20 ℃保存过程中细菌数的变化情况不同。

对于原始细菌数较高的馅心,其保存期也较短。在制作馅心时应认真对原料进行洗涤消毒,控制原始细菌数。菜馅中细菌生长速度快,18 h时已超过肉馅中的细菌数。这与菜馅中无灭菌效果较好的调味品,如生姜、黄酒等有关。

包子馅心的保存期与温度有关,在餐饮业面食加工时,往往将制成的馅心置于4 ℃条件下冷藏,营业时取出在 20～30 ℃条件下存放,在这种变温条件下的保存期应参照 20 ℃条件下的保存期。

(3)馒头、包子放置的卫生:包子蒸熟后立即食用是安全的。但现代餐饮连锁经营企业和食品工厂在生产包子后,往往要放置一段时间使其冷凉后包装及进行速冻加工。放置过程中细菌数会不断增加,部分细菌直接污染馅心,增加污染风险,因此应做好放置环境的卫生工作。过去少数企业以生包子速冻后进行流通,结果出现严重霉变,带来经济损失。速冻包子应确保冷冻保存,食用前应充分加热,以免李斯特菌生长引起食物中毒。

❹ 面包的工艺卫生

(1)面包烘焙过程中的微生物学变化及其控制。面坯中的微生物主要是酵母菌和部分产酸菌。当面坯入炉后,酵母就开始了比以往更加活跃的生命活动,继续发酵面坯并产生大量的气体使其膨胀。当面坯加热到 35 ℃左右时,酵母生命活动达到最高峰,大约到 40 ℃时,酵母的生命活动仍然活跃,当加热到 45 ℃时,其产气能力立即下降,到达 50 ℃以上时,酵母菌就开始死亡,60 ℃时数分钟后全部死亡。

面包中的产酸菌主要是乳酸菌。各种乳酸菌的最适温度不同,嗜温性的为 25 ℃左右,嗜热性的为 48～54 ℃。当开始烘烤面坯时,它们的生命活动随着温度的升高而加快,当超过最适温度到一定程度后,其生命活动就逐渐减弱,大约到 60 ℃时,乳酸菌全部死亡。面包中微生物生命活动的加强或减弱,随着烘烤温度变化而变化。因此,有人认为面坯到烘烤结束后,在面包瓤的中心部分还可能保留有个别活的微生物。

(2)面包烤制过程中丙烯酰胺的产生。有研究报道小麦面粉酵母发酵面包中天冬酰胺、果糖的含量及烤制条件等对丙烯酰胺形成的影响。烤制试验用面粉选择低浓度天冬酰胺和还原糖的面粉,以确定没有前体物加入,丙烯酰胺是在烤制中形成的。在未添加前体物,以标准粉作为原料的面包烘烤条件下,丙烯酰胺在干面包皮中的含量为 80 μg/kg(干面包皮重)。结果发现,发酵面包的面包皮中,添加天冬酰胺对丙烯酰胺的形成具有极其强烈的促进作用,丙烯酰胺含量最高可达到 6000 μg/kg(干面包皮),加入天冬酰胺的面团,在发酵制成的面包心中也分离出了丙烯酰胺,浓度也有增加。而果糖并不影响丙烯酰胺的含量,天冬酰胺与果糖的内部反应对丙烯酰胺的形成也无显著作用,这与油炸热处理马铃薯片中添加果糖会大量地增加丙烯酰胺的情形不同,表明酵母发酵型麦粉面团在烤制过程中会形成游离的糖,但通常游离的还原糖不是丙烯酰胺形成的限定性因素。

面包中超过 99% 的丙烯酰胺分布在面包皮中,而面包心的中心温度通常不超过 100 ℃。烤制的时间和温度都增加了面包皮中丙烯酰胺的浓度。在较低温度下烤制较短时间,面包中的丙烯酰胺含量较少,低于 20 μg/g(干面包皮重);而较高烤制温度下,面包制品中的丙烯酰胺含量较高,当在 290 ℃下烤制 20 min 时,丙烯酰胺达到最大值 1800 μg/kg(干面包皮)。烤制的温度、时间以及温度与时间的协同作用都对丙烯酰胺的形成有显著作用,以温度的影响最大。面包中丙烯酰胺含量的显著增加出现于 230 ℃烤制 18 min 时,而 200 ℃时则需烤制 32 min 才出现丙烯酰胺最大值。

面包色泽(由纯白色到深褐色)与面包皮中丙烯酰胺的含量之间有极显著的相关性。结果表明除天冬酰胺和还原糖外,其他氨基化合物也参与了面包皮褐色反应。

需要对面包烤制过程中丙烯酰胺的产生进行深入研究并制订有效的控制措施,不能片面追求面包的色泽。

(3)面包的放置卫生。刚出炉的面包瓤的温度很高,在 98 ℃左右。如果立即包装,热蒸汽不易散发,遇冷产生的冷凝水便吸附在面包的表面或包装纸上,给微生物的繁殖提供了条件,使面包容易发霉变质。

在冷却面包坯过程中,不论采取自然冷却还是吹风冷却,都要使面包的中心温度冷却至接近室温才可进行包装。

经过包装的面包,可以避免水分的大量损失,防止面包干硬,维持面包的新鲜程度。面包经包装后,既能维持面包的清洁卫生,减少微生物对面包的败坏,又能增加产品的美感。

（4）便餐面包的卫生控制。便餐面包是指将炸牛肉饼和沙拉等夹进橄榄形面包里食用的一类面点，也包括三明治面包及汉堡牛肉饼等。这类面包携带方便，价格适宜，无论在什么地方均可简便食用，深受人们喜爱。

便餐面包引起食物中毒的主要是葡萄球菌，来自从业人员的带菌及污染。便餐面包使用的肉菜等原材料适于细菌增殖。

加工过程中，往面包里夹菜用的勺子、刮刀、压勺等必须洗净消毒。销售期间，加工保存温度和时间往往成为细菌增殖的条件。面包从加工到售出之前间隔的时间比其他食品更长，所以应尽可能低温保存。夹心面包在 30 ℃条件下可保存 3 h，在 10 ℃下可以保存 15 h。

❺ 点心制品的卫生　我国颁布了糕点、面包的卫生标准，该标准适用于以面、糖、油、奶油及果仁、果料为原料，经焙烤、蒸、炸等加工制成的各种中式糕点和面包。

包装的基本作用是对食品起保护作用，使食品免受外界因素的影响，延长食品的保存期限，使食品销售更加安全、卫生、经济和美观，也便于消费者食用或烹饪。随着食品科学技术的不断发展，化工、生物工程、物理、机械、电子等多种学科的先进技术在食品包装中的运用越来越广泛。

（1）包装材料的卫生。《中华人民共和国食品卫生法》第十二条规定："食品容器、包装材料和食品用工具、设备必须符合卫生标准和卫生管理办法的规定。"

食品包装材料多种多样，从古老的植物叶片（如荷叶、箬叶）、竹、木、纸、布、陶瓷、玻璃发展到当今广泛使用的树脂制品、金属制品等。包装材料除了要满足对食品的耐冷冻、耐高温、耐油脂、防渗漏、抗酸碱、防潮、保香、保色、保味等性能外，特别要注意包装材料中的某些成分可以转移到食品中造成污染，因此必须确保包装食品的卫生与安全。

（2）面点的包装。

①面条的包装。干面条、挂面、通心面包装的目的首先是防潮、防霉，其次是防灰尘污染，可采用聚乙烯、聚丙烯和双向拉伸聚丙烯薄膜制作的包装袋。

②面包的包装。面包包装的要求主要是保持面包水分，防止老化和防止细菌、霉菌等微生物的侵染以及防尘。包装材料可用蜡纸、玻璃纸、塑料薄膜等。另外，面包产品松软而富有弹性，应避免受挤压而变形。收缩薄膜和泡罩包装面包都具有较大的发展潜力。

③其他糕点的包装。糕点含有较高脂肪和糖分，相对于面包来说不易陈化。其包装的目的主要是防止糕点的色、香、味以及形态发生变化。因此，糕点的包装应具有防潮、不透气和抗挤压的特性。通常用带透明窗的纸盒包装，有的采用高性能的复合材料包装。

六、面点米饭加工的卫生与安全控制

大米、玉米粉等谷类原料中，存在大量细菌芽孢和霉菌孢子，其中细菌芽孢存在的风险更大，特别是蜡样芽孢杆菌的芽孢，它能耐受大多数蒸煮过程而存活下来。孢子不能繁殖，但如果米饭、米粥慢慢地冷却，或在供应前保持温热（温度为 15～50 ℃）一段时间，芽孢就会发育生长形成繁殖体，并在这种温度下迅速繁殖，在繁殖的同时还产生大量的菌体外毒素，这些毒素耐热，米饭二次加热往往不能破坏这些已形成的毒素，米饭即成有毒食品，吃下后会引起食物中毒。

粮谷类制品在低温下长期存放期间，霉菌孢子可以缓慢地发育，在制品表面形成霉斑、霉点，引起食品霉变，丧失食用价值。

米饭在销售或二次加热前，应检验是否有轻度发黏、入口不爽或带有异味的现象。隔日的剩饭如倒入刚煮熟的米饭中混匀出售易引起中毒，因为这种处理不仅起不了杀灭细菌的作用，反而使污染的细菌大量繁殖产生毒素，造成食物中毒事故。米饭应现煮现售，米饭加工应准确估算，减少剩饭量。剩饭在食用前必须充分加热后再销售，加热到 100 ℃保持 20 min 以上。

米饭加工成锅巴，则应速冻加工，锅巴制作菜肴前先解冻并保持低温放置。因为常温下存放最

易生霉变质。

米饭加工成炒饭,则应使用当日制作的米饭。如隔夜制作,则一次淘米量不宜过多,煮热的米饭应通风散凉。避免在温热条件下长时间堆垛在一起。因为最后的炒制不足以破坏可能已经存在的细菌毒素。

米饭加工成快餐米饭与盒饭时,常将热的米饭和菜肴混合装盒,盒饭的温度在 3~4 h 内可由 55 ℃降至与外界气温大致相同的温度。盒饭中的细菌数随保存时间延长而增加,特别是在 2~4 h 后增加明显,细菌会急剧繁殖。因此,要避免盒饭在车辆内长时间放置。盒饭装好后必须在 2 h 内供应食用完毕。

如要保存盒饭,米饭和其他菜肴必须同时放凉后装盒。盒饭的保管要避免高温多湿,日常饭菜要在 10 ℃ 以下或 65 ℃ 以上条件下保存。如果将温热的米饭和菜肴混合装盒,用车辆运输较长时间,操作人员又不洗手及戴口罩操作,则将成为食物中毒隐患,风险加大。因而在加工盒饭时一定要在原料选择、烹调操作和装盒时,加强卫生管理,确保低温保存,尽量缩短制作到食用的时间。各种粥类饮品也应低温放置。食用前重新加热后应迅速销售食用。

七、裱花蛋糕制作的安全操作管理

我国将裱花蛋糕的加工列入专间管理,按有关规定对裱花操作的卫生要求做了规定:①专间内操作卫生应符合相应的要求;②蛋糕坯应在专用冰箱中贮存,贮存温度在 10 ℃ 以下;③裱浆和新鲜水果(经清洗消毒)应当天加工、当天使用;④植脂奶油裱花蛋糕贮存温度在 1~5 ℃,蛋白裱花蛋糕、奶油裱花蛋糕、人造奶油裱花蛋糕贮存温度不得超过 20 ℃。

(一)裱花蛋糕用奶油的卫生

经乳脂分离机处理,牛奶分离出稀奶油,其含脂率为 25%~45%,可供制黄油,也可直接食用,稀奶油加入 1/4 的白砂糖进行人工或机械搅打,成为搅奶油,其含脂率不低于 28%。

黄油系用稀奶油经杀菌、成熟、加盐(或不加盐)、压炼等工序制成。

近年来,为避免黄油中含量过高的饱和脂肪酸可能对人体健康带来潜在的危害,人造奶油应运而生。人造奶油以植物油(豆油、菜籽油等)为原料,经催化剂镍的作用,使其分子中的双键碳链氢化,熔点上升,乳化后即冷却制成。其特点是具有天然黄油特色。

(二)裱花蛋糕制作的卫生

各种添加剂应做好标签,无标签的不得使用。

鲜蛋应清洗、消毒。打蛋时要剔除变质蛋和蛋壳,防止磕入蛋液内。制清蛋糕面糊时,保证蛋液容器、搅拌桨、钵无油污,并掌握好温度、转速和时间的关系。

烘烤时应掌握炉温与烘烤时间的关系及炉内湿度。根据面点品种的不同,控制上火和底火大小、时间长短、湿度大小,以防止面点干裂、中心未熟、着色不均、焦煳现象发生。焦煳部位应予剔除。

(三)裱花蛋糕成品的卫生

我国制定了裱花蛋糕的卫生标准,适用于以面、糖、油、奶油为主要原料,经焙烤与冷加工制成的裱花蛋糕。

裱花蛋糕的卫生标准也适用于其他西式面点的卫生评价。

八、其他

(一)不同加热方法的食品安全问题

不同加热方法可能存在不同的食品安全问题,按照加热介质与烹调方法的不同进行分析,具体见表 5-3。

表 5-3　不同加热方法存在的食品安全问题

加热介质	烹调方法	食品安全问题	菜例
水	煮、焯水、焖烧、煨等	短时间加热不彻底，生物性危害不能消除，食品中天然有毒有害物质没有消除	水煮肉片、红烧肉
蒸汽	蒸	蒸制不彻底，不能消除生物性危害	粉蒸肉
油	过油（半成品加工）	用油量大，200 ℃以上高温过油，油脂反复加热易产生化学性有毒有害物质	半成品畜禽肉鱼虾加工
	炒、爆、熘	大锅炒制加热不彻底，不宜消除生物性危害	宫保鸡丁、干煸牛肉
	炸	重复用油或过高温度油炸导致产生化学性有毒物质，原料未熟透，导致生物性危害残留	油炸鸡腿、鱼香茄饼
	煎	原料受热不均匀，易出现焦煳，产生化学性有毒物质，原料未熟透，导致生物性危害残留	锅贴
空气	暗炉烤	烘烤温度过高产生化学性有毒物质，大块原料加热不彻底或表面焦煳，出现生物性和化学性有毒有害物质	北京烤鸭、面包
	明火烤	食品直接与明火或烟雾接触导致有害化合物的污染；食品原料接触火焰或油脂滴入火焰，产生有害物质	烤肉串、烤鱼

（二）不良工艺产生的有害化合物

❶ N-亚硝基化合物（NOC）　NOC 是一类致癌性很强的化合物，按其结构可分为 N-亚硝胺、N-亚硝基酰胺、N-亚硝基胍、N-亚硝基脲以及环状亚硝胺。N-亚硝胺和 N-亚硝基酰胺是被研究最多的一类 NOC。自然界中 NOC 并不多，但其前体物质亚硝酸盐和胺类物质却普遍存在。

（1）NOC 的来源：NOC 在动物体内、人体内、食品中以及环境中皆可由前体物质胺类、氮氧化物和其他含氮物质、亚硝酸盐、硝酸盐合成，这些前体物质在自然界中广泛存在。例如，亚硝酸盐广泛存在于土壤、水域以及多种植物蔬菜中，也可由硝酸菌将在腌腊肉制品时用作增色剂和防腐剂的硝酸盐还原而来。而胺类化合物是生物界蛋白质代谢的中间产物，常存在于加工贮存过程中的动物性食品中。当亚硝酸盐和胺相遇时，在一定条件下即可在腌腊制品、烟熏制品、发酵食品和人体内合成一定量的 NOC，直接或间接导致人体多种组织器官功能障碍或器质性病变。人类接触 NOC 可能通过三条途径：第一，食品、水及空气中由前体物质合成的 NOC；第二，分别摄入前体物质而在体内合成 NOC；第三，体内形成前体物质后在体内合成 NOC。

饮食中的硝酸盐和亚硝酸盐主要来自蔬菜、加工肉制品以及饮水。当农田中大量使用含有硝酸盐的化肥，土壤中铁元素、钼元素缺乏或阳光照射不足时，蔬菜中便会蓄积大量的硝酸盐。另外，鱼和肉含有丰富的胺类，腌制时佐料中含有的硝酸盐可被细菌还原为亚硝酸盐，有时人们还将硝酸盐或亚硝酸盐直接加入鱼、肉制品中作为发色剂及抑菌剂，在适合条件下，上述物质均可与胺类反应合成 NOC。此外，霉变食品中含有大量的 NOC。酒类中的亚硝胺近年来成为很受重视的问题，虽然在啤酒中检出的二甲基亚硝胺含量只达到几微克到几十微克，但由于啤酒的饮用量大，因此，应比肉制品更为重视。

（2）对人体的危害：NOC 的急性中毒发生在一次或多次摄入含过量 NOC 的食品时，主要表现在肝损伤及破坏血小板两个方面，可出现严重的全身中毒症状。慢性中毒以肝硬化为主，发生在长期喜食含 NOC 食品（腌肉、咸鱼、酸腌菜等）的患者，患者呈肝病面容，脸色发青，有一定程度腹腔积液，并常伴发腹痛、腹胀、便秘等，还有食欲减退、体重减轻、乏力、失眠健忘等症状。

NOC 可通过呼吸道吸入、消化道摄入、皮下肌内注射致癌，甚至皮肤接触亦可诱发肿瘤。在致癌方面，N-亚硝胺不是终致癌物，需要在体内活化代谢，而 N-亚硝基酰胺是终致癌物，无须在体内活化就有致癌作用。N-亚硝基酰胺类是直接致突变物，能引起细菌、真菌和哺乳动物细胞发生突变，而 N-亚硝胺需经哺乳动物混合功能氧化酶系统代谢活化后才有致突变性。

（3）预防措施：改进食品加工方法，控制硝酸盐或亚硝酸盐的摄入。利用烟液或烟发生器生产的锯屑冷烟取代燃烧木材的烟熏制品可减少亚硝胺的合成，在腌制肉类及鱼制品时，所使用的食盐、胡椒、辣椒粉等佐料，应分别包装，切勿混合而产生亚硝胺。同时，要严格按照国家标准的规定使用亚硝酸盐、硝酸盐及执行残留量标准。我国规定肉类制品及肉类罐头中硝酸钠 <0.5 g/kg、亚硝酸钠 <0.15 g/kg。残留量以亚硝酸钠计，不超过 0.05 g/kg。

富含蛋白质的易腐食品，如肉类、鱼类、贝壳类以及含硝酸盐较多的蔬菜尽量低温贮存以减少胺类及亚硝酸盐的形成。食品低温贮存，可减少硝酸盐还原为亚硝酸盐，尤其是蔬菜贮存在 $4\sim6$ ℃，就可控制亚硝酸盐的形成。

合理膳食，增加维生素 C 的摄入量。动物实验表明，维生素 C 可阻断体内亚硝胺的合成，降低体内亚硝胺的暴露水平，同时食用维生素 E、谷胱甘肽和脯氨酸等可发挥协同作用。应经常食用富含维生素 C 的蔬菜和水果，而少食用腌菜、酸菜。豆制品也能有效地抑制亚硝基化合物的形成，豆制品能降低亚硝酸盐的含量和抑制亚硝胺的合成。绿茶和混合茶对亚硝胺诱发大鼠肝癌有明显的预防作用。大蒜对于胃液中的细菌特别是对硝酸盐还原菌有杀菌作用，实验证明，常吃大蒜的人的胃液中亚硝酸盐含量明显低于少吃大蒜的人。

积极寻找并利用亚硝酸盐替代品，目前人们使用的亚硝酸盐替代品有两类：一类是替代亚硝酸盐的添加剂，这种替代物由发色剂、抗氧化剂、螯合剂和抑菌剂组合而成；另一类是阻断亚硝胺形成的添加剂，如维生素 C、山梨酸、鞣酸、没食子酸等。目前在腌肉制品中亚硝酸盐的使用量为 120 mg/kg。

暴晒粮食及饮水，使已形成的 NOC 光解破坏并减少细菌及霉菌类，以抑制 NOC 的合成作用。

烘烤啤酒麦芽和干燥豆类食品时尽量使用间接加热方式以减少亚硝胺形成。

合理有效地使用氮肥，避免化工污水灌溉农田。在土壤缺钼的地区，应施用适量钼肥，不施用过量的氮肥，尽可能在气候温暖、光照充足的地区种植以及在温暖的时候收获以有效降低蔬菜的亚硝酸盐含量，这样既可提高产量，又能减少硝酸盐在农作物中的富集。

加强食品卫生检查与监督，严格按照我国颁布的食品卫生法律法规办事。我国现已制定了海产品和肉制品中 NOC 的限量卫生标准。

❷ **多环芳烃化合物（PAHs）** 多环芳烃化合物（PAHs）是指两个或两个以上苯环以稠环形式相连的化合物，是有机化合物不完全燃烧和地球化学过程中产生的一类致癌物质，迄今已发现 200 多种 PAHs，以苯并（a）芘为典型代表。有相当部分 PAHs 具有致癌性，如苯并（a）芘、苯并（a）蒽等。PAHs 广泛分布于环境中，可以在生活中的许多角落发现，任何有机物加工、废弃、燃烧或使用的地方都有可能产生多环芳烃，例如炼油厂、炼焦厂、橡胶厂和火电厂等任何一家排放烟尘的工厂中，各种交通车辆排放的尾气中、煤气及其他取暖设施甚至居民的炊烟中等。美国对八个州大气成分的分析显示，工业区大气中的 PAHs 比农业区高 10 多倍，PAHs 污染物已成为环境污染物中极重要的

物质。

(1)来源:食品中的PAHs主要来源有食品在用煤、炭和植物燃料烘烤或熏制时直接受到污染;食品成分在高温烹调加工时发生热解或热聚反应所形成,这是食品中PAHs的主要来源;植物性食品可吸收土壤、水和大气中污染的PAHs;食品加工中受机油和食品包装材料等的污染,在柏油路上晒粮食使粮食受到污染;污染的水可使水产品受到污染;植物和微生物可合成微量PAHs。

(2)对人体的危害:PAHs的致癌性已被人们研究了200多年。早在1775年,英国医生波特就确认烟囱清洁工阴囊癌的高发病率与他们频繁接触烟灰(煤焦油)有关,然而直到1932年,最重要的PAHs——苯并(a)芘才从煤矿焦油和矿物油中被分离出来,并在实验动物中发现其有高度致癌性。PAHs的种类很多,其致癌活性各有差异。

苯并(a)芘是一种活性较强的致癌物,主要导致上皮组织产生肿瘤,如皮肤癌、肺癌、胃癌和消化道癌。随食品摄入人体内的苯并(a)芘大部分可被人体吸收,经过消化道吸收后,再经过血液很快遍布人体,人体乳腺和脂肪组织可蓄积苯并(a)芘。鉴于种种原因,FAO/WHO对食品中的PAHs允许含量未做出规定。据估计,成人每年从食品中摄取的PAHs总量为1~2 mg,如果累积摄入PAHs超过80 mg即可能诱发癌症,因此,建议每人每天的摄入总量不可超过10 μg。

(3)预防措施:

①改进食品加工方法。研制新型发烟器,能在更低的温度下产生烟雾以及用锯末代替木材作为燃料,并对烟进行过滤。这种发烟器所产生的烟雾及其熏制的食品,苯并(a)芘含量大大降低。同时必须注意不要使食品与燃烧物直接接触,在烘烤食品时掌握好炉温和时间,防止其烤焦和炭化。烘烤食品采用间接加热方式、远红外线照射以减少与防止苯并(a)芘污染食品。其次,研制无烟熏制法,将各类鱼和灌肠制品用熏制液进行加工,它们既不含PAHs又能防止食品腐败,并赋予食品以熏制所特有的色香味形。粮油作物收割后不准在柏油马路上翻晒,以免沥青污染。最后,食品加工机械的机械转动部位密封严密,以防止润滑油滴漏在食品中,采用植物油替代矿物油,以减少苯并(a)芘对食品的污染,采用无害无毒的涂料涂覆容器。

②综合治理三废。减少大气、土壤及水体中苯并(a)芘的污染,降低农作物中苯并(a)芘的含量。特别是苯并(a)芘在石油提炼、炭黑加工、炼焦及橡胶合成等行业的工业废水中含量较高,应采用吸附沉淀、氧化等方法处理后再排放。汽车安装消烟装置以减少对环境和食品的污染。

③去毒。经过试验证明,擦去产品表面的油烟可使产品中苯并(a)芘含量减少20%左右。动物性食品在熏烤过程中滴下的油不要食用,食品烤焦时刮去烤焦部分后再食用。食品中的苯并(a)芘经过紫外线照射和臭氧等氧化处理,可失去其致癌作用。食用油精炼过程加0.3%活性炭,可使食用油中苯并(a)芘含量减少90%左右。粮谷类在碾磨加工去除麦皮的同时可使苯并(a)芘含量降低40%~60%。

制定标准以限制食品中苯并(a)芘的允许含量。我国已制定的标准有熏制动物食品中的苯并(a)芘含量不高于5 μg/kg,食用油中的苯并(a)芘含量不高于10 μg/kg。

❸ 杂环胺　杂环胺是富含蛋白质的食品在烤、炸、煎过程中蛋白质、氨基酸的热解产物,甚至谷类食品经过过分焙烤(如烤面包、麦片等)也会产生,是一种致突变物。至今已从烹调的食品中分离鉴定了近20种杂环胺。杂环胺具有较强的致突变性,其致突变性是迄今用Ames实验检测到的最有突变活力的水平,大多数已被证明可导致实验动物多种器官肿瘤的生成。

(1)来源:食品中的杂环胺来源于蛋白质的热解,几乎所有经过高温烹调的肉类食品都具有致突变性,而不含蛋白质的食品的致突变性很低甚至没有。几乎每个人都无法避免每天从食品中摄入杂环胺,如何减少杂环胺的产生,避免杂环胺的摄入成了人们热切关心并迫切需要解决的问题。

温度是杂环胺形成的重要因素。杂环胺是在高温及长时间烹调加工畜禽肉、鱼肉等蛋白质含量丰富的食品的过程中产生的一类具有致突变、致癌作用的物质。当温度从200 ℃升至300 ℃时,杂环胺的生成量可增加5倍。杂环胺的前体物属水溶性物质,加热后,水溶性前体物向表面迁移并逐渐干燥,能产生大量杂环胺。

烹调时间对杂环胺的生成也有一定影响。在 200 ℃油炸温度时,杂环胺主要在前 5 min 形成,在 5~10 min 形成减慢,进一步延长烹调时间则杂环胺的生成量不再明显增加。但现在许多美味都是快炸而成,即便慢炸也很难达到 10 min 以上。

食品中的水分是杂环胺形成的抑制因素。因此,加热温度越高、时间越长、水分含量越少的食品,产生的杂环胺越多。而烧、烤、煎、炸等直接与火接触或与灼热的金属表面接触的烹调方法,由于水分很快丧失且温度较高,产生杂环胺的数量远远大于炖、焖、煨、煮及微波炉烹调等温度较低、水分较多的烹调方法。

食品成分含量不同,杂环胺的生成量也不同。在烹调温度、烹调时间和食品水分含量相同的情况下,营养成分不同的食品产生的杂环胺种类和数量也有很大差异。一般而言,蛋白质含量较高的食品产生的杂环胺较多,而蛋白质的氨基酸构成则直接影响所产生杂环胺的种类。肌酸或肌酐是杂环胺中 α-氨基-3-甲基咪唑部分的主要来源,所以含有肌肉组织的食品能产生大量杂环胺。

(2)对人体的危害:杂环胺的主要危害之一是具有致突变性。但杂环胺是间接致突变物,在细胞色素作用下代谢活化才具有致突变性,可诱导哺乳动物细胞的 DNA 损害。杂环胺致癌的主要靶器官为肝,其次是血管、肠道、前胃、乳腺、皮肤和口腔等。动物实验发现,杂环胺可导致实验动物出现心肌细胞坏死或伴有肌原纤维消失、肌节排列紊乱等症状。

(3)预防措施:

①增加蔬菜、水果的摄入量。膳食纤维有吸附杂环胺并降低其活性的作用。蔬菜、水果中的某些物质如酚类、黄酮类等活性成分有抑制杂环胺的致突变性和致癌性的作用。因此,增加蔬菜、水果的摄入量对于防止杂环胺的危害有积极作用。

②灭活处理。用次氯酸、过氧化物酶等进行处理可使杂环胺氧化失活,亚油酸可降低杂环胺的诱变性。

③加强监测。一方面要建立和完善杂环胺的检测方法,加强对食品中杂环胺的含量监测;同时,还需要进一步研究杂环胺的生成及其影响因素、体内代谢、毒性作用及其阈剂量等,尽快制定食品中杂环胺的允许限量标准。

❹ **丙烯酰胺** 丙烯酰胺是一种白色晶体化学物质,是生产聚丙烯酰胺的原料。聚丙烯酰胺主要用于水的净化处理、纸浆的加工及管道的内涂层等。淀粉类食品在高温(>120 ℃)烹调下容易产生丙烯酰胺。2002 年 4 月瑞典国家食品管理局和斯德哥尔摩大学研究人员报道称在一些油炸和烘烤的淀粉类食品,如炸薯条、炸薯片等中检出丙烯酰胺,而且含量超过饮水中允许最大限量的 500 倍。之后挪威、英国、瑞士和美国等国家也相继报道了类似结果。

(1)来源:丙烯酰胺主要在高碳水化合物、低蛋白质的植物性食品加热 120 ℃以上烹调过程中形成。140~180 ℃为生成的最佳温度,而在食品加工前检测不到丙烯酰胺;在加工温度较低,如水煮时,丙烯酰胺的水平相当低。水含量也是影响其形成的重要因素,特别是烘烤、油炸食品的最后阶段水分减少、表面温度升高后,其丙烯酰胺形成量更高;但咖啡除外,在焙烤后期反而下降。丙烯酰胺的主要前体物为游离天冬氨酸(土豆和谷类中的代表性氨基酸)与还原糖,二者发生反应生成丙烯酰胺。食品中形成的丙烯酰胺比较稳定;但咖啡除外,随着贮存时间延长,丙烯酰胺含量会降低。

(2)对人体的危害:丙烯酰胺属中等毒类,对眼睛和皮肤有一定的刺激作用,可通过皮肤黏膜、呼吸道和消化道等多种途径被人体吸收,几小时后有一半左右通过尿液排出体外,而剩余的则在体内蓄积,主要影响神经系统。长期低浓度接触可引起慢性中毒,出现头痛、头晕、疲劳、嗜睡、手指刺痛、麻木感,还可伴有两手掌发红、脱屑,手掌、足心多汗,进一步发展可出现四肢无力、肌肉疼痛以及小脑功能障碍等。早在 1994 年,国际癌症研究机构就将丙烯酰胺列为人类可能致癌源。动物实验证明,丙烯酰胺具有致突变作用,可引起哺乳动物体细胞和生殖细胞的基因突变和染色体异常,可致大鼠多种器官肿瘤,如乳腺、甲状腺、睾丸、肾上腺肿瘤等。

（3）预防措施：煎炸食品是我国居民主要的食品，为减少丙烯酰胺对健康的危害，我国应加强膳食中丙烯酰胺的监测与控制，开展我国人群丙烯酰胺的暴露评估，并研究减少加工食品中丙烯酰胺形成的可能方法。

尽量避免过度烹饪食品（如温度过高或加热时间太长），但应保证做熟，以确保杀灭食品中的微生物，避免发生食源性疾病。

提倡平衡膳食，减少油炸和高脂肪食品的摄入，多吃水果和蔬菜。

建议食品生产加工企业改进食品加工工艺和条件，研究减少食品中丙烯酰胺的可能途径，探讨优化我国工业生产、家庭食品制作中食品配料、加工烹饪条件，探索降低乃至可能消除食品中丙烯酰胺的方法。

（三）食用油的安全性

食用油按照来源分为动物油和植物油。在各类菜点加工中，食用油作为热菜加工方法中的主要传热介质，可以赋予食品更加丰富的口感、色泽和风味，同时增加了食品的营养价值。中国居民通过膳食摄入的脂肪中有一半来自食品本身所含有的脂肪，另外一半来自食用油。对于餐饮服务业而言，食用油的合理使用不仅影响着食品的加工工艺和成菜的感官质量，也影响着企业的生产成本和利润。在保证消费者健康的前提下，不仅要考虑提高食用油的利用率，还应该高度重视食用油的安全性。

❶ **食用油的加工方法**　常用油的加工方法有精炼法、压榨法和浸出法。

精炼法常用于动物油的加工。将动物组织在高温下熔炼，再经过压榨或过滤取油。该法可破坏脂肪酶和氧化酶，产品性质稳定，但应控制精炼的温度和时间。

压榨法多用于植物油加工，分为热榨和冷榨。热榨是将油料种子焙烤后再榨取，出油率较高，杂质含量较少，因为加热破坏了种子内的酶、抗营养因子和有毒物质。冷榨则是种子不需要加热直接榨出油脂，出油率低，杂质含量较多。

浸出法是利用有机溶剂将植物组织中的油脂分离出来，然后将有机溶剂去除，获得毛油。

压榨法和浸出法获得的油都必须通过碱炼、脱色、脱臭等化学精炼过程，去除油脂中的杂质，才能成为符合国家标准的食用油。只经过压榨和浸出的油叫作毛油，是从植物油料中分离出来的初级产品，主要由一些不具有除杂和精炼设备的作坊式榨油厂生产，通常以低价销售吸引消费者和餐馆购买。毛油中含有大量杂质、水分、磷脂等物质，过多杂质和水分会导致油脂颜色变深，加速酸败；磷脂的存在使油脂受热泛起大量泡沫，不利于食品的加工，缩短食用油脂的保质期。

未精炼的菜籽油含硫化物较高，对人体产生不良影响，如刺激黏膜导致甲状腺肿大、降低生长速度等，硫化物还具有刺激、辛辣气味，影响菜籽油的气味和滋味；霉变作物作为原料加工油脂，使得油脂中存在的霉菌毒素大大超标，如黄曲霉毒素，经过精炼的油脂可以大大降低黄曲霉毒素的含量；未精炼的棉籽油含有游离棉酚，会导致心、肝、肾等器官细胞受损、生殖系统的破坏，甚至急性中毒猝死，若精炼棉籽油就能去除游离棉酚。

❷ **食用油的来源**　食用油在餐饮业中作为大宗原料采购，使用量较大。但出于成本的压力，餐饮企业可能购买劣质油来增加所得利润，导致近年市场上反复出现"地沟油""潲水油"等事件。因此，食用油的加工和流通成为政府监管部门的监督重点，通过严厉打击"地沟油"生产加工作坊，加强流通环节的监管，从源头控制食用油质量安全。同时政府也要求餐饮企业提高食品质量安全认识，加强企业员工的培训，督促企业自律，公示食用油基本信息，以做好"地沟油"防范工作，购买正规企业生产的桶装油，不使用三无产品和过期产品，严格执行餐饮业食品原料采购索证制度。

❸ **油脂酸败**

（1）概念：油脂由于含有杂质或在不适宜条件下久藏而发生的一系列化学变化和感官性状恶化，称为油脂酸败。

（2）酸败原因：油脂酸败是油脂发生腐败变质，油脂酸败的原因有两个方面：一是油脂水解的过程，即由动植物组织的残渣和衍生物产生的酶引起的水解；二是油脂在空气、水、阳光等作用下发生的化学变化，包括水解过程和不饱和脂肪酸的自动氧化，由于食用油含水量小于 0.1%，衍生物繁殖困难，因此食用油发生酸败的主要原因是脂肪的自动氧化和油脂的含水量。动物脂肪比植物脂肪更容易酸败和腐败变质，这主要是动物脂肪含水量高的缘故，水不仅是脂肪发生水解反应的媒介，而且是衍生物生长的必需，衍生物的生长会产生大量的酶，可催化脂肪的分解，从而加速了脂肪的酸败。正常情况下，食用油含水量低，衍生物大量繁殖可大大加快油脂的酸败。

（3）酸败的卫生学意义：油脂酸败产生的醛、酮、过氧化物等有害物质使油脂带有不愉快的气味和味道，即所谓的哈喇味，严重影响油脂的感官性状。其次，食用油中的亚油酸和维生素 A、维生素 D 在油脂酸败过程中可因氧化遭到破坏，导致油脂营养价值降低。另外，油脂酸败产物对机体的酶系统如琥珀酸脱氢酶、细胞色素氧化酶等有明显破坏作用，影响体内正常代谢，危害人体健康。因油脂酸败而引发的食物中毒事件在国内外均有报道。

（4）防止油脂酸败的措施：完全避免油脂酸败是不可能的，只能采取一定的措施延缓酸败，具体措施有以下几点。

①控制水分。一般认为油脂含水量超过 0.2% 时，水解酸败作用会加强，所以在油脂的保管和调运中，要严格防止水分的浸入。

②去除杂质。非脂肪物质会加速油脂的酸败，一般认为油脂中非脂肪物质含量以不超过 0.2% 为宜。

③隔绝空气。空气中的氧气是引起油脂酸败变质的主要因素，因此应严格密封贮存。

④避光。日光中的紫外线有利于氧的活化和油脂中游离基的生成，加快油脂氧化酸败的速度，因此，油脂应尽量避光保存。

⑤降低温度。温度升高，则油脂酸败速度加快，温度每升高 10 ℃，酸败速度一般加快一倍，反之则延缓或中止酸败过程。

⑥抗氧化剂。贮存过程中还可适当添加抗氧化剂，我国常用的抗氧化剂有丁基羟基茴香醚、二丁基羟基甲苯、没食子酸丙酯等，其添加量应严格按照国家标准执行。也可使用天然抗氧化剂，如维生素 E。资料显示，在动物性油脂中添加 0.01%～0.03% 的维生素 E，可以使油脂的贮存期延长一倍；烹调过程中常用的丁香、花椒、茴香等香辛料一般都含有抗氧化成分，将它们与油脂一同熬制后可延长油脂的贮存期。

⑦其他措施。包装材料应避免使用铁皮或钢板，金属物质会加速油脂氧化酸败。

❹ 高温油脂 菜点加工过程中，食用油高温下反复加热的情况有两种：一种是油炸工艺，如炸鸡腿、炸制油饼，油温可以超过 200 ℃，炸制时油脂必须将食品淹没，用油量较大，油脂高温下反复使用；另一种情况是半成品的处理，如动物性原料滑炒、过油等操作，尽管加热温度适中，但仍然需要将油脂淹没原料，且一锅油需要处理多种原料，同样存在烹调用油的反复加热使用。

（1）高温油脂的危害：

①感官性状的变化。高温加热油脂可使油脂感官性状发生变化，如油脂颜色变深变黑、变黏稠等。

②营养价值降低。高温加热油脂可使油脂中必需脂肪酸和脂溶性维生素遭到破坏，油脂的消化吸收率降低，其营养价值也随之降低。

③产生有害气体。油脂高温加热时，甘油和脂肪酸经脱水生成丙烯醛、低分子碳氢化合物，这些物质有强烈刺激性臭味，随油烟一起挥发对人体带来危害。

④产生大分子聚合物。高温加热尤其是反复循环加热油脂，油脂中不饱和脂肪酸可发生聚合作用，即两个或两个以上的不饱和脂肪酸相互聚合，形成二聚体、三聚体等聚合物和多环芳烃化合物，其毒性较强，不仅可使动物生长停滞，肝肿大，生育功能和肝功能发生障碍，还可能有致癌作用，并且

阻碍其他食品中营养成分的吸收。

（2）防止高温油脂的措施：

①应选用发烟温度较高的油脂。精炼过的植物油发烟温度都较高，约为 230 ℃，以避免丙烯醛、低分子碳氢化合物对人体黏膜的强刺激作用。

②油炸、油煎温度不宜超过 190 ℃。油温越高，油脂氧化和热聚合的速度会越快，油温达到 200 ℃以上时，油脂的热聚合物、多环芳烃化合物和丙烯酰胺都会大量产生。而一般烹调温度下油脂几乎不产生聚合物，所以油温不宜超过 190 ℃。

③避免与空气过度接触。油脂与空气接触面积越大，氧化越剧烈。应尽量选择口小的深型炸锅，并加盖隔氧。油炸时避免过度搅拌，溅起油花，减少油脂和空气接触的机会。用后的油脂应及时倒入容器，在阴凉干燥处密闭存放。

④减少反复使用次数，随时添加新油，充分过滤。注意清除漂浮的食品碎屑和底部沉渣，以防止聚合物的大量生成。目前主要采用两种过滤方式：一种是使用煎炸油过滤机进行吸附过滤；另一种是使用滤油粉过滤。其中滤油粉过滤一直存在争议。不管哪种方法过滤都要注意当酸价和过氧化值超过国家标准时，必须要废弃油脂，不能再作为烹调用油。

⑤使用新型油炸设备。近年来已经投入使用的水油混合式油炸锅改变了过去将加热管设置在油炸锅底部的结构形式，采用中间加热式，即在油层的中间设置加热管，将油温分成两个区域，加热管上层的油区为高温区，下层为低温区，油炸锅下半部分是冷水，用于降低油温和排除油炸中的食品残渣。这种油炸设备避免了油炸残渣在高温中的反复加热。如果安装密封装置，隔绝空气，可以进一步延长油脂的使用时间。

❺ 反式脂肪酸　反式脂肪酸又称氢化脂肪酸，是正常的植物油加氢，其性质类似于饱和脂肪酸。专家指出，反式脂肪酸在日常的天然食品中含量很少，它主要产生于化学方法和特殊的工艺，是在对植物油进行氢化改性过程中产生的一种不饱和脂肪酸，这种加工可防止油脂变质，改变风味。

反式脂肪酸中至少含有一个反式构型双键的脂肪酸，即 C═C 结合的氢在两侧，而顺式结构的脂肪酸中 C═C 结合的氢在同侧。反式脂肪酸主要存在于奶油类、煎炸类、烘烤类和速溶类等食品中，如炸薯条、炸猪排、烤面包、西式奶油糕点及饼干等食品。反式脂肪酸像饱和脂肪酸一样，会增加血液中低密度脂蛋白胆固醇含量，同时还会减少可预防心脏病的高密度脂蛋白胆固醇含量，增加患冠心病的危险。反式脂肪酸导致心血管疾病发生的概率是饱和脂肪酸的 3～5 倍，反式脂肪酸还会增加人体血液的黏稠度，易导致血栓形成。此外，反式脂肪酸还会诱发肿瘤、哮喘、2 型糖尿病、过敏等疾病。反式脂肪酸对生长发育期的婴幼儿和成长中的青少年也有不良影响。

2010 年 11 月，中国卫生部正式对反式脂肪酸问题作出回应，卫生部已组织开展反式脂肪酸风险监测评估工作，在风险评估的基础上，将按照食品安全国家标准程序组织开展相关标准的制修订工作。卫生部于 2011 年 10 月 12 日发布了食品安全国家标准《预包装食品营养标签通则》，标准规定：食品配料含有或生产过程中使用了氢化和（或）部分氢化油脂时，在营养成分表中还应标示出反式脂肪（酸）的含量，每天摄入反式脂肪酸不应超过 2.2 g，摄入量应少于每日总能量的 1%，过多摄入有害人体健康，可使血液胆固醇增高，从而增加心血管疾病发生的风险。该国家标准已于 2013 年 1 月 1 日起正式施行。

（四）餐厨废弃物的处理

餐厨废弃物又称餐厨垃圾，俗称泔脚，是居民在生活消费过程中形成的生活废物，极易腐烂变质、散发恶臭、传播细菌和病毒。餐厨垃圾主要成分包括米和面粉类食品残余、蔬菜、动植物油、肉骨等，从化学组成上有淀粉、纤维素、蛋白质、脂类和无机盐。厨余的主要特点是有机物含量丰富、水分含量高、易腐烂，其性状和气味都会对环境卫生造成恶劣影响，且容易滋长病原微生物、霉菌毒素等有害物质。

餐厨垃圾主要来源为家庭、学校、食堂及餐饮企业等,其危害较多:①污染环境,因餐厨垃圾含有较高含量的有机物和水分,容易受到微生物的作用而发生腐烂变质现象,且废弃放置时间越久,腐败变质现象就越严重;②危害人体健康,餐厨垃圾中的肉类蛋白以及动物性的脂肪类物质,主要来自提供肉类食品的牲畜家禽,牲畜在直接吃食未经有效处理的餐厨垃圾后,容易发生"同类相食"的同源性污染,并造成人畜之间疫病的交叉传染,危害人体健康,并可能促进某些致命疾病的传播;③传播疾病,餐厨垃圾的露天存放会导致蚊蝇鼠虫的大量繁殖,是疾病流传的主要媒介;④非法回收制成地沟油,通过地下作坊将餐厨垃圾重新加工成地沟油,回流餐桌,对消费者的个人健康和利益造成损坏。

餐厨垃圾对环境和人群的危害已十分严重,是城市环境的重要污染源,对人们的正常生活与身体健康构成了威胁,这一问题已经引起了政府的高度重视和人们的广泛关注。为有效解决"地沟油"回流餐桌问题,切实保障食品安全和人民群众的身体健康,国务院办公厅于 2010 年下发《关于加强地沟油整治和餐厨废弃物管理的意见》,要求如下。

❶ 规范餐厨废弃物处置　各地要制定和完善餐厨废弃物管理办法,要求餐厨废弃物产生单位建立餐厨废弃物处置管理制度,将餐厨废弃物分类放置,做到日产日清;以集体食堂和大中型餐饮单位为重点,推行安装油水隔离池、油水分离器等设施;严禁乱倒乱堆餐厨废弃物,禁止将餐厨废弃物直接排入公共水域或倒入公共厕所和生活垃圾收集设施;禁止将餐厨废弃物交给未经相关部门许可或备案的餐厨废弃物收运、处置单位或个人处理。不得用未经无害化处理的餐厨废弃物喂养畜禽。

❷ 加强餐厨废弃物收运管理　餐厨废弃物收运单位应当具备相应资格并获得相关许可或备案。餐厨废弃物应当实行密闭化运输,运输设备和容器应当具有餐厨废弃物标识,整洁完好,运输中不得泄漏、洒落。

❸ 建立餐厨废弃物管理台账制度　餐厨废弃物产生、收运、处置单位要建立台账,详细记录餐厨废弃物的种类、数量、去向、用途等情况,定期向监管部门报告。各地要创造条件建立餐厨废弃物产生、收运、处置通用的信息平台,对餐厨废弃物管理各环节进行有效监控。

❹ 严肃查处有关违法违规行为　加大查处和收缴非法收运餐厨废弃物运输工具的力度,严厉打击非法收运餐厨废弃物的行为;对违法销售或处置餐厨废弃物的餐饮服务单位要依法予以处罚;对机关和企事业单位、学校、医院等内部集体食堂(餐厅)不按照规定处置餐厨废弃物的,除进行处罚外,还要追究食堂(餐厅)所属单位负责人的责任。

(五)要点提示

(1)热加工过程中,食品温度和时间是控制菜品成熟度的主要因素,同时也是影响微生物生长的关键因素。通常要求食品中心温度达到 70 ℃以上,食品处于危险温度带(10~60 ℃)的时间不超过 4 h。在不同存放温度下,食品的安全存放时间也各不相同。

(2)各类菜肴热加工工艺较多,在赋予食品不同的风味、色泽的同时,对食品安全影响是各不相同的:各类烹调方式中蒸制和烧煮的杀菌效果较好,且不会产生化学危害;煎炸和烤制工艺条件若选择不当,可能产生有毒有害化合物,给食品引入新的污染。加工人员在烹调过程中应根据原料的性质及特点选择适当热加工方法,控制热加工的时间和温度,在保证食品风味和烧熟煮透的前提下,减少食品中生物性和化学性危害。

(3)在采用腌制、烟熏、烤制和高温煎炸工艺加工食品时,注意使用有效的食品安全化合物,并注意多环芳烃、苯并(a)芘等有害化合物的影响。

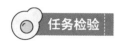 **任务检验**

❶ 简答题

(1)常用的热加工方法有哪些?分别对食品安全有哪些影响?

如何鉴别
"地沟油"

扫码看答案

Note

（2）热制菜点在冷却时为什么要采取快速冷却？哪些方法可以加速食品的冷却？

（3）烹调加工过程中怎样避免高温油脂带来的危害？

（4）N-亚硝基化合物产生的途径有哪些？怎样控制食品中 N-亚硝基化合物的含量？

（5）苯并(a)芘主要容易出现在哪些食品中？可采取哪些措施减少苯并(a)芘的污染？

❷ 实践题

王勇买了一支新的食品温度计，他为减少 N-亚硝基化合物的产生试用温度计，先到冷藏柜中测量生肉，测量结果是 2 ℃到 5 ℃之间，他对冷藏效果很满意，接着他跑到顾客自助餐柜测量炒鸡蛋的温度，结果是 65 ℃。王勇很满意他的测量结果，因为无论生食还是熟食都在危险温度带范围之外，能够有效确保食品存放的安全。请问，王勇的做法正确吗？为什么？

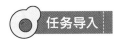

任务三　冷制菜肴的安全操作管理

任务目标

1. 明确冷食制作岗位的食品安全操作规范的具体要求。

2. 增强冷食制作岗位从业人员的食品安全意识，提高保障食品安全的能力。

扫码看课件

案例导入

2018 年 8 月，桂林举办了一场大型全国学术会议，来自北大、清华、浙大、中大等国内知名高校的师生赴会。会议晚宴上，约 500 人共同在桂林某酒店餐厅就餐。然而，晚宴过后，许多人开始出现腹泻、呕吐、发热等症状，共有 92 人入院治疗。万幸的是，经全力有效治疗，大部分患者病情好转，无危重及死亡病例。根据桂林市疾病预防控制中心的检验，这是一起由沙门菌感染引发的食源性疾病事件。经相关部门调查取证，事件"元凶"竟是一道凉菜——卤水拼盘！

沙门菌在自然界广泛存在，各种家禽、家畜在喂养、屠宰、运输、包装等加工处理过程中均有污染的机会。此外，肉类等也可在贮存、市场出售、厨房加工等过程中通过各种用具或直接互相污染。食品尤其是凉菜，如果处理不当，就很有可能发生沙门菌感染。

任务导入

凉菜是食品安全事件"高发区"

在人们的印象中，饭店烧热菜安全，那么凉菜也不会有问题。实际不然，凉菜比热菜的食品安全风险往往更高。

凉菜看似简单易制，其实对加工条件要求很高。由于它属于冷加工，食用之前不会再被加热，缺少灭菌环节，在制售中稍有贮存不当，就会被细菌污染，很容易引发食物中毒，特别是夏季，温度高、湿度大，如果制作、贮存不当，食品更容易变质，风险更高。此外，如果凉菜制作时没有遵循生熟分开原则，也很容易造成交叉污染。

事实上，因违规制作销售凉菜，造成食客腹泻、中毒等的案例非常多，相关处罚案例也很多，只是大家未注意罢了。并且，根据市场监管部门的抽查结果，凉菜类食品的合格率比较低，部分销售凉菜的餐厅卫生状况堪忧。

正因为其风险高,所以法规上对于制作凉菜有更高的要求。

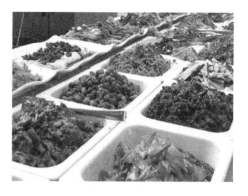

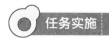 **任务实施**

冷食的广泛定义为不需要加热即可食用的或者已经加热但经过冷却且没有热度的食品。如餐饮企业中售卖的凉菜、冷荤、熟食、卤味等均属于冷食类。

因为冷食制作过程中不经过加热或加热后又经过冷却,容易造成微生物污染而引起食物中毒,所以冷食制作岗位的食品安全风险较高,食品安全操作规范要求更严格。加工前应认真检查待加工食品,发现有腐败变质或者其他感官性状异常的,不得进行加工。

一、冷制凉食的安全操作管理

(一)生食蔬菜类菜肴

生食蔬菜类菜肴主要是对部分蔬菜等植物性原料进行拌、腌制或蘸碟后食用,具有清香脆嫩、味道鲜美、色泽美观的特点,适用于黄瓜、莴笋、萝卜等原料。

① 果蔬凉拌菜

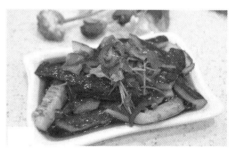

(1)原料初加工:冷制凉菜在选择原料时要求新鲜、无异味、无腐败变质。因其不经过加热处理,所以原料的卫生要求较高,这也是保证食品安全的重要环节。首先应使用流动的水充分清洗蔬菜上的泥土、污物,减少蔬菜表面的寄生虫、虫卵和细菌,降低蔬菜中的农药残留;然后要用果蔬消毒剂或净水进一步清洗消毒,注意消毒剂的浓度和作用时间。一般蔬菜用 3/4 漂白粉溶液浸泡 3 min,瓜果消毒时间可适当延长。还可以采用0.5%~1.0%盐酸溶液浸泡,可消除果蔬表面的砷、铅,有效率可达到89%~99%。稀盐酸溶液对果蔬组织没有影响,洗涤后残留溶液容易挥发,不需要做中和处理,用清水漂洗干净即可。

(2)切配:根据原料的性质和成菜要求,将原料切成不同的形状,如条、片、丝、丁等规格。使用的刀具、案板、容器等应清洗消毒,避免与其他用具混用,防止交叉污染。

(3)调味:生食蔬菜味型和调味方式较多,调味在装盘前后进行,方式有拌味后装盘、装盘后淋味和装盘后蘸味等方式。调味过程中应注意调味料的卫生,新鲜无霉变病虫害且在保质期内,不能随意添加人工合成色素、着色剂和香精,姜、葱、蒜等调味料应用净水洗净后使用。

部分调味料由于其独特的成分对菜品具有抑菌作用,同一种蔬菜不同味型和不同种蔬菜同一味型杀菌的效果是有区别的。

①同一种蔬菜不同味型的杀菌效果。生食蔬菜常见的味型有咸鲜味、糖醋味、酸辣味、麻辣味、蒜泥味、椒麻味等。相关资料显示,对萝卜等生食类菜肴,不同味型杀菌效果为糖醋味>酸辣味>麻辣味>咸鲜味。前两种调味料杀菌效果较高的原因是配方中含有食醋。麻辣味和咸鲜味主要依靠生姜和大蒜杀菌。由于生姜本身带有较多的泥土污物,初始细菌数较高,最好做烫洗处理,切成姜末的效果比姜丝好。

②同一味型不同种蔬菜的杀菌效果。由于原料质地、形状不同,食醋的渗透程度也不一样。叶菜类杀菌率高于果菜。而在食醋等调味料用量基本一致的情况下,杀菌率主要取决于原料的初始菌

数。常见蔬菜中,原料的初始菌数为萝卜＞莴笋＞黄瓜＞卷心菜,这与原料的种类、外部结构、初加工方法和质地等有关。

随着主要调味料中食醋浓度的增加,菜肴中的细菌数大大减少;此外,如果调味料中能够同时利用大蒜中植物杀菌素的作用,可使生食类菜肴不仅保持良好的风味和可接受性,同时显著降低食品安全风险。

❷ **沙拉** 沙拉类食品所用的原料中,生的蔬菜有莴笋、卷心菜、胡萝卜、黄瓜、洋葱等,另外有马铃薯泥、蛋类、通心粉、蛋黄酱。除了部分蔬菜进行过预煮处理外,在制作过程及以后都不能加热。沙拉类食品很难长期保存,也易造成致病菌污染和增殖。某次奥运会期间就曾2次发生大型的沙拉类菜肴食物中毒事件。

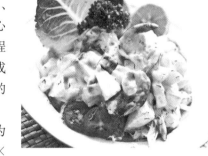

(1)沙拉用原料的细菌性污染:以制作蛋沙拉食品为例,水洗黄瓜细菌数 $3.6×10^4$ cfu/g,切成黄瓜片后 $1.5×10^4$ cfu/g;水洗卷心菜细菌数 $2.4×10^4$ cfu/g,切成的卷心菜切片 $1.0×10^5$ cfu/g;生通心粉、水洗胡萝卜与煮胡萝卜通心粉、蛋黄酱、生蛋与煮蛋切片中的细菌数均不超过 300 cfu/g。但蛋沙拉制成品中细菌数高达 $4.0×10^5$ cfu/g,大肠菌群也呈阳性。沙拉的酸性腐败是由乳酸菌引起的,它在沙拉中会迅速增殖。

(2)沙拉用原料细菌数的控制:洗净原料,可起到一定效果,一般可减少一个数量级的细菌数。卷心菜、洋葱外层皮细菌数多达 $10^3 \sim 10^4$ cfu/g,去除三层后其中心部位只有 $0 \sim 12$ cfu/g,因而选用中心部位制作也是控制细菌数的一种方法。用含乙醇 6.2%、乳酸 3.9%、磷酸 1.8% 的乙醇制剂洗涤 $20 \sim 30$ min,具有杀菌作用,特别是对大肠菌群的除菌效果较好。对黄瓜、卷心菜等进行预煮处理,即放进沸水中浸泡 1 min 后,立即做冷却处理,也能有效除菌。

对沙拉制作间的环境、器皿、人的手实施除菌和净化,在合理的设备布局,手工操作卫生规范的基础上,要加强菜肴制作过程的卫生管理,对沙拉类制品一定要低温保存,并设法迅速送餐厅消费。

(二)生食水产品

生食水产品是指食用前不经加温蒸煮就直接进食的水产食品,其由于风味独特,历来赢得不少人的青睐。我国苏、浙、闽、粤等沿海地区,有些生食水产品已作为当地传统风味食品,并已成为居民普遍食用的美味佳肴。生食水产品的种类繁多,不同地区生食水产品的种类有所不同,但归纳起来均以贝壳类和甲壳类水产品为主。常见的生食水产品有蚶类、蛤类、螺类、牡蛎、虾类、蟹类、海蜇等。

由于水体受到生活污水、工业废水的污染,水产品体内常带有肠道致病菌、寄生虫和重金属等,有些水产品自身还带有毒素。而加工过程中没有加热环节且毒素不易被破坏,沿海地区生食水产品引起的食物中毒事件及各类食源性疾病也时有发生,并出现日趋严重的后果。因此,应严格规范加工过程。

❶ **生鱼片**

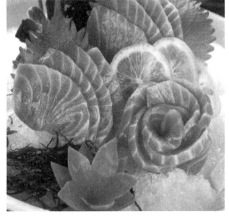

(1)原料采购验收:制作生鱼片的原料必须来源于不受污染的海域或生态环境较好的大江、大河或湖泊,应该有详细的感官性状要求。经营者应规定本企业使用的加工生鱼片的原料品种及来源,并要求供货商提供原料检验报告。检验报告内容必须包括寄生虫及虫卵、致病菌等,不符合原料性状要求或无检验报告的原料不能验收。接受后原料应选择合适的贮存条件并标识,一般进行低温(-4 ℃)或超低温(-20 ℃)冷冻,抑制或杀灭副溶血性弧菌和寄生虫。

生鱼片的起源

（2）清洗、切配及供餐：加工生鱼片的海鱼，一般选择大型鱼，但必须确保鱼的鲜度，鱼体表面用流动水清洗，除去头部和内脏，将血液和污物彻底冲洗干净，使用专用工具将鱼肉加工成所需的大小和形状，放入消毒的容器中。

需要腌制（如醉制）后食用的原料必须在经过消毒的容器中腌制，并确保在腌制完毕后至食用期间食品不被污染。不经过腌制的原料粗加工过程中通过安全操作方法把生食部分取出，放于消毒容器中，并在专间内切配，从原料中取出可食部分至供餐给消费者的间隔时间不超过 1 h。若原料是半成品状态并冷冻保存，使用时应彻底解冻。

加工生鱼片时，通常会使用芥末酱、醋蒜、胡椒等调味料作为蘸料，不仅起到提鲜增香的作用，还可起到一定的杀菌作用，其中芥末酱的杀菌效率最高。当 pH 小于 3.5 时，可抑制所有肠道致病菌的生长，加之大蒜素、姜辣素等植物杀菌素具有的杀菌作用，可使生食水产品的安全性提高。对于淡水鱼制作的生食水产品，由于淡水鱼与人类的生活环境密切联系，带有更多的寄生虫、致病菌和病毒，食用的安全风险更高。加工淡水鱼时，除了选择来自无污染的大江、大湖所产的草鱼、青鱼等，一般利用冷冻的方法控制各类生物性危害，调味时充分利用醋、酒、蒜等调味料的杀菌效果。加工后的生食水产品应放置在食用冰中保存并用保鲜膜分隔。

❷ 醉制水产类冷菜 所谓醉制是指用酒浸泡加工制成菜肴，主要品种有醉蟹、醉虾和醉螺等。由于各地加工醉制品配方不一，这些制品一般都有微生物残存，如处理不当，可能会引起食物中毒，应该加以严格控制。

（1）醉蟹：活河蟹一般带有一定数量的细菌，据测定，腿肌为 1.4×10^3 cfu/g，蟹黄为 3.4×10^3 cfu/g，蟹鳃为 6.4×10^4 cfu/g。一旦死亡，各部位的细菌数即可达到 $1 \times 10^5 \sim 9 \times 10^5$ cfu/g。

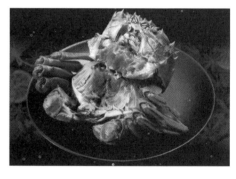

20 世纪 80 年代以来，特种水产养殖业迅速发展，由于投放蟹苗过于密集，水质卫生状况恶化，随之而来的河蟹源性疾病不断发生。特别是由气单胞菌引起的河蟹水肿病时常发生，使河蟹病原菌带菌率不断增多。这些致病菌一般适宜在 15～30 ℃温度下生长繁殖，对健康带来潜在危害。

研究河蟹醉制前后细菌数的变化，醉蟹的一种配方为河蟹 2500 g，米酒 1750 g，白酒 750 g，花椒 17.5 g，八角 17.5 g，炒盐 325 g。醉制至 1 周，醉蟹各部位均已达到完全杀菌的要求，表明在有食盐存在时，虽然乙醇浓度较低，但食盐与乙醇的联合作用可以控制醉蟹的卫生质量。以相似的方法加工醉蟹，结果在醉制 7 天、14 天也都无活菌检出。表明传统醉制工艺中的一些配方具有科学道理，应加以科学验证和挖掘整理。

（2）醉虾：以市售鲜活青虾加工醉虾，分析醉制过程中的细菌学变化。

用 10％白酒（乙醇含量 53％，体积分数），杀菌率较低（29.17％），加入由食盐等组成的卤汁后杀菌率有所提高（41.67％），白酒及卤汁量加倍后的杀菌效果达到 60％以上。醉制时间对杀菌效果也有影响，一般醉制 45～60 min。经细菌学鉴定表明，残存的优势菌为河弧菌，属食物中毒的病原菌。而厨房里的醉制由于操作时间较短，不能从根本上消灭致病菌，因而食用这类菜肴是有风险的。应研究改进工艺过程，以确保彻底无菌。

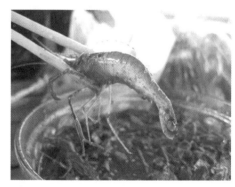

（3）醉螺：醉螺是以泥螺为原料醉制而成的。其肉质滑爽富有弹性，别具风味，是佐餐佳肴。泥

螺属小型海产品类,生活在沿海的浅滩,以硅藻及有机污泥为食。我国沿海均有出产,以东海最多。

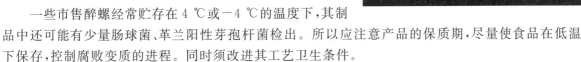

食用醉螺曾经引起人体的霍乱弧菌、不凝集弧菌的感染。1991年江苏南通城区甲型肝炎发病率突然上升,经调查发现吃泥螺组比不吃泥螺组发病人数高出3倍。对泥螺醉制前用40%食盐腌渍12 h,或放在3‰食盐水中放养吐泥3 h,再沥弃污泥,即可去除致病性弧菌。泥螺分泌的黏性物质有利于微生物增殖。而泥螺加工过程中的三曝处理(盐处理及去沙)可以减少细菌、病毒数量,进一步用酒醉制36h,即可灭活肝炎病毒和致病菌。

一些市售醉螺经常贮存在4 ℃或－4 ℃的温度下,其制品中还可能有少量肠球菌、革兰阳性芽孢杆菌检出。所以应注意产品的保质期,尽量使食品在低温下保存,控制腐败变质的进程。同时须改进其工艺卫生条件。

(三)现榨果蔬汁

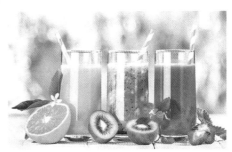

现榨果蔬汁以其营养丰富、口感良好、携带及食用方便,在水果加工品中占有较大的市场份额,尤其深受老人、女士和儿童的喜爱,在很多餐饮企业中制作并销售。现榨果蔬汁是指以新鲜水果、蔬菜为原料,现场制作的、供消费者直接饮用的非定型包装饮品。采用浓浆、浓缩汁、果蔬粉调配而成的饮料,不得称为现榨饮料。

现榨果蔬汁应在专门的操作场所内,由专人、专用工具设备加工制作;制作原料必须新鲜、无腐烂、无霉变、无虫蛀、无破损等;不得使用非食品原料和食品添加剂;用于制作现榨果蔬汁或食用冰的水应通过净水设施处理或煮沸冷却;果蔬原料应进行清洗消毒,在压榨前再次检查待加工的原辅料,若发现有感官性状异常的不得加工;接触食品的设备、用具每餐次使用前应消毒,用后洗净,并在专用保洁设施内存放;从业人员在工作前应更衣,对手部进行清洗消毒,戴口罩;现榨果蔬汁应存放于加盖的容器中,加工后到食用的间隔时间不超过2 h,若当餐没有用完,应妥善处理,不得重复利用。

(四)菜肴围边和雕刻

❶ 围边卫生　围边是在菜肴盘边用蔬菜、水果摆成有造型的别致图案,使菜肴增加美感。围边在餐饮业使用频率较高,宴席档次越高,使用越普遍。加工过程中若对手、刀、板消毒不严,则带菌率较高,所以应该消毒后再装盘。设计围边时最好不要与菜品及其汤汁直接接触。对切配成的围边用料如果暂时不用,应放置在凉开水、无菌水中,或放入含有保鲜剂的溶液中备用,而不用自来水浸泡,要避免

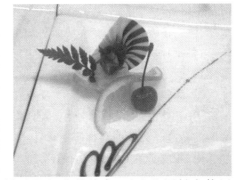

手与食品过多接触。鉴于许多围边原料是生料,可能由原料转移的细菌数偏高,对这些原料在使用前应该充分洗净及消毒,避免在菜肴装盘过程中与生食或熟食交叉污染。

❷ 雕刻卫生　雕刻食品一般不食用,而只作为一种食品艺术造型供人观赏。有些虽然是用食品雕刻而成,但带有习惯上不作为食品的部分,如果皮、果核等。有些用生南瓜、生马铃薯、生萝卜雕刻而成,仅供摆设。食品雕刻一般使用专用雕刻刀,由厨师自备及自行管理,常无杀菌消毒措施,若不注意雕刻过程中的卫生管理,则细菌性污染会随着雕刻时间的延长而不断增加。对于这类食品尚无参照的卫生标准。应开展对这类食品卫生的研究,确保菜肴既具有艺术性又符合食品卫生要求。雕刻工具应采用优质不锈钢材质,拼摆时防止使用钢丝、铝丝、铁丝等金属制品。立体图案的底座应

采用无毒的塑料制品。操作时切忌滥用化学色素,尽量使用原料的本色或符合食品卫生安全标准的食用色素。

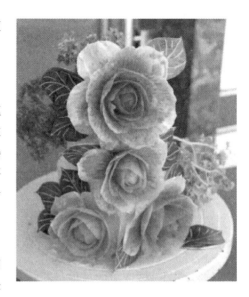

二、热制凉食的安全操作管理

热制凉食是原料经过烹调热加工后,迅速降至室温或冷藏后再切配装盘调味食用。此种加工方式常见于动物性原料如畜禽肉、鱼虾以及豆制品、根茎类等菜肴的制作。热制凉菜相对于冷制凉菜虽然增加了加热环节,但切配、存放、再加热等加工环节若不严格按照卫生要求操作,仍然会导致食品安全问题。

(一)加工过程的食品安全控制

热制凉食的种类很多,相对于冷制凉食增加了加热和冷却的环节,各种菜肴共同的特点为熟制后晾凉食用,但是采用的熟制方法、调味方法各不相同,因此有必要针对各类菜肴制作工艺特点分析加工过程,从工艺环节制订相应的食品安全控制措施。热加工方式包括焯水、水煮、卤制、炸收等。此外,糕点制作的冷加工工艺也属于此种加工方式。

❶ **焯水** 适用于蔬菜类原料,应选择新鲜细嫩、受热易熟透的原料,以段或自然形态为主。加工时水温高,水量大,短时间加热,焯水后放入清水中迅速冷却,凉透拌制成菜,调味味型多样。沸水投料,选择适当水料比和焯水时间,保证断生熟透,采用净水冲洗冲凉,餐前定量配置调味料,加盖存放。常见菜例有酸辣菠菜、蒜泥豇豆、凉拌粉丝等。

❷ **水煮** 适用于畜禽肉类及笋类、豆类原料,以片、条、丝、丁为主。动物性原料经焯水后水煮,根据原料和成菜需要掌握不同成熟度;熟后晾凉切配,调味后食用。大块原料加工时体积不宜过大,加工时保证烧熟煮透,中心温度达到 70 ℃以上;根据原料体积和菜肴质地确定加热时间,煮制后快速冷却(2 h内)至室温;餐前定量配制调味料,加盖存放。常见菜例有椒麻鸡片、凉拌蚕豆、蒜泥白肉等。

❸ **卤制** 适用于畜禽肉类及其内脏和豆制品、禽蛋等原料。将加工处理的原料放入调制好的卤汁中,以小火加热至熟透入味,卤汁可重复使用,每次使用前调配色、香、味。菜肴具有色泽自然或棕红、鲜香醇厚的特点。大块原料加工时体积不宜过大,加工时保证烧熟煮透,中心温度达到 70 ℃以上;根据原料体积和菜肴质地确定加热时间,原料脆制、卤制使用的食品添加剂严格按照国家标准添加,禁止超标超范围使用;卤制后快速冷却(2 h内)至室温。常见菜例有卤牛肉、卤鸡鸭、卤蛋等。

❹ **炸收** 适用于畜禽肉类及鱼虾类和豆制品。将加工处理的原料经水煮、过油后放入锅内,加入鲜汤、调味品加热使之收汁亮油,再将其晾凉,最后装盘成菜。菜肴具有色泽红亮、干香滋润、香鲜醇厚的特点。大块原料加工时体积不宜过大,加工时保证熟透,中心温度达到 70 ℃以上;保证食用油品质,根据原料体积和品种控制油温、火力和油炸时间,防止焦煳现象;严格按照国家标准添加食品添加剂,禁止滥用、超标、超范围使用;炸收后采用快速降温的方式,以防止生物性污染。常见菜例有糖醋排骨、五香熏鱼等。

(二)不同调味料及香辛料的杀菌作用

香辛料是指植物的种子、花蕾、叶茎、根块等,或其提取物,具有刺激性香味,能够矫正食品的异味,赋予其香气,有些还具有着色、抗氧化、杀菌防腐以及生理药理作用。香辛料被广泛应用于烹饪食品和食品工业中,主要起调香、调味、调色等作用。

为了抑制微生物的生长,提高食品的安全性,食品加工过程中可以加入香辛料作为天然的食品防腐剂以替代化学防腐剂。在餐饮业冷制菜肴质量控制方面,香辛料不仅具有调味着色功能,还具有一定的杀菌作用。

❶ **辣椒**　辣椒为一年或有限多年生草本植物。果实通常呈圆锥形或长圆形,未成熟时呈绿色,成熟后变成鲜红色、绿色或紫色,以红色最为常见。辣椒的果实中因果皮含有辣椒黄素而有辣味,能增进食欲。辣椒黄素是辣椒中辛辣味的主要来源,还具有强烈的抑菌、杀菌作用。

❷ **胡椒**　有黑胡椒和白胡椒两种,广泛用在调味过程中,白胡椒是成熟果实脱去果皮的种子,黑胡椒是未成熟而晒干的果实。将胡椒研磨成粉末,则成为胡椒粉。胡椒粉应干燥、无霉变、无杂质、具有香辣味。胡椒味辛辣芳香,性热,除可去腥增香外,还有除寒气、消积食的效用,胡椒中的挥发油一般称为胡椒油,胡椒的辛味成分主要是胡椒碱,具有一定的抑菌、防腐作用。

❸ **大蒜**　大蒜的蒜瓣中含有蒜氨酸,当大蒜细胞破裂时,在蒜酶的作用下,蒜氨酸分解出一种具有强烈杀菌作用的挥发性物质——大蒜素,大蒜中大蒜素含量为 $0.3\%\sim0.5\%$。大蒜素是一种植物杀菌素,杀菌能力强,是当前发现的天然植物杀菌素中抗菌作用最强的一种。实验发现,大蒜素的水溶液稀释到 10 万倍左右时仍然能够抵抗葡萄球菌、链球菌和痢疾杆菌等。

❹ **姜**　姜是开有黄绿色花并有刺激性香味的姜科植物的根茎。根茎鲜品或干品可以作为调味料。姜性辛辣,有散寒发汗的功效,也是日常烹饪常用佐料之一。姜与葱和蒜并称为"三大佐料"。姜的嫩芽或老芽中含有约 2% 的香精油,其主要成分为生姜醇、姜油酮和生姜酚,其中姜油酮和生姜酚是起到杀菌作用的主要成分。

❺ **洋葱**　按照表皮颜色可分为白皮、红皮、黄皮三种类型:白皮洋葱辣味淡,组织柔软,不耐保藏;黄皮洋葱辣味浓厚,组织致密,耐保藏;红皮洋葱组织致密,耐保藏但保藏时色泽变暗。目前市售黄色和红色洋葱较多。洋葱的香气及辛辣成分主要为硫醚类化合物、烯丙基二硫化合物、二丙基二硫化合物和二基二硫化合物,它们均具有一定的杀菌作用。

❻ **八角茴香**　八角茴香的香辛成分主要是茴香醚。当茴香醚使用量为 2 mg/mL 时,能抑制黄曲霉杂色曲霉与棕曲霉的生长与产毒。

❼ **花椒**　花椒的皮层含有 $3\%\sim5\%$ 的芳香油,辛味成分花椒素是一种酰胺类化合物,不仅具有麻辣味,还具有一定的抑菌防腐作用。

❽ **酒**　乙醇作用于细菌,是通过使蛋白质凝固、变性而显示杀菌作用的,但对细菌芽孢几乎无效。乙醇含量在 $50\%\sim90\%$ 范围内均具有杀菌作用,但无水乙醇的杀菌力较差。

影响乙醇杀菌作用的因素有乙醇含量、细菌种类及作用时间等。但乙醇易挥发,一旦挥发便失效,不会有持久的杀菌力。

❾ **食醋**　食醋通过醋酸起杀菌作用。当醋酸含量为 6%(pH 为 $2.3\sim2.5$)时,可以有效抑制腐败性细菌的生长。

烧煮食品加醋能缩短烹调灭菌时间,提高安全性。现在随着人们对健康的追求,调醋在某种程度上将会比调盐更加普遍,食醋还有抑制病毒的作用。

❿ **酱油和酱**　酱油和酱中的食盐(氯化钠)可抑制细菌的生长,$10\%\sim15\%$ 的食盐含量一般可抑制酱油、面酱中腐败性杆菌、伤寒杆菌、肉毒梭状芽孢杆菌的生长,同时可抑制蛔虫卵发育成有感染性的虫卵。甜面酱含食盐量低,是为了照顾品种的特点设计加工的,其杀菌作用较小或几乎没有。

在酱油和酱中,都加有各种食品添加剂,特别是防腐剂,它们对控制调味料自身卫生质量起着重要的作用。

我国上海等地 1988 年发生了生食毛蚶引起甲型肝炎暴发。毛蚶是生食的,食前蘸酱油调味,表明酱油不能将肝炎病毒灭活。生食品蘸酱油食用不是一种安全进食方法。

⓫ **食糖和蜂蜜**　食糖在烹调过程中,通过扩散作用进入制品内部,使入侵的微生物得不到足够的自由水,同时由于糖渍产生的渗透压很高,微生物发生脱水,严重抑制微生物的生长繁殖。

实验表明,6% 蜂蜜对带食糖水的黄瓜条只有微弱的杀菌作用,杀菌率为 10%,将蜂蜜量加大到

163

12%时,显示出较强的杀菌作用,杀菌率为 76%。再置 4 ℃冰箱冷藏 1 h(这也是蜜汁类菜肴制作过程中常用的一个工艺过程),细菌数降至最低值。由此可见,用蜂蜜杀菌必须要有一定的浓度,并最好结合其他抑(杀)菌方法联合使用。

复合香辛料或复合调味料存在特殊卫生要求,即在上市和投入食品之前必须进行卫生毒理学安全性评价,由卫健委指定机构出具试验数据,确认无毒无害方可使用。

必须指出,香辛料对冷菜的杀菌作用有限,有时仅仅依靠这样的作用还不能真正使菜肴符合卫生防病的要求,必须与其他措施综合使用。

冷制凉菜制作中完全没有加热环节,是容易导致细菌性食物中毒的高风险品种。这类菜肴制作过程中应从原料采购、清洗、加工、调味等环节入手,结合加工环境、操作规范、器具消毒等各方面实施食品安全控制措施。

热制凉菜包括加热和冷却的环节,熟制后晾凉食用为各种菜肴共同的特点,但是采用的熟制方法、调味方法各不相同,因此,要针对各类菜肴制作工艺特点,分析可能存在的食品安全危害,掌握加工过程中应采取的食品安全控制措施。

大蒜的功效
与作用

扫码看答案

任务检验

1 简答题

(1)生食蔬菜调味方式有哪些?

(2)中国最早吃生鱼片的记载出现于何时?

(3)加工生鱼片时,通常会使用哪些调味品作为蘸料? 为什么选择这些调味品?

(4)热制凉食热加工环节常见的热加工方式有哪些?

(5)冷制凉食的制作应从哪些各方面实施食品安全控制措施?

2 实践题

某餐厅的凉菜间,生产中存在如下现象:

(1)工作人员在凉菜间进行蔬果原料的整理和清洗;

(2)操作人员在同一个砧板上切黄瓜和卤牛肉;

(3)前一天煮熟的猪肉从冰箱取出切配后调味上菜。

请分析上述现象是否违反食品安全操作规范,可能导致什么后果。

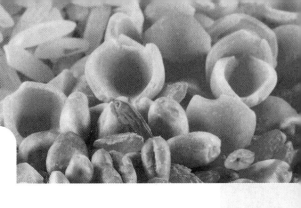

餐饮食品安全控制规范

扫码看课件

项目描述

　　食品生产企业的卫生管理关乎着食品生产中的安全,关乎着食品贮存期间的致病菌含量,如果生产中的食品菌落总数超标,直接将减少贮存时间,货架期时间变短,对企业来说会造成巨大的经济损失,对消费者来说有潜在中毒的危害。因此加强企业食品的安全非常重要。因近年来发生的食品安全事件,国家根据企业生产加工中可能出现的问题制定相关法律法规,对生产企业进行约束,要求企业遵照执行。主要包括食品质量安全市场准入制度、良好操作规范(GMP)、卫生标准操作程序、危害分析与关键控制点(HACCP)四个方面的内容。本项目要求大家能够熟知其概念及相关要求。

项目目标

　　1.了解食品质量安全市场准入制度的核心内容。
　　2.掌握食品 GMP 管理的四要素。
　　3.了解 SSOP 的基本内容。
　　4.了解 HACCP 实施的具体步骤,实施 HACCP 的优越性。

任务一　食品质量安全市场准入制度(QS)

任务目标

　　1.了解市场准入的标识编号。
　　2.掌握食品质量安全市场准入制度的核心内容。
　　3.掌握 QS 申请的流程,为企业申请 QS 做好准备。

任务导入

　　2004 年开始,食品质量安全市场准入制度开始施行,首先在米、面、油、酱油、醋 5 类食品中推行。自 2004 年 1 月 1 日起,5 类食品中凡未取得食品生产许可证,并且未加印(贴)"QS"标志的,不得出厂销售。2005 年下半年,又扩大到肉制品、乳制品、饮料、调味品(糖、味精)、方便面、饼干、罐头、冷冻饮品、速冻米面食品、膨化食品等 10 类食品。目前已对包括余下 13 类食品在内的所有食品实行食品质量安全市场准入制度。消费者在选购已经实施食品质量安全市场准入制度的食品时,应当选购已经加印(贴)"QS"标志的食品。

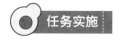任务实施

一、食品质量安全市场准入标志式样及编号

食品质量安全市场准入制度(又称 QS 制度)是为保证食品的质量安全,具备规定条件的生产者才允许进行生产经营活动、具备规定条件的食品才允许生产销售的监管制度,是一种政府行为,是一项行政许可制度。

食品生产许可证编号为英文字母 QS 加 12 位阿拉伯数字。编号前 4 位为受理机关编号,中间 4 位为产品类别编号,后 4 位为获证企业序号。

该标志主色调为蓝色,字母"Q"与"生产许可"四个中文字样为蓝色,字母"S"为白色。该标志的式样、尺寸及颜色都有具体的制作要求,使用时可根据需要按比例放大或缩小,但不得变形、变色。加贴(印)有"QS"标志的食品,即意味着该食品符合质量安全的基本要求。

"QS"标志

二、食品质量安全市场准入制度的核心内容

根据《食品生产加工企业质量安全监督管理实施细则(试行)》规定,我国 QS 制度内容可以归纳为 3 个方面。

(1)食品生产加工企业必须具备保证食品质量安全必备的生产条件,并按规定程序获取食品生产许可证后,方可组织生产。

对食品生产加工企业实行生产许可证管理。实行生产许可证管理是指对食品生产加工企业的环境条件、生产设备、加工工艺过程、原材料把关、执行产品标准、人员资质、储运条件、检测能力、质量管理制度和包装要求等条件进行审查,并对其产品进行抽样检验。对符合条件且产品全部项目检验合格的企业,颁发食品生产许可证,允许其从事食品生产加工。已获得出入境检验检疫机构颁发的出口食品厂卫生注册证的企业,其生产加工的食品在国内销售的,以及获得 HACCP 认证的企业,在申办食品生产许可证时可以简化或免于生产必备条件审查。

②食品生产加工企业必须对生产的产品进行出厂强制检验,未经检验或检验不合格的食品不准出厂销售。

对于食品出厂实行强制检验,具体要求有三个:一是那些取得食品生产许可证并经质量技术监督部门核准,具有产品出厂检验能力的企业,可以自行检验其出厂的食品。实行自行检验的企业,应当定期将样品送到指定的法定检验机构进行定期检验。二是已经取得食品生产许可证,但不具备产品出厂检验能力的企业,按照就近就便的原则,委托指定的法定检验机构进行食品出厂检验。三是承担食品检验工作的检验机构,必须具备法定资格和条件,经省级以上(含省级)质量技术监督部门审查核准,由国家质检总局统一公布承担食品检验工作的检验机构名录。

③食品生产加工企业对检验合格的食品加印(贴)市场准入标志——"QS"标志后,方可出厂销售。实施食品质量安全市场准入标志管理。生产的食品经出厂检验合格的,在出厂销售前,必须获得食品生产许可证。

食品生产许可制度是工业产品许可制度的一个组成部分,是为保证食品的质量安全,由国家主管食品生产领域质量监督工作的行政部门制定并实施的一项旨在控制食品生产加工企业生产条件

的制度。该制度规定:从事食品生产加工的公民、法人或其他组织,必须具备保证产品质量安全的基本生产条件,按规定程序获得食品生产许可证,方可从事食品的生产。没有取得食品生产许可证的企业不得生产食品,任何企业和个人不得销售无证食品。

三、QS 对食品企业管理提出的要求

❶ **食品生产加工企业环境条件的基本要求**　根据《加强食品质量安全监督管理工作实施意见》的有关规定,食品生产加工企业必须具备保证产品质量的环境条件,主要包括食品生产加工企业周围不得有有害气体、放射性物质和扩散性污染源,不得有昆虫大量滋生的潜在场所,生产车间、库房等各项设施应根据生产工艺卫生要求和原材料贮存等特点,制订相应的防鼠、蚊蝇及昆虫侵入、隐藏和滋生的有效措施,避免危及食品质量安全。

❷ **食品生产加工企业的生产设备条件的基本要求**　根据《加强食品质量安全监督管理工作实施意见》的有关规定,食品生产加工企业必须具备保证产品质量的生产设备、工艺装备和相关辅助设备,具有与保证产品质量相适应的原料处理、加工、贮存等厂房或场所。生产不同的产品,需要的生产设备不同,例如小麦粉生产企业应具备筛选清理设备、比重去石机、磁选设备、磨粉机、筛理设备、清粉机,及其他必要的辅助设备,设有原料和成品库房。对大米的生产加工则必须具备筛选清理设备、风选设备、磁选设备、砻谷机、碾米机等设备。虽然不同的产品需要的生产设备有所不同,但企业必须具备保证产品质量的生产设备、工艺装备等基本条件。

❸ **食品生产加工企业的加工及过程基本要求**　根据《加强食品质量安全监督管理工作实施意见》的有关规定,食品加工工艺流程设置应当科学、合理。生产加工过程应当严格、规范,采取必要的措施防止生食品与熟食品、原料与半成品和成品的交叉污染。加工工艺和生产过程是影响食品质量安全的重要环节,工艺流程控制不当会对食品质量安全造成重大影响。

❹ **食品生产加工企业使用原材料的基本要求**　根据《加强食品质量安全监督管理工作实施意见》的有关规定,食品生产加工企业必须具备保证产品质量的原料要求。虽然食品生产加工企业生产的食品有所不同,使用的原料、添加剂等有所不同,但均应当无毒、无害,符合相应的强制性国家标准、行业标准及有关规定。如制作食品用水必须符合国家规定的城乡生活饮用水卫生标准,使用的添加剂、洗涤剂、消毒剂必须符合国家有关法律、法规的规定和标准要求。食品生产加工企业不得使用过期、失效、变质、污秽不洁或者非食用的原料生产加工食品。如生产大米不得使用已经发霉变质的稻谷,严禁使用混有非食用植物的油料和油脂为原材料加工生产食用植物油。

❺ **食品生产加工企业采用产品标准基本要求**　根据《加强食品质量安全监督管理工作实施意见》的有关规定,食品生产加工企业必须按照合法有效的产品标准组织生产,不得无标生产。食品质量需要符合相应的强制性标准以及企业明示采用的标准和各项质量要求。需要特别指出的是,对于强制性国家标准,企业必须执行,企业采用的企业标准不允许低于强制性国家标准,且应在相关技术管理部门进行备案,否则,该企业标准无效。

❻ **食品生产加工企业人员的基本要求**　在食品生产加工企业中,因各类人员工作岗位不同,所负责任的不同,对其基本要求也有所不同。对于企业法定代表人和主要管理人员,要求其必须了解与食品质量安全相关的法律知识,明确应负的责任和义务;对于企业的生产技术人员,则要求其必须具有与食品生产相适应的专业技术知识;对于生产操作人员,上岗前应经过技术(技能)培训,并持证上岗;对于质量检验人员,应当参加培训、经考核合格取得规定的资格,能够胜任岗位工作的要求。从事食品生产加工的人员,特别是生产操作人员必须身体健康,无传染性疾病,保持良好的个人卫生。

❼ **食品生产加工企业的产品贮存和运输基本要求**　根据《加强食品质量安全监督管理工作实施意见》的有关规定,企业应采取必要措施以保证产品在其贮存、运输的过程中质量不发生劣变。食

品生产加工企业生产的成品必须存放在专用成品库房内。用于贮存、运输和装卸食品的容器包装、工具、设备必须无毒、无害,符合有关的卫生要求,保持清洁,防止食品污染。在运输时不得将成品与污染物同车运输。

⑧ 食品生产加工企业的检验能力基本要求 食品生产加工企业应当具有与所生产产品相适应的质量检验和计量检测手段。如生产调味品的企业应当具备酱油标准中规定的检验项目的检验能力。对于不具备出厂检验能力的企业,必须委托符合法定资格的检验机构进行产品出厂检验。企业的计量器具/检验和检测仪器属于强制检定范围的,必须经计量部门检定合格并在有效期内方可使用。

⑨ 食品生产加工企业的质量管理基本要求 食品生产加工企业应当建立健全产品质量管理制度,在质量管理制度中明确规定对质量有影响的部门、人员的质量职责和权限以及相互关系,规定检验部门、检验人员能独立行使的职权。在企业指定的产品质量管理制度中应有相应的考核办法,并严格实施。企业应实施从原材料进厂的进货验收到产品出厂的检验把关的全过程质量管理,严格实施岗位质量规范、质量责任以及相应的考核办法,不符合要求的原材料不准使用,不合格的产品严禁出厂,实行质量否决权。

⑩ 食品生产加工企业的产品包装基本要求 产品的包装是指在运输、贮存、销售等流通过程中,为保护产品,方便运输,促进销售,按一定技术方法而采用的容器、材料及辅助物包装的总称。不同的产品包装要求也不尽相同,例如食用植物油的包装容器,要求应采用无毒、耐油的材料制成。用于食品包装的材料如布袋、纸箱、玻璃容器、塑料制品等,必须清洁、无毒、无害,必须符合国家法律法规的规定,并符合相应的强制性标准要求。

⑪ 食品生产加工企业的产品标签基本要求 食品标签的内容必须真实,必须符合国家法律法规的规定,并符合相应产品(标签)标准的要求,标明产品名称、厂名、厂址、配料表、净含量、生产日期或保质期、产品标准代号和顺序号等。裸装食品在其出厂的大包装上使用的标签,也应当符合上述规定。出厂的食品必须在最小销售单元的食品包装上标注食品生产许可证编号,并加印(贴)"QS"标志。

四、"QS"标志申请流程

(1)到企业所在地的市(地)级质量技术监督部门或者到省级质量技术监督部门提出办理食品生产许可证的申请。

(2)填写食品生产许可证申请书,并提交工商营业执照、食品卫生许可证、企业代码证复印件各1份,企业厂区布局图和生产工艺流程图(标注有关键设备和参数)各1份,企业产品标准1份,企业质量管理文件1份。

(3)书面材料符合要求的发给食品生产许可证受理通知书;企业在发出申请材料后,省、市(地)级质量技术监督部门会在15个工作日内,组织审查组完成书面材料审核工作并通知企业。

(4)书面材料审查合格以后,企业将在70个工作日内接受有关质量技术监督部门对企业的生产必备条件、检验能力的现场审查和对企业生产食品的抽样检验。

(5)经审查符合发证条件之后,质量技术监督部门将在10个工作日内对审查报告进行审核,确认无误后由省级质量技术监督部门统一汇总符合发证条件企业的材料,并在15个工作日内将该企业名单及相关材料报国家质检总局。

(6)省级质量技术监督部门根据国家质检总局的批复,在15个工作日内将食品生产许可证发给该生产企业。

(7)企业取得食品生产许可证以后,在食品的最小销售单元包装上,标注食品生产许可证编号及"QS"标志。

（8）强制检验

①企业具备产品出厂检验能力的，由企业自行进行出厂检验。实施自行检验的企业，每隔6个月应当接受企业所在地质量技术监督部门指定的检验。

②企业不具备产品出厂检验能力的，应当按照就近的原则委托国家质检总局统一公布的、具有法定资格的检验机构进行食品出厂检验，并与检验机构签订委托检验合同。

（9）年度审查。取得食品生产许可证的企业，应当在证书有效期内。每满1年的前1个月内向所在地的市（地）级以上质量技术监督部门提出年审申请。

（10）期满换证审查。企业在食品生产许可证有效期满前6个月提出换证申请。

五、食品质量安全市场准入制度的意义

自2002年我国推行QS制度以来，我国食品质量有了很大程度的提高，食品企业结构得到了优化，在信息不对称情况下对消费者进行了保护。但随着社会的不断变化，QS制度在实施中存在的问题也在凸显，配套法律跟不上，监管方式死板，企业实施成本高和重视度不高等问题困扰着我们。同时，这也给我们提供了完善QS制度的方向，我们应该从加快法律法规建设、提高监管效率、降低企业成本、转换企业观念等方面入手不断地完善QS制度，使其更适应我国现阶段社会的发展。QS制度的完善并不能一蹴而就，相信经过努力，QS制度在食品质量安全保障方面会发挥更重要的作用。

任务检验

❶ 填空题

（1）食品生产许可证编号为英文字母QS加_____位阿拉伯数字，编号前_____位为受理机关编号，中间_____位为产品类别编号，后_____位为获证企业序号。

（2）强制检验是每隔_____个月应当接受企业所在地质量技术监督部门指定的检验。

❷ 简答题

简述生产企业如何制定生产管理制度，才能符合QS认证标准。

扫码看答案

任务二　良好操作规范（GMP）

任务目标

1.了解GMP的基本目标。

2.掌握食品GMP管理的四要素。

3.掌握食品GMP的主要内容。

任务导入

GMP，全称"GOOD MANUFACTURING PRACTICES"，中文含义是"生产质量管理规范"或"良好作业规范""优良制造标准"。GMP是一套适用于制药、食品等行业的强制性标准，要求企业从原料、人员、设施设备、生产过程、包装运输、质量控制等方面按国家有关法规达到卫生质量要求，形成一套可操作的作业规范帮助企业改善企业卫生环境，及时发现生产过程中存在的问题，加以改善。我国GMP于2010年10月19日经卫生部会议审议，自2011年3月1日起施行。GMP是在我国提

出的市场准入制度的基础上对食品企业的更高要求,是为了进一步优化食品安全问题所提出的,对食品生产的方方面面都有要求。

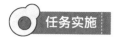 **任务实施**

食品良好操作规范(GMP)是为保障食品安全、质量而制定的贯穿食品生产全过程的一系列措施、方法和技术要求。GMP 是国际上普遍应用于食品生产过程的先进管理系统。

食品安全与卫生学要求食品生产加工企业应具备良好的生产设备、合理的生产过程、完善的质量管理和严格的检测系统,以确保终产品的质量符合有关标准。

一、食品 GMP 基本目标

制定良好操作规范(GMP)的意义在于将人为可能出现的差错控制在最低限度,防止对食品的污染,建立严格的质量保证体系,确保产品质量的安全性。通过对生产环境、设备设施、人员管理、原材料等多方面的管理,确立相关制度,保证生产安全顺利进行。

二、食品 GMP 管理要素(4M)

食品 GMP 的要素包括降低食品生产过程中人为的错误、防止食品在生产过程中遭到污染或品质劣变和建立健全的自主性品质保证体系三大要素。食品 GMP 的管理要素包括人员(man)、原料(material)、设备(machine)和方法(method)。人员是指要由适合的人来生产与管理,原料是指要选用良好的原材料,设备是指要采用合适的厂房和机器设备,而方法是指要采用适当的工艺来生产食品。其目的在于以下几点。

(1)降低食品生产过程中人为的错误,为将人为差错、混淆控制到最低限度,必须采取有效措施,例如,足够的仓库容量,与生产规模、品种、规格相适应的厂房面积,厂房布局合理、生产操作不互相妨碍,投料复核,状态标志,工艺查证,物料平衡,投产前清场复核等。

(2)防止食品在生产过程中遭到污染或品质劣变:为防止有毒、有害化学物质及微生物对食品造成污染,要求洁净区空气净化处理、生产管道内表面进行光滑处理;要求所用物料安全卫生,要求对消毒剂、杀虫剂进行管理;要求人员的清洁卫生等。

(3)建立健全的品质保证体系:为了保证质量管理体系的高效运行,对食品生产实行全过程质量监控和管理,要严格执行机构与人员素质的规定;进行物料供货商的评估、采购、物料储运、生产过程、成品储运、销售、售后服务、检验等生产全过程的品质管制;实行如培训、建立文件系统、定期对生产和质量进行全面检查等事前管理体制。

三、食品 GMP 的主要内容

GMP 是对食品生产过程中的各个环节、各个方面实行全面质量控制的具体技术要求和为保证产品质量必须采取的监控措施。目前各个国家及地区的 GMP 管理内容相差不多,主要包括硬件和软件。所谓硬件是指对食品企业提出的厂房、设备、卫生设施等方面的技术要求,而软件则指对可靠的生产工艺、规范的生产行为、完善的管理组织和严格的管理制度等的规定和措施。GMP 主要包括以下内容。

(1)厂房的设计与要求:科学合理的厂房设计对减少食品生产环境中微生物的进入、繁殖、传播,防止或降低产品和原料之间的交叉污染至关重要。对选址、总体布局、厂房设计、厂房布局,一般生产区、洁净区应根据相关国家标准的要求执行。

(2)对生产工具、设备和机器的要求:食品生产厂家在选择食品加工设备的时候,往往考虑下面的几个方面:是否能执行预期的任务、生产率的高低、可靠性、操作和维护的难易程度、与其他设备的吻合程度、能否保证操作者的安全以及设备的花费,而很少考虑设备的卫生设计特征,这是不完善的设计方案。劣质的设计和结构可能会导致产品容易被微生物感染。食品加工设备不能满足微生物学要求的主要现象有由于设备原材料的不适当而造成的清洗困难,一些零部件(如垫圈、密封管、阀门、泵等)的劣质设计,不恰当的边缘形状及不正确的焊接等而造成卫生死角等。与食品直接接触的容器及其他设备的材料都应该不与食品发生任何理化反应。机器、设备的布局应当合理,并要保证机器设备能协调地用于生产。此外应建立设备目录,记录机型、性能、购置年月、制造商与代理商、保养与保养周期、异常事故分析、零件制度管理等。

(3)加工过程:主要包括对生产工艺规程与岗位操作规程、工艺卫生与人员卫生、生产过程管理、卷标与标示管理等的要求。食品的加工、包装或贮存必须在卫生的条件下进行。加工过程中的原辅料必须符合食品标准,加工过程要严格控制,研究关键控制点,对关键工序的监控必须有记录(监控记录、纠正记录),制定检验项目、检验标准、抽样及其检验方法,防止出现交叉污染。食品包装材料不能造成对食品的污染,更不能混入产品中。加工产品应在适宜条件下贮存。

(4)对人员的要求:包括对有关人员学历、专业、能力的要求,人员培训、健康、个人卫生的要求。

(5)文件所有的 GMP 程序都应有文件档案,并且记录执行过程中的维持情况。文件应当反映公司在贯彻应用 GMP 进行质量管理过程中各个基本控制环节的分工责任情况。GMP 与卫生有关的文件包括卫生管理标准文件、生产制造标准文件以及质量管理标准文件等。与卫生有关的文件至少应包括在生产前或生产过程中,为了防止污染和掺杂而使用的所有核心程序;对监督人和 GMP 控制环节的负责人的确定;纠正偏离的记录。

(6)建筑和设备的清洗及消毒:对食品工厂来说,进行有效的维护和卫生保持是至关重要的。

在食品生产加工过程中,生产区应当保持卫生,与食品直接接触的设备和工具表面应经常清洗和进行常规检测。所进行的卫生工作主要有两个目的。

第一,去除食品残渣,因为食品的残渣能提供微生物生长的基本养料,还可能影响设备的正常功能。此外,通过清洗去除食品残渣时也能去掉大部分的微生物。

第二,通过消毒(或清洁)可以把微生物的数量降低到无法对食品形成污染的程度。符合卫生标准的设备,在使用前应当保护起来以免再次被污染。

根据设备和机器的特点,可以采用湿洗和干洗两种方式。若采用湿洗,要选择适用的清洗系统、选择合适的化学剂以及确定一种适当的清洗或循环程序,包括冲洗、擦洗、在清洁剂中浸泡、消毒、干燥等。而在加工干燥的食品和成分过程中使用的干洗适合于下列情形:一是设备不能用湿洗,二是水膜引起微生物的滋生或形成难以去除的沉淀物。在干洗过程中,清洗往往涉及机械作用(擦或刷),使用吸尘器,必要的时候使用 75% 乙醇消毒。食品工厂在建立清洗方案时应考虑以下方面:提供合适的监控和检验清洁消毒程序效果的方法;提供书面指导;对清洁或消毒方面效果的测试结果都应做记录等。

(7)成品的贮存与运输:成品储运时应防止阳光直射、雨淋、撞击,以防止食品的成分、质量及纯度等受到不良影响。仓库应经常整理、整顿,成品在仓库中应按制造日期、品名、型号及批号分别堆置,加以适当标记及防护。应有防鼠、防虫等设施,定期清扫。运输工具应符合卫生要求,要根据产品特点配备防雨、防尘、冷藏、保温等设备。运输作业应防止强烈振荡、撞击,轻拿轻放,防止损伤成品外形,并不得与有毒有害物品混装、混运。对于成品要有存量记录和出货记录,内容尽可能详细。

扫码看答案

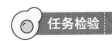　任务检验

① 填空题

(1)GMP 管理的四要素是＿＿＿＿＿＿、＿＿＿＿＿＿、＿＿＿＿＿＿、＿＿＿＿＿＿。

(2)GMP,全称_____,中文含义是_____。

❷ 简答题

食品 GMP 的主要目标和内容是什么?

任务三　卫生标准操作程序(SSOP)

任务目标

1. 了解 SSOP 的基本内容。
2. 掌握 SSOP 的概念。
3. 了解一个企业监督部门需要对企业生产过程中哪些方面进行监管。

任务导入

卫生标准操作程序(SSOP)实际上是 GMP 中最关键的基本卫生条件,也是在食品生产加工过程中实现 GMP 全面目标的卫生生产规范。美国在 1996 年提出在执行 GMP 和 HACCP 的同时,要求发展和执行 SSOP,即把执行 SSOP 作为改善其产品安全、执行 HACCP 的主要前提。SSOP 是 GMP 的补充,其将具体需要管控的方面细节化。

任务实施

一、SSOP 概述

卫生标准操作程序(sanitation standard operation procedure,SSOP),是食品生产加工企业为了使其所加工的食品符合卫生要求而制定的指导食品加工过程中如何具体实施清洗、消毒和卫生保持的作业指导文件,一般它以 SSOP 文件的形式出现。SSOP 文件所列出的程序应依据本企业生产的具体情况,对某人执行的任务提供足够详细的规范,并在实施过程中进行严格的检查和记录,实施不力时要及时纠正。

二、SSOP 的基本内容

SSOP 是由食品生产加工企业帮助完成在食品生产中维护 GMP 的全面目标而使用的过程。在某些情况下,SSOP 可以减少在 HACCP 计划中关键控制点的数量,使用 SSOP 减少危害控制而不是 HACCP 计划,不减少其重要性或更低的优先权。具体来说,SSOP 主要分成八个方面。

(1)与食品接触或者食品接触物表面接触的水(冰)的安全。

(2)与食品接触的表面(包括设备、手套、工作服)的清洁度。

(3)防止发生交叉污染。

(4)手的清洗与消毒,厕所设施的维护与卫生保持。

(5)防止食品被污染物污染。

(6)有毒化学物质的标记、贮存和使用。

(7)雇员的健康与卫生控制。

(8)虫害防治。

❶ 水和冰的安全性　生产用水(冰)的卫生质量是影响食品卫生的关键因素。对于任何食品的加工,首要的一点就是要保证水(冰)的安全。食品生产加工企业一个完整的 SSOP 计划,首先要考虑与食品接触或食品接触表面接触的水(冰)的来源与处理应符合有关规定,并考虑非生产用水及污水处理的交叉污染问题。

①食品加工者必须提供在适宜的温度下足够的饮用水(符合国家饮用水标准)。对于自备水井,通常要认可水井周围环境、深度、井口,排污必须远离水井。对贮水设备(水塔、储水池、蓄水罐)要定期进行清洗和消毒,无论是城市供水还是自备水源都必须有效地加以控制,有合格的证明后方可使用。

②对于公共供水系统必须提供供水网络图,并清楚标明出水口编号和管道区分标记。合理地设计供水、废水和污水管道,防止饮用水和污水的交叉污染及虹吸倒流造成的交叉污染。检查期间,水和下水道应追踪至交叉污染区和管道死水区域。

③在加工操作中易产生交叉污染的关键区域:水管龙头需要一个典型的真空中断器或其他阻止回流装置以避免阐述负压情况。如果水管中浸满水,而水管没有防止回流装置保护,脏水可能被吸入饮用水中。清洗/解冻/漂洗槽:水位不应进入低于水边缘之间两倍于进水管直径的空气间隙以防止回吸。

④要定期对肠菌群和其他影响水质的成分进行分析。企业至少每月 1 次进行微生物监测,每天对水的 pH 值和余氯进行监测,当地主管部门对水的全项目的监测每年 2 次。水的监测取样,每次必须包括总的出水口,一年内做完所有的出水口。取样方法:先进行消毒并防水 5 min。

⑤对于废水排放,要求地面有一定坡度易于排水,加工用水、台案或清洗消毒池的水不能直接流到地面,地沟要加箅子,水流向要从清洁区到非清洁区,与外界接口要防异味、防蚊蝇。

⑥当冰与食品或食品表面相接触时,它必须以一种卫生的方式生产和贮存。由于这种原因,制冰用水必须符合饮用水标准,制冰设备卫生、无毒、不生锈,贮存、运输和存放的容器卫生、无毒、不生锈。食品与不卫生的物品不能同存于冰中。冰必须防止由于人员在其上走动引起的污染,制冰机内部应检验以确保清洁并不存在交叉污染。

若发现加工用水存在问题,应停止使用,直到问题得以解决。水的监控、维护及其他问题处理都要保持记录。

❷ 食品接触表面的清洁

①保持食品接触表面清洁是为了防止污染食品。与食品接触表面有关的包括直接(加工设备、加工器具和台案、加工人员的手或者手套、工作服等)和间接(未经清洗消毒的冷库、卫生间的门把手、垃圾箱等)。

②食品接触表面在加工前和加工后都应彻底清洁,并在必要时消毒。加工设备和器具的清洗消毒:首先必须进行彻底清洗(除去微生物赖以生长的营养物质、确保消毒效果),再进行冲洗,然后消毒(82 ℃水,消毒剂如次氯酸钠 100～150 mg/L,物理方法如紫外线、臭氧等)。加工设备和器具的清洗消毒的频率:大型设备在每班加工结束之后,加工器具每 2～4 h,加工设备、器具(包括手)被污染之后应立即进行。

检验者需要判断是否达到了适度的清洁,为达到这一点,他们需要检查和监测难以清洗的区域和产品残渣可能出现的地方,如加工台面下或钻在桌子表面的排水口内等是产品残渣聚集、微生物繁殖的理想场所。

③设备的设计和安装应易于清洁,这对卫生极为重要。设计和安装应无粗糙焊缝、破裂和凹陷,表里如一,以便于清洁和消毒化合物。在不同表面接触处应过渡平滑。另一个相关问题是虽然设备设计得好,但已超过它的有效使用期并已刮擦或坑洼不平以至于它不能被充分地清洁,那么这台设备应修理或替换掉。

设备必须用适于食品表面接触的材料制作,要耐腐蚀、光滑、易清洗、不生锈。多孔和难以清洁的木头等材料,不应被用作食品接触表面。食品接触表面是食品可与之接触的任意表面。若食品与墙壁相接触,那么这堵墙是一个食品接触表面,需要一同设计、满足维护和清洁要求。

其他的食品接触表面还包括那些人员的手接触后不再经清洁和消毒而直接接触食品的表面,例如不能充分清洗和消毒的冷库、卫生间的门把手、垃圾箱和原材料包装。

④手套和工作服也是食品接触表面,手套比手更容易清洗和消毒,如使用手套的话,每一个食品加工厂应提供适当的清洁和消毒的程序。不得使用线手套,手套须不易破损。工作服应集中清洗和消毒,应有专用的洗衣房,洗衣设备、能力要与实际相适应,不同区域的工作服要分开,并每天清洗消毒(工作服是用来保护产品的,不是保护加工人员的)。不使用时它们必须贮存于不被污染的地方。

⑤工作器具清洗消毒的几点注意事项:固定的场所或区域;推荐使用热水、注意蒸汽排放和冷凝水;要用流动的水;注意排水问题;注意科学程序,防止清洗剂、消毒剂的残留。

在检查发现问题时应采取适当的方法及时纠正,如再清洁、再消毒、检查消毒剂浓度、培训员工等。记录包括检查食品接触表面状况,消毒剂浓度,表面微生物检验结果等。记录的目的是提供证据,证实工厂消毒计划充分,并已执行,发现问题能及时纠正。

❸ 食品之间的交叉污染的防止　交叉污染是通过生的食品、食品加工者或食品加工环境把生物或化学污染物转移到食品的过程。此方面涉及预防污染的人员要求、原材料和熟食产品的隔离和工厂预防污染的设计。

①人员要求。适宜手清洗和手消毒能防止污染。手清洗和手消毒的目的是去除有机物和暂存细菌,所以能有效地减少和消除细菌。但如果人员戴着珠宝或涂抹手指,佩戴管形、线形饰物或缠绷带,手的清洗和消毒将不可能有效。有机物藏于皮肤和珠宝或线带之间是微生物迅速生长的理想部位,当然也会成为污染源。

个人物品也能导致污染并需要远离生产区存放。它们能从加工厂外引入污物和细菌,存放设施不必是精心制作的小室,它甚至可以是一些小柜子,只要远离生产区。

在加工区内吃、喝或吸烟等行为不应发生,这是基本的食品卫生要求。在几乎所有情况下,手经常会靠近鼻子,50%的人鼻孔内有金黄色葡萄球菌。皮肤污染也是一个非常重要的问题。未经消毒的胳膊或者其他裸露皮肤表面不应与食品或者食品接触表面相接触。

②隔离是防止交叉污染的一种合理设计布局。一般在建造前应本着减少问题的原则反复查看加工厂草图,提前与有关部门取得联系,这一问题通常在生产线增加产量和新设备安装时发生。

食品原材料和成品必须在生产和贮存过程中分离以防止交叉污染。可能发生交叉污染的例子是生、熟品相接触,或用于贮存原料的冷库同样贮存即食食品。原料和成品必须分开,原料冷库和熟食品冷库分开是解决这种交叉污染问题的最好办法。产品贮存区域应每日检查。另外注意人流、物流、水流和气流的走向,要从高清洁区到低清洁区,要求人走门、物走传递口。

③人员操作。人员操作也能导致产品污染。当工作人员处理非食品的表面,然后又未经清洗和消毒即处理食品时易发生污染。

食品加工的表面必须维持清洁和卫生。这包括保证食品接触表面不受一些行为的污染,如把接触过地面的货箱或原材料包装袋放置到干净的台面上,或因来自地面或其他区域的水、油溅到食品加工的表面而污染。

若发生交叉污染要及时采取措施防止再发生;必要时停产直到改进,如有必要,要评估产品的安全性;记录采取的纠正措施。记录一般包括每日卫生监控记录、消毒控制记录、纠正措施记录。

❹ 手清洗、消毒和卫生间设施的维护　手清洗和消毒的目的是防止交叉污染。一般的清洗方法和步骤为清水洗手,擦洗手液,用水冲净洗手液,将手放入消毒液中进行消毒,用清水冲洗,干手。

手的清洗和消毒台需设在方便处,且应有足够的数量。流动消毒车也是不错的一种方式,但它们与产品不能离得太近,不应构成产品污染的风险。需要配备冷热混合水、皂液和干手器,或其他适宜的设备如热空气干手设备。

　　手的清洗台的建造需防止再污染,水龙头以膝动式、电力自动式或脚踏式较为理想。清洗台检查时应该测试它是否能良好工作。清洗和消毒频率一般为每次进入车间时,加工期间每 30~60 min 清洁 1 次;当手接触了污染物、废弃物后也要再次清洗。

　　卫生间需要进入方便、卫生和良好维护,具有自动关闭、不能开向加工区的门。这关系到空中或漂浮的病原体和寄生虫进入加工区域。检查应包括工厂的每个卫生间的冲洗。如果便桶周围不密封,人员可能在鞋上沾上粪便污物并带进加工区域。

　　卫生间的设施要求:位置要与车间相连接,门不能直接朝向车间,通风良好,地面干燥,整体清洁;数量要与加工人员相适应;使用蹲坑厕所或不易被污染的坐便器;清洁的卫生纸和纸篓;洗手及防蚊蝇设施;进入厕所前要脱下工作服和换鞋;一般情况下要达到三星酒店的水平。

　　❺ **防止外来污染物污染**　食品生产加工企业经常要使用一些化学物质,如润滑剂、燃料、杀虫剂、清洁剂、消毒剂等,生产过程中还会产生一些污物和废弃物,如冷凝物和地板污物等。对下脚料在生产过程中加以控制,防止污染食品和包装。关键卫生条件是保证食品、食品包装材料和食品接触表面不被生物的、化学的和物理的污染物污染。

　　加工者需要了解可能导致食品被间接或不被预见地污染,而导致食用不安全的所有途径,如被润滑剂、燃料、杀虫剂、冷凝物和有毒清洁剂中的残留物或烟雾剂污染。工厂的员工必须经过培训,达到认清和避免这些可能造成污染的间接途径。

　　可能产生外部污染的原因如下。

　　①有毒化合物的污染:非食品级润滑油被认为是污染物,因为它们可能含有毒物质;燃料污染可能导致产品污染;只能用被允许的杀虫剂和灭鼠剂来控制工厂内害虫,并应该按照标签说明使用;不恰当地使用化学品、清洗剂和消毒剂可能会导致食品外部污染,如直接的喷洒可能带来不愉悦的气味影响。当食品、食品接触表面、包装材料暴露于上述污染物时,应被移开、盖住或彻底地清洗;员工应该警惕来自非食品区域或邻近的加工区域的有毒烟雾。

　　②因不卫生的冷凝物和死水产生的污染:被污染的水滴或冷凝物中可能含有致病菌、化学残留物和污物,导致产品被污染;缺少适当的通风会导致冷凝物或水滴滴落到食品、食品接触表面和包装材料上;地面积水或池中的水可能溅到食品、食品接触表面,使得食品被污染。脚或交通工具通过积水时会产生喷溅。

　　水滴和冷凝水较常见,且难以控制,易形成霉变。一般采取的控制措施有顶棚设计成圆弧形,良好通风,合理用水,及时清扫,控制车间温度稳定,提前降温等。包装材料的控制方法常用的有通风、干燥、防霉、防鼠;必要时进行消毒;内外包装分别存放。食品贮存时不能混放,且要防霉、防鼠等。化学品应正确使用和妥善保管。

　　任何可能污染食品或食品接触表面的掺杂物,建议在开始生产时及工作时间每 4 h 检查 1 次,并记录每日卫生控制情况。

　　❻ **有毒化合物的处理、贮存和使用**　食品加工需要特定的有毒物质,这些有害有毒化合物主要包括洗涤剂、消毒剂(如次氯酸钠)、杀虫剂(如 1605)、润滑剂、实验室用药品(如氰化钾)、食品添加剂(如硝酸钠)等。没有它们工厂设施无法运转,但使用时必须小心谨慎,按照产品说明书使用,做到正确标记、贮存安全,否则会导致企业加工的食品被污染的风险。

　　所有这些物品需要进行适宜的标记并远离加工区域,应有主管部门批准生产、销售、使用的证明;主要成分、毒性、使用剂量和注意事项;清楚的标识、有效期;严格的使用登记记录;单独的贮存区域,如果可能,清洗剂和其他毒素及腐蚀性成分应贮存于密闭贮存区内;要有经过培训的人员进行管理。

❼ **雇员的健康状况** 食品加工者(包括检验人员)是直接接触食品的人,其身体健康及卫生状况直接影响食品卫生质量。管理好患病或有外伤或其他身体不适的员工,他们可能成为食品的微生物污染源。对员工的健康要求一般包括以下几点。

①不得患有有碍食品卫生的传染病(如肝炎、结核等);不能有外伤、化妆、佩戴首饰。

②必须穿戴工作服、工作帽、口罩、鞋等,并及时洗手消毒。

③应持有效的健康证,制订体检计划并设有体检档案,包括所有和加工有关的人员及管理人员,应具备良好的个人卫生习惯和卫生操作习惯。

④有疾病、伤口或其他可能成为污染源的人员要及时隔离。

⑤食品生产企业应制订卫生培训计划,定期对加工人员进行培训,并记录存档。

❽ **害虫的灭除和控制** 害虫主要包括啮齿类动物、鸟和昆虫等携带某种病原菌的动物。通过害虫传播的食源性疾病的数量巨大,因此虫害的防治对食品生产加工企业是至关重要的。害虫的灭除和控制包括加工厂(主要指生产区)全范围,甚至包括加工厂周围,重点是卫生间、下脚料出口、垃圾箱周围、食堂、贮存室等。食品和食品加工区域内保持卫生对控制害虫至关重要。

去除任何产生昆虫、害虫的滋生地,如废弃物、垃圾堆积场地。不用的设备,产品废弃物和未除尽的植物等是减少吸引害虫的因素。安全有效的害虫控制必须由厂外开始,如打开的天窗、排污洞和水泵管道周围的裂缝等能进入加工设施区的地方。采取的主要措施包括清除滋生地和预防进入的纱窗、门帘,设置适宜的挡鼠板、反水弯等;还包括生产区用的杀虫剂、车间入口用的灭蝇灯、粘鼠胶、捕鼠笼等,但不能用灭鼠药。

家养的动物,如用于防鼠的猫和用于护卫的狗或宠物不允许在食品生产和贮存区域活动。由这些动物引起的食品污染构成了动物害虫引起的类似风险。

存在的主要问题:不注重日常工作,应付检查为主,记录不真实,方法不当,效果不佳。

在建立 SSOP 之后,企业还必须设定监控程序,实施检查、记录和纠正措施。企业要在设定监控程序时描述如何对 SSOP 的卫生操作实施监控。它们必须指定何人、何时及如何完成监控。对监控结果要检查,对检查结果不合格的还必须采取措施加以纠正。对以上所有的监控行动、检查结果和纠正措施都要记录,通过这些记录说明企业不仅制定并实行了 SSOP,而且行之有效。

食品生产加工企业日常的卫生监控记录是工厂重要的质量记录和管理资料,应使用统一的表格,并归档保存。

卫生监控记录表格基本要素为被监控的某项具体卫生状况或操作,以预先确定的监控频率来记录监控状况并记录必要的纠正措施。

监控程序应该包括实行了什么程序和规范,如何实行;由谁对实施卫生程序负责;实施卫生操作的频率和地点;建立卫生计划的监控记录。

卫生计划中的监控和纠正措施的记录,将说明卫生计划在控制下运转。另外,记录也可以帮助指出存在的问题和发展趋势,还可以显示出卫生计划中需要改进的地方。

遵守 SSOP 是必要的,SSOP 能极大地提高 HACCP 计划的效力。

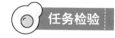 **任务检验**

简答题

(1)SSOP 的基本内容。

(2)SSOP 的概念。

(3)SSOP 与 GMP 的关系是怎样的? 两者有何区别?

扫码看答案

Note

任务四　危害分析与关键控制点（HACCP）

任务目标

1. 了解 HACCP 体系的组成。
2. 掌握 HACCP 的基本原理。
3. 掌握 HACCP 具体的实施步骤。
4. 理解国家实施 HACCP 的意义所在。

任务导入

危害分析与关键控制点（hazard analysis critical control point，HACCP）是科学、简便、实用的预防性的食品安全控制体系，是企业建立在 GMP（良好操作规范）和 SSOP（卫生标准操作程序）基础上的食品安全自我控制的有效手段之一。HACCP 体系自 20 世纪 60 年代在美国出现并于 90 年代在某些领域率先成为法规后，引起了国际上的普遍关注和认可，一些国家的政府主管部门也相继制定出本国食品行业的 GMP 和法规，作为对本国和出口国食品安全卫生控制的强制性要求，并在实际管理中收到良好的效果。我国建议企业在生产过程中执行 HACCP，但不强制执行，当食品出口欧美时，企业要求有相关认证体系。

任务实施

一、HACCP 体系的组成

HACCP 中文为"危害分析与关键控制点"，其含义是对食品生产加工过程中可能造成食品污染的各种危害因素进行系统和全面的分析，从而确定能有效预防、减轻或消除危害的加工环节（称之为"关键控制点"），进而在关键控制点对危害因素进行控制，并对控制效果进行监控，当发生偏差时予以纠正，从而达到消除食品污染的目的。HACCP 管理方法是一个系统的方法，它覆盖食品从原料到餐桌的加工全过程，对食品生产加工过程的各种因素进行连续系统的分析，是迄今为止人们在实践中总结的最有效保障食品安全的管理方法。

20 世纪 60 年代初，美国为了生产安全的太空食品，与国内的食品生产加工企业研究并首次建立起了 HACCP 系统。在随后的 20 多年里，HACCP 的概念和方法不断得到深入研究和广泛应用。1993 年 CAC 推荐 HACCP 系统为目前保障食品安全最经济有效的途径。由于 HACCP 系统在保证食品安全方面的成功经验，美国、欧盟、日本等国家和国际组织在法规中均要求食品生产加工企业应建立起 HACCP 系统。

二、HACCP 体系的基本原理

按照国际食品法典委员会发布的《HACCP 系统及其应用准则》，HACCP 系统包括以下七部分内容：①进行危害分析；②确定关键控制点；③确定关键限值；④建立对每个关键控制点的控制情况进行监控的系统；⑤建立当监控提示某个关键控制点失去控制时应采取的纠偏措施；⑥建立确认HACCP 系统有效运行的验证程序；⑦建立有关以上内容及其应用的各项程序和记录的文件档案。

❶ **危害与危害分析**　危害（hazard）指食品中可能造成人体健康损害的生物、化学或物理的污

177

染，以及影响食品污染发生和发展的各种因素。生物性危害包括各种病毒、寄生虫、细菌或霉菌及其毒素等；化学性危害包括农药残留、重金属残留、滥用的食品添加剂、杀虫剂、清洗剂等；物理性危害包括放射污染，混杂到食品中的各种杂质如木屑、金属碎片、昆虫尸体等。危害分析指通过既往资料分析、现场观测、实验室检测等方法，收集和评估相关危害以及导致这些危害存在因素的资料，确定哪些危害对食品安全有重要影响并需要加以控制的过程。

❷ **关键控制点与关键控制措施**　关键控制点是指能够将危害预防、消除或减少到可接受水平的关键步骤。关键控制措施是指能够用于预防、消除危害或将其降低到可接受水平的措施和手段。在食品加工中常见的杀菌、冷冻等技术手段都是针对危害的控制措施，是否可以作为关键控制措施，应结合具体的食品加工过程来确定。关键限值是指应用控制措施时确定的能够确保消除或减小危害的技术指标，即区分可接受水平和不可接受水平的标准值。关键限值是在多次实验的基础上得出的，达到这一限值即可保证有效的控制危害。关键限值应便于快速、及时地监测，灭菌温度、灭菌时间等都可以作为关键限值。

❸ **监控程序、纠偏措施和验证程序**　监控是为评估关键控制点是否得到控制，对控制指标进行有计划的观测或测量的过程。纠偏措施是当针对关键控制点的监测显示该关键控制点失去控制时所采取的纠正措施。验证是指为了确定整个 HACCP 计划是否正确实施所采用的方法、步骤、检验和评价措施。

❹ **文件记录保存体系**　HACCP 系统应建立完整的文件记录保存体系，包括危害分析工作单、HACCP 计划表、对关键控制点的监控记录、纠偏措施和验证记录等。管理者通过查阅记录可以真实地了解 HACCP 系统的运转情况，在发生食品污染事故时也可以根据记录准确追踪污染起源，以便对系统进行改进和完善。

三、建立 HACCP 系统的具体操作

在食品生产加工企业或餐饮业建立一套完整的 HACCP 系统通常需要通过以下 12 个步骤来完成。不同类型的食品生产加工企业根据其规模的大小、生产产品种类的不同，HACCP 系统的内容也会有所不同，但建立 HACCP 系统的逻辑顺序是相似的。

❶ **组建 HACCP 工作组**　在食品生产加工企业建立 HACCP 系统，应首先建立企业的 HACCP 工作组。工作组应由生产管理、卫生管理、质量控制、设备维修、产品检验等部门的不同专业人员组成。为确保 HACCP 计划落在实处，HACCP 小组应由生产企业的最高管理者或最高管理者代表组织，并鼓励一线的生产操作人员参加。HACCP 小组的职责是制订 HACCP 计划，验证、修改 HACCP 计划，保证 HACCP 计划的实施，对企业员工进行 HACCP 知识的培训等。

❷ **描述产品**　对产品进行全面的描述有助于开展危害分析。对产品的描述应包括产品的所有关键特性，如成分、理化特性（包括水活性、pH 等）、杀菌或抑菌处理方法（如热处理、冷冻、盐渍、烟熏等）、包装方式、贮存期限和贮存条件以及销售方式。产品如针对特殊消费人群或产品可能有特别的健康影响（如导致过敏等）时应着重说明。

❸ **确定产品的预期用途**　这一步骤的目的是明确产品的食用方式及食用人群，如产品是加热后食用还是即食食品，消费对象是普通人群还是抵抗力较差的儿童和老人。还应考虑产品的食用条件，如是否能在大规模集体用餐时食用该食品等。

❹ **制作产品加工流程图**　产品的加工流程图是对产品生产过程清晰、简明和全面地说明。流程图应包括整个食品加工操作的所有步骤，在制订 HACCP 计划时，按照流程图的步骤进行危害分析。流程图由 HACCP 工作组绘制。

❺ **现场确认流程图**　HACCP 工作组应在现场对操作的所有阶段和全部加工时段，对照加工过程对流程图进行确认，必要时对流程图做适当修改。

⑥ **危害分析**　列出每个步骤的所有潜在性危害,进行危害分析,并认定已有的控制措施。HACCP工作组应自最初加工开始,对加工、销售直至最终消费的每个步骤,列出所有可能发生的危害并进行危害分析,以确定哪些危害对食品安全来说是至关重要而必须进行控制的。进行危害分析时,应考虑危害发生的可能性及对健康影响的严重性,危害出现的性质和规模,有关微生物的存活或繁殖情况,毒素、化学物质或物理因素在食品中的出现或残留,以及导致以上情况出现的条件。HACCP工作组还必须考虑针对所认定的危害已有哪些控制措施。控制一个具体的危害可能需要采取多个控制措施,而一个控制措施也可能用于控制多个危害。

⑦ **确定关键控制点**　进行危害分析时,确定某一步骤是否为关键控制点可以考虑以下几个因素:这一步骤有影响终产品安全的危害存在;在该步骤对危害可以采取控制措施减小或消除危害;在后面的加工步骤里没有控制措施。如果加工步骤同时满足以上三个条件就可以初步确定该步骤为关键控制点。在确定关键控制点时,应注意并不是一个关键控制点控制一个危害,有可能需要在几个关键控制点连续性地实施控制措施方可对危害进行有效的控制。但如果没有必要,无须重复确定对同一危害产生同样控制效果的"关键控制点",如某一临近生产终末步骤的关键控制点能够确保消除某项危害,在其前面的加工步骤就不应当有针对同一危害的关键控制点。

另外还应注意,不能对控制措施的施行情况进行监控的加工步骤,无论其措施如何有效,都不能将其确定为关键控制点。如果在某一步骤上对一个确定的危害进行控制对保证食品安全是必要的,然而在该步骤及其他步骤上都没有相应的控制措施,那么,对该步骤或其前后的步骤的生产或加工工艺必须进行修改,以便使其包括相应的控制措施。

⑧ **建立每个关键控制点的关键限值**　对每个关键控制点所采取的控制措施必须制定关键限值,即加工工艺参数。一旦发生偏离关键限值的情况,就可能有不安全产品出现。某些情况下,在一个具体步骤上可能会有多个关键限值。关键限值所使用的指标应可以快速测量和观察,如温度、时间、湿度、pH、水分活性、有效氯以及感官指标,如外观和质地等。

⑨ **建立监控程序**　通过监控程序可以发现关键控制点是否失控,还能提供必要的信息,以及时调整生产过程,防止超出关键限值。当监控结果提示某个关键控制点有失去控制的趋势时,就必须对加工过程进行调整,调整必须在偏差发生以前进行。对监控数据的分析评价并采取纠正措施必须由HACCP工作组的专业人员进行。如果监控是非连续进行的,那么监控的频率必须充分确保关键控制点在控制之下。

因为在生产线上没有时间进行费时的分析化验,绝大多数关键控制点的监控程序需要快速完成。由于物理和化学测试简便易行,而且通常能用以指示食品微生物的控制情况,因此,物理和化学测试常常优于对微生物学的检验。

⑩ **建立纠偏措施**　在HACCP系统中,对每一个关键控制点都应当建立相应的纠偏措施,以便在监控出现偏差时实施。所采取的纠偏措施必须能够保证关键控制点重新得到控制。纠偏措施还包括对发生偏差时受影响食品的处理。出现偏差和受影响食品的处理方法必须记录在HAC-CP文件中保存。

⑪ **建立验证程序**　通过验证和审查,包括随机抽样及化验分析,可确定HACCP是否正确运行。验证的频率应当足以确认HACCP系统在有效地运行。验证活动可以包括审核HACCP系统及其记录、审核偏差以及偏差产品的处理、确认关键控制点得到良好的控制等。

⑫ **建立文件和记录档案**　有效和准确的记录是实施HACCP系统所必需的。HACCP系统的实施程序应当用文件规范化,文件和记录必须与食品操作的性质和规模相适应。文件内容可包括危害分析过程、关键控制点、关键限值;记录包括对关键控制点的监控记录、偏差记录及纠偏措施记录、HACCP系统修改记录等。

四、HACCP 系统在国内外的应用

美国 FDA 于 1995 年颁布了水产品 HACCP 法规,规定其他国家的水产品必须实施 HACCP 控制方可出口到美国。美国农业部于 1996 年底颁布肉禽等食品的 HACCP 法规,要求大多数肉禽加工企业必须在 1999 年之前实施 HACCP 系统。2001 年初 FDA 又颁布了果汁饮料的 HACCP 强制性管理办法,使 HACCP 系统的应用范围更加广泛。

加拿大、澳大利亚在 20 世纪 90 年代初期制定了实施 HACCP 的详细规划,现已普遍采用该技术。日本将 HACCP 原则写入了本国食品卫生法中,并自 20 世纪 90 年代后期采用推荐性食品安全监督管理方法,进行了一些产品的认证。马来西亚已经有了本国食品企业 HACCP 认证的法规,韩国、新西兰等国家和我国的香港地区也都制定了实施 HACCP 的相应规划。

从 20 世纪 90 年代初,我国就已经进行了多次 HACCP 宣传、培训和试点工作,先后对乳制品、肉制品、饮料、水产品、酱油、益生菌类保健食品、凉果和餐饮业等各类企业开展了试点研究。2001 年,国家科技部把《食品企业 HACCP 实施指南研究》列入"十五"期间国家科技攻关计划进行专项资助,对畜禽肉类制品、水产品、乳制品、果蔬汁饮料、酱油类调味品等食品企业进行了 HACCP 应用性研究,并根据研究结果,提出我国上述食品种类的 HACCP 实施指南和评价准则。以上工作为我国食品企业推行 HACCP 系统打下了一定的基础,但要在全国范围内广泛实施 HACCP 管理,还需进一步加强这方面的研究和立法工作。

五、实施 HACCP 系统的优越性和优点

(1)实施 HACCP 系统的优越性:

①强调识别并预防食品污染的风险,克服食品安全控制方面传统方法(通过检测,而不是预防食品安全问题)的限制;有完整的科学依据。

②由于保存了公司符合食品安全法的长时间记录,而不是在某一天的符合程度,使政府部门的调查员效率更高,结果更有效,有助于法规方面的权威人士开展调查工作。

③使可能的、合理的潜在危害得到识别,即使以前未经历过类似的失效问题。因而,对新操作工有特殊的用处。

④有更充分的允许变化的弹性。例如,在设备设计方面的改进,在与产品相关的加工程序和技术开发方面的提高等。

⑤与质量管理体系更能协调一致;有助于提高食品企业在全球市场的竞争力,提高食品安全的信誉度,促进贸易发展。

(2)HACCP 系统从生产角度来说是安全控制系统,是使产品从投料开始至成品保证质量安全的系统,HACCP 系统突出的优点如下。

①使食品生产对最终产品的检验(即检验是否有不合格产品)转化为控制生产环节中潜在的危害(即预防不合格产品)。

②应用最少的资源,做最有效的事情。

HACCP 是决定产品安全性的基础,食品生产者利用 HACCP 控制产品的安全性比利用传统的最终产品检验法要可靠,实施时也可作为谨慎防御的一部分。HACCP 作为控制食源性疾病最有效的措施得到了国际和国内的认可,并被美国 FDA 和世界卫生组织食品法典委员会批准。

任务检验

① 填空题

(1)HACCP 系统包括 _____ 、_____ 、_____ 、_____ 、_____ 、

扫码看答案

_____、_____。

（2）HACCP 系统建立的完整的文件记录保存体系包括 _____、_____、

_____、_____。

❷ 简答题

（1）HACCP 的基本原理。

（2）HACCP 具体的实施步骤。

（3）举例实施 HACCP 的意义所在。

餐饮业常用的部分快速检测实验

扫码看课件

项目描述

　　食堂餐厅等餐饮企业主要针对粮油米面、蔬菜、水果、酒类、肉及肉制品、茶叶、调味品及乳制品等食品,通过确保营养成分达标和抑制农药、兽药、重金属、食品添加剂、非食用化学添加物、微生物等有毒有害物质超标,以达到有效控制有毒、有害、腐烂变质、酸败、霉变食品及掺杂使假食品流入餐桌,减少食物中毒事件发生的目的,确保消费者的饮食安全,消除餐饮企业的食品安全社会风险。

项目目标

　　1.了解各类食品中主要的安全隐患及检测项目。
　　2.能用试纸、卡片做快速检测。
　　3.学会用快速检测方法判断食品安全。
　　4.能够对照国家标准、行业标准、企业标准。

任务一　温度的快速检测方法

一、食品中心温度的概念

中心温度指所加工食品最中间的温度,生产过程中一般是用探针扎到食品中心部位检测温度。

二、食品中心温度计设计的原理及其特点

食品中心温度计根据使用目的的不同,已设计制造出多种温度计。其设计的依据如下:利用固体、液体、气体受温度的影响而热胀冷缩的现象;在定容条件下,气体(或蒸气)的压强因不同温度而变化;热电效应的作用;电阻随温度的变化而变化;热辐射的影响等。

随着社会的发展,食品中心温度计的设计已经有了很大的提高,现在主要流行的有探针食品温度计,这款食品中心温度计不仅有利于卫生,而且温度显示更加直观。它是以数显的方式把温度展示给人们。这种独特的新一代探针温度计着眼于准确性、耐用性和可读性。规格设计在严格的行业标准下进行,满足并超越商业和专业用途要求,特别是在烧烤方面更为适用。

食品中心温度计的特点。

(1)食品中心温度计核心采用16位单片机,配合进口PT1000温度传感器,经过数字化温度校正,达到了很高的测量精度。

(2)采用不锈钢探针式封装,经过特殊工艺处理,反应速度快,便于使用。

(3)整机采用防水设计,适合潮湿环境使用。

(4)低功耗,长寿命,能够自动关机。

(5)由于采用单片机,用户有特殊要求,可以定制。

三、食品中心温度计使用方法

在使用食品中心温度计测量液体的温度时,正确的方法如下。

(1)先观察量程、分度值和 0 点,所测液体温度不能超过量程;

(2)温度计的玻璃泡全部浸入被测的液体中,不要碰到容器底或容器壁;

(3)温度计玻璃泡浸入被测液体后要稍等一会,待温度计的示数稳定后再读数;

(4)读数时温度计的玻璃泡要继续留在液体中,视线要与温度计中液柱的上表面持平。

注意:在测温前千万不要甩。

任务二　清洁度的快速检测方法

一、使用设备

餐饮具表面洁净度速测卡。

二、适用范围

本方法适用于餐饮具和食品加工器具表面洁净程度的快速检测。

三、检测原理

蛋白质和糖类是微生物滋生繁衍的温床,同时也是细菌菌体的组成部分,餐饮具或食品加工器具上遗留或污染的蛋白质或糖类物质,可与特定试剂反应出现不同颜色,由此可通过与对照色卡比对判断被检物体表面的洁净程度。

四、检测步骤

(1)在待测物体表面滴加 2 滴湿润剂。

(2)取出一片洁净度速测卡(方形药片向下),于物体表面 250 px×250 px 面积范围内交叉来回轻轻擦拭。

(3)将擦拭过待测物体的洁净度速测卡(方形药片向上)平放在台面上。

(4)滴 1 滴显色剂到方形药片上,如果物体表面较脏的话,1 min 内药片就会变为紫色,即可判定被测物体不洁净,否则需要等待 10 min 与标准比色板进行比较确定结果。

五、结果判断

绿色表示洁净,灰色表示处于洁净与不洁净的边缘,紫色表示不洁净,深紫色表示深度不洁净。

六、操作注意事项

(1)速测卡每条限用一次,不得重复使用。

(2)擦拭的关键控制点应考虑从易清洁到难清洁的区域范围,比如平面、接缝、凹陷区域、混合机桨叶等。

（3）不要用手接触方形药片，确保药片部位仅与要检测的物体表面接触。

（4）如需检测的控制点有肉眼可见的污垢，就不要再浪费速测卡去评估其洁净度。产品只用来检测看起来洁净的表面。

（5）如果待检物体表面有多余液体存在，应等至液体稍干燥后再进行检测。

任务三 紫外线照度的快速检测方法

一、使用设备

指示卡。

二、适用范围

杀菌紫外线灯辐照强度的检测。

三、检测原理

指示卡由卡片纸、紫外线感光色块和标准色块组成。卡片纸中间为紫外线感光色块，两端分别为 $70~\mu W/cm^2$ 和 $90~\mu W/cm^2$ 的标准色块。当紫外线感光色块受到紫外线照射后，随紫外线辐照强度的不同，产生深浅程度不同的紫色，与标准色卡比较可检测紫外线灯辐照强度是否达到使用要求。

四、检测步骤

（1）测定时，打开紫外线灯管 5 min。

（2）待其稳定后，将指示卡置于距紫外线灯管下方垂直 1 m 中央处，将有图案一面朝向灯管，照射 1 min。紫外线灯照射后，图案中的紫外线感光色块由乳白色变成深浅程度不同的紫红色。将其与标准色块相比，即可测知紫外线灯辐照强度是否达到使用要求。

（3）新的紫外线灯管测试辐照强度值 $\geq 90~\mu W/cm^2$ 为合格；使用中的旧灯管，辐照强度值 $\geq 70~\mu W/cm^2$ 时，可继续使用，辐照强度值 $< 70~\mu W/cm^2$ 时，应更换成新灯管。

五、注意事项

（1）指示卡照射后应在检测当时观察颜色变化情况，随后感光色块将会逐渐退色，且退色后的指示卡不得重复使用。

（2）开启包装后，未完成的指示卡应用黑纸包装后再放入塑料袋内。防止指示卡与化学物质直接接触。

（3）指示卡的性能易受光线、温度和湿度的影响，应置于避光、干燥、通风良好的地方，室温下贮存。

任务四 瘦肉精的快速检测方法

一、瘦肉精的概述

盐酸克仑特罗（clenbuterol hydrochloride）俗称瘦肉精，为一种人工合成的 β-肾上腺素兴奋剂，能使牲畜脂肪组织转化为肌肉组织。当人食用残留盐酸克仑特罗（瘦肉精）的肉产品后会出现心动过速、低血钾、低磷酸盐血症、肌肉震颤、头晕、失眠甚至瘫痪等症状。国家已明令禁止盐酸克仑特罗在动物饲养中使用。

二、使用设备

盐酸克仑特罗速测卡。

三、适用范围

用于猪和牛尿液、肉、酱肉及其饲料中的盐酸克仑特罗残留的快速筛选。

四、检测原理

盐酸克仑特罗速测卡采用竞争抑制免疫层析技术的原理来测定动物尿液、组织和饲料中的盐酸克仑特罗。速测卡中含有被预先固定于膜上检测带（T）的盐酸克仑特罗偶联物和被胶体金标记的抗盐酸克仑特罗单克隆抗体,检测时样品中抗原和标记抗体竞争结合成偶联物。

五、样品制备

❶ **尿液**　样品用洁净容器收集,可直接检测。如有浑浊需离心（3000 r/min,5 min）,取上清液检测。若不能及时检测,尿样样品在 2～8 ℃冷藏可以保存 48 h;长期保存需冷冻于 −20 ℃,忌反复冻融。

❷ **肉**　取约 4 g 瘦肉样本（肉泥）于离心管中（酱猪肉、酱牛肉加 2 mL 水）,沸水浴中加热 10 min,取上清液检测。如煮出液有明显黄色浑浊需离心（3000 r/min,5 min）。

❸ **饲料**　取约 4 g 研碎的饲料于离心管中,加约 4 mL 水,沸水浴中加热 10 min,取上清液检测。如煮出液有明显黄色浑浊需离心（3000 r/min,5 min）。

六、检测步骤

（1）在进行测试前请先仔细阅读使用说明书。

（2）速测卡和样品恢复至室温后拆开产品包装,将速测卡平放在桌面上。请在 1 h 内使用。

（3）吸取待测样品溶液,缓慢滴加 80～100 μL（3～4 滴）样品液于加样孔中,开始计时。

（4）在 3～5 min 内读取结果,超过 10 min 的结果判读无效。

七、结果判断

阳性:位置 C 显示出条带,位置 T 无条带,判为阳性。

阴性:位置 C 显示出条带,位置 T 同时出现条带,判为阴性。

无效:位置 C 不显示出条带,则无论位置 T 显示出条带与否,该速测卡均判为无效,请重测。

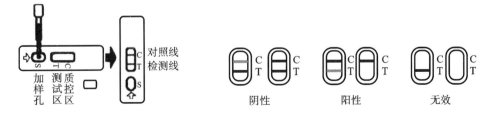

八、注意事项

（1）请按照操作步骤进行测试,操作时请勿触摸速测卡显示区。

（2）由于样品（尿和肉）有差异,尿样的检测线（T 线）可能颜色偏淡,肉样的检测线（T 线）可能颜色偏灰,但只要出现条带,就可判定为阴性结果。

(3)自来水、蒸馏水或去离子水不能作为阴性对照。

(4)出现阳性结果建议复查一次。

(5)若需直接检测标准品,请用磷酸缓冲溶液或阴性样品配制。

(6)速测卡为一次性消耗品,请勿重复使用。

任务五　重金属铅的快速检测方法

一、重金属铅的概述

铅及其化合物对人体都是有毒的,突出的影响是损害造血系统和心血管系统、神经系统和肾。铅对造血系统和心血管系统的毒害作用,主要表现为抑制血红蛋白合成、溶血和血管痉挛,可在人体内积累,引起贫血、神经炎、肾炎和肝炎。因此,铅检测是食品卫生检测中的一项重要指标。

二、使用设备

铅检测试剂盒(内有铅试剂 1、2、3)。

三、使用范围

适用于食品及茶叶中重金属铅的快速检测。

四、检测原理

在弱碱性条件下,铅离子与双硫腙作用生成红色配合物。

五、检测步骤

❶ 铅试剂 4 的配制　首次使用时,将 1.5 mL 离心管中的铅试剂 4A 粉末转移到铅试剂 4 的试剂瓶中,旋紧盖子,摇动使固体溶解。配好的试剂 4 放入冰箱冷藏保存。

❷ 样品处理

(1)蔬菜、水果样品:适量果蔬用剪刀剪碎,取 2.5 g 放入塑料或玻璃小烧杯中,加入蒸馏水(或纯净水)10 mL,浸泡 10 min。

(2)茶叶样品:取 1 g 放入塑料或玻璃小烧杯中,加入蒸馏水(或纯净水)10 mL,摇动 20 s,静置 3 min。

(3)皮蛋:适量剥壳皮蛋用剪刀剪碎,取 2.5 g,放入塑料或玻璃小烧杯中,加入蒸馏水 10 mL,用吸管搅匀,浸泡 10 min。

(4)白糖:取 2.5 g 加入蒸馏水(或纯净水)10 mL,摇动使样品溶解。

❸ 样品检测

(1)取 1 mL 样品处理液(浸泡液或上清液)于 5 mL 塑料离心管中,加 1 滴铅试剂 1。

(2)依次加入 1 滴铅试剂 2,1 滴铅试剂 3,摇匀。

(3)静置 1 min 后,用 0.2 mL 塑料吸管滴加 8 滴铅试剂 4,摇匀,观察溶液颜色。

空白对照:用 1 mL 蒸馏水或纯净水代替样品处理液,其他与样品检测相同。

六、结果判定

溶液显橙红色、红色为阳性样品,说明样品中重金属铅含量超标;溶液显其他颜色或与空白对照液颜色相同为阴性样品。

七、检出限

0.5 mg/L。

八、注意事项

(1)本方法主要检测样品中铅离子的含量,实际样品中铅还含有机铅。

(2)部分食品中铅的限量标准(供参考):水果蔬菜,≤0.1 mg/kg;谷类、豆类、薯类、禽畜肉类、鲜蛋等,≤0.2 mg/kg;叶菜、球茎蔬菜,≤0.3 mg/kg;白糖,≤0.5 mg/kg;皮蛋,≤2 mg/kg;茶叶,≤5 mg/kg。

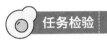 任务检验

扫码看答案

❶ 填空题

(1)中心温度指所加工食品最中间的温度,生产过程中一般都是用探针扎到＿＿＿＿＿＿部位检测温度。

(2)蛋白质和糖类是微生物滋生繁衍的温床,同时也是＿＿＿＿＿＿的组成部分,餐饮具或食品加工器具上遗留或污染的蛋白质或糖类物质,可与特定试剂反应出现＿＿＿＿＿＿,由此可通过与对照色卡比对判断被检物体表面＿＿＿＿＿＿的程度。

(3)盐酸克仑特罗俗称＿＿＿＿＿＿,为一种人工合成的β肾上腺素兴奋剂,能使牲畜＿＿＿＿＿＿组织转化为＿＿＿＿＿＿组织。

(4)铅及其化合物对人体都是有毒的,突出的影响是损害造血和心血管系统、神经系统和肾。铅对造血系统和心血管系统的毒害,主要表现为＿＿＿＿＿＿合成,溶血和血管痉挛,可在人体内积累,引起＿＿＿＿＿＿、＿＿＿＿＿＿、＿＿＿＿＿＿和＿＿＿＿＿＿。因此,铅检测是食品卫生检测中的一项重要指标。

❷ 简答题

(1)食品中心温度计使用方法?

(2)餐饮具表面洁净度速测卡使用注意事项?

(3)紫外线照度的检测指示卡使用注意事项?

(4)瘦肉精的快速检测步骤?

参考文献

［1］ 李蓉.食品安全学［M］.北京:中国林业出版社,2009.

［2］ 钟耀广.食品安全学［M］.2版.北京:化学工业出版社,2010.

［3］ 张研,姜淑荣.食品卫生与安全［M］.北京:化学工业出版社,2010.

［4］ 王亚伟.食品卫生与安全［M］.北京:科学出版社,2011.

［5］ 曾庆祝,吴克刚,黄河.食品安全与卫生［M］.北京:中国质检出版社,2012.

［6］ 曹小红.食品安全与卫生［M］.北京:科学出版社,2013.

［7］ 董明盛,贾英民.食品微生物学［M］.北京:中国轻工业出版社,2018.

［8］ 俞良莉,王硕,孙宝国.食品安全化学［M］.上海:上海交通大学出版社,2014.

［9］ 陈辉.食品安全概论［M］.北京:中国轻工业出版社,2011.

［10］ 丁晓雯,柳春红.食品安全学［M］.北京:中国农业大学出版社,2016.

［11］ 张娜,车会莲.食品卫生与安全［M］.北京:科学出版社,2017.

［12］ 雷世鑫,杨亮.我国食源性寄生虫感染特点及防控探讨［J］.中国农村卫生事业管理,2016,36(3):352-354.

［13］ 龙木措.浅谈畜禽产品兽药残留危害现状与分析［J］.中国畜禽种业,2019,15(4):69.

［14］ 吕玉桦,孔婷,让蔚清.2004—2012年我国血铅超标事件的流行特征分析［J］.中国预防医学杂志,2013,14(11):868-870.

［15］ 叶新贵,陈可风,安冬,等.一起饮用污染水引起亚急性砷中毒事件的调查处置［J］.现代预防医学,2015,42(11):1959-1961.

［16］ 陈锋.食品腐败变质的常见类型、危害及其控制［J］.法制与社会,2010(5):182-183.

［17］ 余盖文,史训旺,黄庆德,等.浅析食用油脂中苯并芘的产生来源及控制措施［J］.粮食与油脂,2019,10(32):82-84.

［18］ 周萍萍.丙烯酰胺的膳食风险评估研究进展［J］.食品安全导刊,2019(31):54-57.

［19］ 郭红英,阚旭辉,谭兴和,等.食品中丙烯酰胺的研究进展［J］.粮食与油脂,2017,30(3):33-36.

［20］ 何田静,林昆.腌制食品与人类肿瘤的关系［J］.汕头大学医学院学报,2010,23(3):181-183.

［21］ 杨慧娟,谭芦兰,唐宏刚,等.肉制品中亚硝胺控制的研究进展［J］.食品科学技术学报,2019,37(5):72-76.

［22］ 何计国,甄润英.食品卫生学［M］.北京:中国农业大学出版社,2003.

［23］ 纵伟.食品卫生学［M］.北京:中国轻工业出版社,2011.

［24］ 王叶婷.餐饮外卖O2O食品质量安全与保障管理体系研究［D］.石家庄:河北经贸大学,2020.

［25］ 林建平.HACCP系统在腐皮卷生产中的运用［J］.福建轻纺,2019(10):44-46.

［26］ 宋永平.基于HACCP管理体系的DS公司苦荞晶茶产品质量控制研究［D］.太原:中北大学,2018.

［27］ 陈守平,张榆辉.HACCP在出口面线生产中的应用［J］.粮食与食品工业,2017,24(02):28-31.

［28］ 丁博.HACCP 体系在曲奇饼干生产过程中的应用研究［D］.合肥:安徽农业大学,2015.

［29］ 甘浩.莲蓉月饼生产中 HACCP 体系的创建［D］.长沙:湖南农业大学,2014.

［30］ 李健,徐艳聪,李丽萍,等.鲜切果蔬安全及质量控制研究进展［J］.食品研究与开发,2014,35
(21):137-140.

［31］ 阮生荣,彭国平,周欣,等.在冷菜制作中应用 SSOP 实施前后的比较调查［J］.中国卫生监督
杂志,2014,21(3):265-268.

［32］ 李东山.确保食品质量安全的重要途径——HACCP 和 GAP［J］.质量技术监督研究,2012
(5):52-56.